U0397055

主　编　闫福华　　钟　泉　　李艳芬

副主编　葛　颂　　姜　涵　　黄永玲

超声牙周治疗

Chaosheng　Yazhou

Zhiliao

广西科学技术出版社

·南宁·

图书在版编目（CIP）数据

超声牙周治疗 / 闫福华，钟泉，李艳芬主编.—南宁：广西科学技术出版社，2020.12（2024.1重印）

ISBN 978-7-5551-1481-9

Ⅰ.①超… Ⅱ.①闫… ②钟… ③李… Ⅲ.①牙周病—超声波疗法 Ⅳ.①R781.405

中国版本图书馆CIP数据核字（2020）第236495号

超声牙周治疗

主　编　闫福华　钟　泉　李艳芬
副主编　葛　颂　姜　涵　黄永玲

策　　划：罗煜涛
责任编辑：李宝娟　韦文印　　　　　　责任校对：阎世景
装帧设计：梁颢蓝　　　　　　　　　　责任印制：陆　弟

出 版 人：卢培钊　　　　　　　　　　出版发行：广西科学技术出版社
社　　址：广西南宁市东葛路66号　　　邮政编码：530023
网　　址：http://www.gxkjs.com
印　　刷：北京虎彩文化传播有限公司

开　　本：787 mm×1092 mm　　1/16
字　　数：479千字　　　　　　　　　　印　　张：24
版　　次：2020年12月第1版　　　　　　印　　次：2024年1月第2次印刷
书　　号：ISBN 978-7-5551-1481-9
定　　价：240.00元

主 编 简 介

闫福华 博士。南京大学医学院附属口腔医院教授、主任医师、博士生导师。江苏省"双创计划"引进人才,江苏省"特聘医学专家"。享受国务院政府特殊津贴专家。中华口腔医学会牙周病学专业委员会主任委员、中国医师协会口腔医师分会副会长、江苏省口腔医学会副会长。"十三五"规划教材《牙周病学》副主编。主要研究领域为组织工程与牙周再生治疗、牙周病与全身系统性疾病的关系、牙周病的种植修复治疗等。主持完成省部级及以上科研项目15项(其中国家自然科学基金项目5项),现正主持省部级及以上科研项目5项(其中国家自然科学基金项目2项)。在国内外学术刊物发表论文100余篇(其中在 *Biomaterials*,*Theranostics*,*Applied Materials Today*,*Journal of Periodontology* 等 SCI 源刊物发表 60 余篇)。主译(审)、参编(译)学术专著18部。获省级科学技术进步奖二等奖1项、中华口腔医学会科技奖二等奖1项。已培养毕业博士23人、硕士43人。

钟泉 博士。福建医科大学附属口腔医院牙周科副主任医师。

中华口腔医学会牙周病学专业委员会委员，福建省口腔医学会牙周病学专业委员会常委、秘书，福建省口腔医学会美学专业委员会委员。主要研究方向为牙周疾病的防治。主持并完成福建省自然基金项目1项，在研项目1项；参与完成国家自然科学基金项目1项。发表学术论文10余篇。主译、参编（译）学术专著6部。

李艳芬 博士。南京大学医学院附属口腔医院副主任医师。中华口腔医学会牙周病学专业委员会常务委员、中华口腔医学会口腔激光专业委员会青年委员、江苏省口腔医学会牙周病学专业委员会青年委员。主要研究领域为组织工程与牙周再生治疗、牙周病与全身系统性疾病的关系等。主持完成4项省级课题，现正主持省厅级课题1项，参与多项国家级、省级课题。在国内外学术杂志发表论文20余篇。主译、参译学术专著5部。获福建省自然科学优秀论文奖三等奖1项。

前　言

　　牙周炎是我国口腔疾病中患病率最高的疾病之一，也是成人失牙的最主要原因。早期有效控制牙周组织感染刻不容缓。良好的牙周状态亦是牙体牙髓、修复、正畸、种植等专业治疗的基础，多学科联合治疗也催生了超声牙周治疗的"跨界"效应，因此超声牙周治疗日益得到广大口腔临床工作者的重视和推广，是目前普遍实施的临床治疗手段。随着中国牙周专业规范化治疗的逐步推进，高端仪器设备和临床治疗技术手段的不断发展，牙周治疗日益趋向规范化、标准化、精细化和微创化，这一巨大的进步使得超声牙周治疗的内容也不断得到拓展和更新。超声牙周治疗技术不仅是牙周专科治疗的重要手段，也应该在广大口腔临床工作者中更规范地推广起来。本书正是在这样的背景下酝酿而成的。无论是牙周专科医生希望更全面、更规范地掌握超声牙周治疗技术，还是全科口腔医生的入门并逐渐开展此项技术，均希望能在本书中得到专业化、系统化的指导，并使读者在超声牙周治疗理论、技术及病例分析等方面俱有所获益。

　　本书从三个方面系统地阐述了超声牙周治疗的相关内容。

　　第一部分基础知识，介绍了影响超声牙周治疗的解剖学、组织学和病理学特征，超声洁牙机的工作原理和工作方式，现代牙周刮治的目标。这些内容有助于术者在进行超声牙周治疗前了解牙周组织疾病的临床解剖学特点和治疗中可能遇到的由解剖因素所致的、影响治疗或预后的不利因素，了解超声牙周治疗的工作原理及特点，明确超声牙周治疗的临床意义、技术优势及治疗特点，为具体临床操作和灵活运用打下坚实、宽广的理论基础。

　　第二部分治疗前准备，介绍了超声牙周治疗的医患沟通、系统的诊前口腔及牙周专科临床检查内容，希望术者通过良好的沟通让患者了解牙周治疗的复杂性、长期性，以及自我菌斑控制对于牙周治疗的极端重要性。良好的沟通及较为客观的预后判断能力有助于建立融洽、互信的医患关系。规范的牙周专科检查不仅是临床诊疗中明确临床诊断的基础，并为后续治疗方案的制订、预后的评估提供科学、精准的依据，是术者需要高度重视的部分。

第三部分临床操作程序，介绍了超声牙周治疗的概念、适应证和注意事项，超声牙周治疗中的医患体位，超声牙周治疗的临床操作流程，以菌斑控制为导向的超声喷砂治疗，种植体周围炎的超声治疗，内窥镜辅助下的超声牙周治疗，超声牙周治疗的临床疗效评估，儿童预防性超声洁治特点，超声牙周治疗院感控制，临床病例解析等。这些章节的设置充分体现了本书的特色——引导超声牙周治疗向精细化和微创化不断演进，并较为全面地展示了目前国际前沿的治疗技术及特殊人群的治疗方法，强调了院感控制的重要性及相应的防控措施。

此外，本书还通过两个完整的病例详细地展示了牙周序列治疗方案的制订流程、如何将超声牙周治疗技术更好地运用到日常的临床实践工作中及治疗中的注意事项、治疗细节把控和预后评估，较为全面、生动地为术者梳理了牙周诊疗的全部细节，以坚定术者在牙周基础治疗中执行和完善牙周超声治疗的信心，并为今后的牙周临床诊疗工作提供指导与思路，促进牙周超声治疗的规范化开展。

在本书编写过程中，各编者通力合作、倾尽所学，力求内容系统、科学、准确，感谢各位编者在本书的撰写和编辑过程中付出的艰辛劳动。虽求尽善尽美，但限于编者水平，难免挂一漏万、失之偏颇，书中必定存在认识局限、科学深度与广度不足等问题，敬请各位专家和广大读者批评指正。

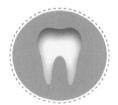

目 录

第三部分　临床操作程序

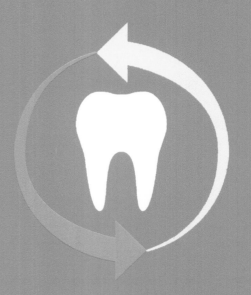

DI-YI BUFEN
JICHU ZHISHI

第一部分
基础知识

第一章

影响超声牙周治疗的解剖学、组织学和病理学特征

第一节　牙齿外形和牙周袋

一、影响超声牙周治疗的牙体外形

菌斑是牙周炎的始动因素，牙石的形成有利于菌斑的附着和成熟，是菌斑微生物毒素的存储库。如何有效清除根面的牙石和菌斑是牙周基础治疗的核心。借助超声器械进行根面刮治，不仅可去除龈下菌斑和牙石，使根面获得良好的生物相容性，而且还可避免去除过多的牙骨质（cementum）。采用超声器械治疗不仅可缩短龈下刮治的时间，而且还可提高临床治疗效果，且超声器械附带的冲洗作用，使其对牙齿特殊解剖部位的治疗效果优于手工刮治器械，可改善患牙的牙周探诊深度、附着水平和探诊出血程度。但由于牙体形态复杂、发育异常及牙周病本身所造成的组织结构异常，使得牙齿存在牙周基础治疗难以达到的盲区和死角。随着牙周袋深度的增加，根面形态复杂程度也相应地增加，将明显影响超声刮治的治疗效果。牙齿的牙根形态复杂，其长度、锥度和弯曲度等，尤其是根分叉区域的解剖形态，均会影响超声牙周治疗的施行。影响超声牙周治疗的牙体外形包括根分叉口的宽度和角度、根柱长度、牙根凹陷、分叉嵴等。

（一）根分叉口的宽度和角度

根分叉是指多根牙牙根分离的解剖区域，通常存在于上、下颌磨牙，上颌双尖牙也偶有根分叉存在。研究发现，根分叉的开口由第一磨牙向第二、第三磨牙依次减少。有81%的上颌第一磨牙、58%的下颌第一磨牙的根分叉开口下2 mm的宽度小于1 mm，下颌第一磨牙舌侧根分叉开口小于颊侧。由于大多数手工器械的工作刃宽度在0.75～1.10 mm，不容易进入根分叉区，因此给根分叉区的治疗带来困难，尤其是有些磨牙的牙根间距很小，甚至部分形成融合根，加大了牙根面清洁的难度。根分叉的角度也是不容忽视的重要解剖结构，对离体下颌磨牙的研究发现，下颌第二磨牙的根分叉较下颌第一磨牙的根分叉角度大，舌侧根分叉区的角度较颊侧的大，因此在下颌第二磨牙舌侧根分叉区更容易受到病变的破坏。现有观点认为，直径较细的超声工作尖与常规Gracey刮治器相比能更好地进入根分叉区，可有效去除根分叉处的牙石，使根分叉区域得到最大限度的刮治，获得更好的治疗效果。

（二）根柱长度

根柱是决定根分叉治疗和预后的重要指标之一。多根牙的牙根由根柱（root trunk）和根锥体（root cones）两部分组成。根柱是釉牙骨质界至牙根分开处的牙根尚未分开的部分。根柱的长短因牙而异，同一牙根的近中、远中、颊舌面的根柱也存在不同长度。无论是上颌磨牙还是下颌磨牙，第一磨牙的根柱长度均短于第二磨牙，下颌第一磨牙的颊侧根柱长度短于舌侧，根柱的长短可以影响牙周治疗方式的选择及预后。根柱短者，根分叉开口近牙颈部，一旦出现牙周组织炎症，较易发生根分叉病变，有资料表明根分叉病变的磨牙中有75%的根分叉接近釉牙骨质界。根柱长者，牙周组织炎症不容易侵犯到根分叉处，因此不容易发生根分叉病变；但一旦长根柱的牙齿出现了根分叉病变则治疗就较为困难，预后也欠佳。根柱的长短也影响根分叉病变患牙治疗方案的选择，对根柱短的严重根分叉病变患牙一般可采用隧道成形术进行治疗；而对根柱长的患牙，则可考虑采用引导性牙周组织再生术进行治疗，实现根分叉区牙周组织的再生。

（三）牙根凹陷

上颌磨牙的近中颊根和下颌磨牙的近中根均为扁根，牙根的颊舌径明显大于近中径和远中径，它们向着根分叉的一面常有沿着冠根方向的凹陷，呈漏斗状，被称为牙根凹陷。牙根凹陷的存在虽然可在一定程度上增加牙根的附着面积，提高牙根对抗扭力的能力，但是由于容易滞留菌斑，且治疗器械不易到达该区域，使其成为牙周治疗的难点，从而导致牙周组织存在持续的破坏。

下颌磨牙近中根的牙根凹陷明显大于远中根，且越接近根分叉区凹陷越深，上颌磨牙的牙根凹陷主要见于近中颊根。Bower 等人报道，上颌第一磨牙近中颊根牙根凹陷的发生率可达94%，下颌磨牙牙根凹陷的发生率为99%~100%。国内学者也报道牙根凹陷的发生率在上颌第一磨牙近颊根可达87.9%，在下颌第一磨牙近中根可达82.8%，深者可达 1.46 mm。此外，还有文献报道在上颌、下颌磨牙的根分叉顶也存在牙根凹陷，上颌磨牙的凹陷要窄于下颌，凹陷最深处为下颌的舌侧，可达3.71 mm。Lu 等人报道，釉牙骨质界下1~2 mm 处牙根凹陷可达2.25 mm。

除了上颌、下颌磨牙，上颌前磨牙在生长、发育过程中也可在双根牙颊根的腭侧形成解剖性凹陷，学者们认为该凹陷的存在是牙齿从单一颊根向两个颊根发展趋势的表现。上颌第一前磨牙颊根的颊舌径与腭侧沟的深度呈正相关，即颊根越粗大，其腭侧沟越深。Booker 等人报道，具有双根的上颌前磨牙颊侧的牙根凹陷发生率为100%。Tamse 等人将35颗上颌

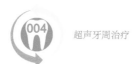

第一磨牙埋入透明树脂块中进行切片并测量，结果发现颊根的牙根凹陷发生率为97%。刘晓静等人采用Micro-CT对上颌第一前磨牙颊根进行研究，其报道牙根凹陷的发生率为95.45%。

（四）分叉嵴

很多磨牙的根分叉处存在分叉嵴。分叉嵴可分为中部嵴和颊侧嵴（或舌侧嵴），近中根与远中根之间的连接部位为中部分叉嵴，主要由牙骨质组成。颊侧嵴（或舌侧嵴）主要由牙本质构成，上覆薄层牙骨质。Everett于1958年首次报道了分叉嵴的发生率，下颌第一磨牙中部分叉嵴的发生率为73%，颊侧嵴（或舌侧嵴）的发生率在下颌磨牙为63%。Hou等人报道，63.2%的根分叉病变患牙同时存在中部分叉嵴和牙颈部釉突，其中第一磨牙的发生率为67.9%，远高于下颌第二磨牙54.8%的发生率。同时，存在中部分叉嵴和牙颈部釉突的下颌第一、第二磨牙的牙周临床指标，如牙周袋探诊深度、临床附着水平及菌斑和牙龈指数等，均显著高于没有分叉嵴和牙颈部釉突的磨牙。分叉嵴的存在是菌斑容易聚集在根分叉处的一个明显诱因，与磨牙根分叉病变的发展密切相关，对超声龈下刮治而言也是明显的障碍，无论是器械的进入还是根面刮治时的连续性都容易受到分叉嵴的影响。

二、影响超声牙周治疗的牙周袋

牙周袋的形成是牙周炎最基本的病理性特征之一。在炎症的刺激下，牙周袋逐渐形成，随着牙周袋的加深及牙龈炎症与渗出的加剧，牙菌斑的堆积与滞留进一步增加，由此更加重了牙周组织的炎症，进一步加深牙周袋，形成一个进行性破坏的恶性循环。深牙周袋的存在与牙齿的缺失密切相关，现有观点认为，6 mm以上的深牙周袋与牙周炎活动性及牙齿的丧失密切相关。牙周炎治疗的目标不仅在于去除病因、消除炎症，而且在于通过牙周非手术或手术治疗纠正因牙周炎造成的深牙周袋等病理性改变，以利于患者生理性自洁、促进和维护牙周组织的持续健康。因此，了解牙周袋的形成原因及其对牙周炎治疗的影响非常重要，对有效预防和治疗牙周病具有重要意义。

（一）牙周袋的定义与分类

牙龈与牙齿间所存在的间隙称为龈沟，临床上健康牙龈的龈沟探诊深度一般不超过3 mm。当牙龈组织出现炎症时，龈沟可出现病理性加深，牙龈与牙齿间的间隙深度增加即可形成牙周袋。炎症、药物或激素作用可导致牙龈水肿或增生，使得龈缘位置向冠方移位，形成假性牙周袋或龈袋，此时牙周支持组织并未出现破坏。当牙周炎出现时，结合上皮出现根

 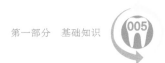

向增殖，冠方与牙面分离，由此形成的牙周袋为真性牙周袋。根据其形态及袋底位置与相邻组织的关系可将牙周袋分为骨上袋和骨下袋。骨上袋的袋底位于牙槽嵴的冠方。当牙周袋的底部位于牙槽嵴顶根方时，即牙槽骨位于袋壁外侧，可被称为骨下袋。另一种分类法是根据牙周袋所累及患牙的牙面数量进行分类。仅累及 1 个牙面的牙周袋称为单面袋；累及多个牙面（2 个以上）的称为复合袋；复杂袋是指牙周袋的袋底与龈缘不直接相通，呈螺旋形。临床检查中单面袋较容易被检查出来，而复合袋与复杂袋较容易被遗漏。此外，根据牙周病的活动性，还可分为活动期牙周袋和非活动期牙周袋。

（二）牙周袋的形成机制

临床健康的牙龈与牙齿周围为一浅的龈沟，龈沟内衬龈沟上皮，龈沟底为结合上皮的冠部及牙面。龈沟上皮受炎症刺激时可出现明显的增生和微溃疡。结合上皮的结构不同于龈沟上皮，细胞间连接仅有少量的桥粒及偶见的间隙连接，具有较强的通透性。该组织学特点一方面使得菌斑微生物及其代谢产物容易侵入到结合上皮中；另一方面也可确保宿主的体液和免疫细胞（主要为嗜中性粒细胞）可经由结合上皮迁移进入龈沟内，这些迁移的嗜中性粒细胞即可在牙齿周围形成对抗持续存在的菌斑微生物及其代谢产物的第一道防线。同时，龈沟液中的具有针对不同致病菌的特异性抗体，所含补体可促进抗体的活化，通过与细菌形成抗原抗体复合物等作用可起到阻止细菌入侵的作用。

牙周袋的形成与龈下牙面细菌的定植密切相关。牙周袋的形成和加深最初发生在结合上皮与牙面之间。菌斑微生物及其代谢产物可刺激结合上皮向根方增殖，并出现钉突，随着炎症程度的加重，多形核中性粒细胞迁移及龈沟液通过上皮细胞间隙的通道均增加，使上皮细胞间的连接更为疏松。细胞间隙的适度扩张并不会破坏结合上皮的结构和功能的完整性，白细胞数量的增加被认为是最终导致结合上皮破坏的促进因素。此外，随着宿主防御能力的下降，细菌及其代谢产物在龈下进一步扩散，这与牙周袋的形成密切相关。研究发现，慢性牙周炎的主要致病菌牙龈卟啉单胞菌（*Porphyromonas gingivalis*）所产生的毒力因子——牙龈蛋白酶可特异性地降解上皮细胞中的细胞间连接复合体，还可以分解口腔上皮细胞的细胞间黏附分子 –1，进而破坏多形核中性粒细胞和上皮细胞之间的相互作用，这是牙龈卟啉单胞菌的一种免疫逃避方式。侵入结合上皮根方结缔组织中的细菌及其代谢产物，与炎症细胞所释放的基质金属蛋白酶和胶原酶等可共同促进结缔组织中的胶原纤维与基质的降解和破坏，成纤维细胞还可吞噬和吸收胶原纤维。牙龈组织中胶原纤维的变性、破坏和吸收，可导致结缔组织纤维被大部分破坏，由炎性细胞和免疫细胞所代替，结合上皮也更容易向根方增殖。随着牙周袋的不断加深，牙龈组织的炎症进一步加重，结合上皮的完整性被进一步破坏，牙龈

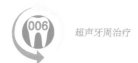

与牙面进一步分离，菌斑更容易滞留，不易被清除。由于牙周袋内壁出现溃疡，增加了菌斑微生物侵入牙龈组织的风险，由此所造成的恶性循环进一步加重了牙周组织的炎症，导致牙周袋进一步加深。总之，牙周袋的形成始于牙龈结缔组织的炎症及炎症所引起的胶原纤维破坏和结合上皮的根方增殖。

（三）牙周袋对超声治疗的影响

牙周刮治是非手术治疗重要的也是基本的清除牙石和菌斑的手段，通过牙周刮治可控制牙周组织的感染，阻止软硬组织的持续破坏，恢复牙周组织的健康。进行牙周刮治时所使用的工具主要有手动刮治器和超声刮治器。手动器械和超声器械在消除牙周袋内菌斑、减少牙周袋深度及减轻牙周袋探诊出血方面的效果基本相同，但超声治疗所需的时间相对较短，患者治疗的体验感更好，尤其是在深牙周袋，采用超声治疗可更好地去除牙周袋内的牙石和菌斑。研究发现，采用超声治疗可显著减少6~9 mm深牙周袋龈下菌斑内的能动菌、杆菌及螺旋体的数量；可使中等深度的牙周袋探诊深度减少1.29 mm左右，深牙周袋探诊深度减少2.16 mm，牙周袋深度平均减少1.2~2.7 mm。

由于牙周炎患牙的根面附着丧失并非单纯地向根方进展，亦可向侧方发展，最终可形成袋底形态不规则的牙周袋。这类复杂牙周袋底的存在，使得牙石的探查变得十分具有挑战性，除非牙石的体积非常大，否则采用牙周探针或普通探针无法探及。因此，也无法判断龈下的牙石是否被彻底刮除干净。尽管非手术治疗可以有效减少根面的牙石，但要彻底地清除根面的牙石是很难实现的，临床上认为，清除干净的根面在显微镜下往往还可观察到牙石的存在。Rateitschak-Plüss等人通过扫描电镜观察了10颗因罹患重度牙周炎而拔除的单根牙根面的残留菌斑与牙石（这些牙在被拔除之前仅单纯接受了非手术治疗），结果发现在这10颗牙的40个根面中，有31个根面位于牙周袋底的牙石无法被刮治器清除。进一步分析发现，牙周袋越深，刮治器越难伸入牙周袋底，尤其是较窄的牙周袋，刮治器更不容易进入，因此无法彻底去除位于牙周袋底的牙石。

随着超声工作尖设计的进步，使之更容易到达感染牙周袋的底部，可更彻底地清除菌斑和牙石，使对根分叉等手工器械难以进入部位的处理变得更为有效。研究发现，对Ⅰ度根分叉病变患牙，采用手工刮治或超声刮治均可获得同样的治疗效果，但在Ⅱ度和Ⅲ度根分叉病变患牙的治疗方面，由于超声刮治器械具有更小的工作端，因此治疗的效果更好，可显著减少患牙牙周袋内的能动菌和螺旋体的数量。

牙周袋的深度、宽度和形态及所处的位置同样也可影响超声刮治的疗效。牙周袋越深，清除龈下牙石和菌斑就越困难。Tomasi等人通过对41名患者进行多因素分析，探讨牙周炎

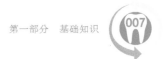

非手术治疗效果的影响因素。研究发现，相比前牙区，磨牙区非手术治疗效果欠佳。这不仅与磨牙牙周袋内根分叉结构难以清理有关，还与在磨牙区器械更难有效进入牙周袋内发挥作用有关。超声器械振动时，其所配备的喷水系统可在工作头喷水成雾状，具有多重作用，一方面起到冷却工作尖的作用，另一个重要方面是形成"空穴作用"，即在喷雾的水滴内有细微的真空泡迅速塌陷而产生能量，对牙石、菌斑等产生冲刷作用，并将震碎的牙石和血污冲走。但在深牙周袋内，工作尖喷出的水无法到达袋底，工作尖在牙周袋底振动产生的热量未能得到有效冷却，会导致局部软硬组织的损伤。Gutknecht 等人认为，当超声工作尖长度达到 14 mm，并且牙周袋较为紧密时，由喷水系统出来的水将无法顺着工作尖到达袋底。虽然牙周袋对超声刮治的疗效有一定的影响，但是随着牙周内窥镜在临床的推广使用，有望减少牙周袋对超声刮治的影响。

第二节　牙齿及其周围组织结构

一、牙齿周围软组织

牙周组织又称牙周支持组织，由牙龈（gingiva）、牙周膜（periodontal membrane）、牙槽骨（alveolar bone）和牙骨质组成，可将牙齿固定在牙槽骨内，承担咬合功能，使口腔黏膜与牙体硬组织间呈良好的封闭状态。牙齿周围软组织可分为两个部分：一部分为保护深部结缔组织的牙龈组织；另一部分为牙槽骨、牙骨质及两者间的牙周膜。

（一）牙龈

1. 概念

牙龈是指覆盖于牙槽突表面和牙颈部周围的口腔黏膜，包括上皮及其下方的结缔组织。牙龈质地致密，富有弹性，颜色存在个体差异，色泽与局部血供、上皮厚度及角化程度、色素细胞的多少有关。健康牙龈通常为粉红色，少数正常人尤其是黑种人附着龈可有色素沉着。牙周组织出现炎症时，牙龈往往表现为鲜红色或暗红色。

2. 牙龈的临床解剖特点

解剖学上牙龈由游离龈（free gingiva）、附着龈（attached gingiva）和龈乳头（gingival papilla）

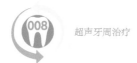

三部分组成（图1-1）。游离龈是牙龈的边缘非附着部分，宽1~2 mm，呈圆领状包绕牙颈部。游离龈边缘通常位于釉牙骨质界（cemento-enamel junction，CEJ）的冠方，它与牙面间可形成一定的间隙，称为龈沟，游离龈及牙面分别构成龈沟的两个侧壁，龈沟底位于釉牙骨质界（图1-2）。龈沟底的根方为结合上皮（junctional epithelium）。该上皮呈领圈样通过基底板和半桥粒附着于牙冠或牙根，随着牙齿的主动和被动萌出，该上皮可位于牙冠、釉牙骨质界或牙根面上（图1-3）。结合上皮是人体唯一无血管、无淋巴附着于硬组织上的上皮组织，其由非角化复层鳞状上皮构成，无角化、无上皮钉突。游离龈朝向龈沟一侧的上皮称为龈沟上皮或沟内上皮（sulcular epithelium）。该上皮可由结合上皮冠方延伸到游离龈的顶部，为薄的非角化复层鳞状上皮，上皮内有钉突，但缺乏颗粒层和角化层，常有许多呈水样变性的细胞（图1-3）。沟内上皮具有半透膜的作用，牙菌斑中的细菌代谢产物可通过沟内上皮进入牙龈。同样，牙龈结缔组织中的组织液及防御细胞也可借由沟内上皮进入牙龈。

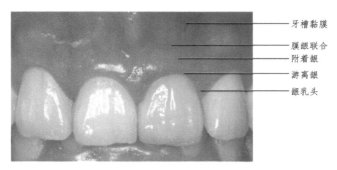

图1-1　牙龈组织结构（骆凯医师提供）

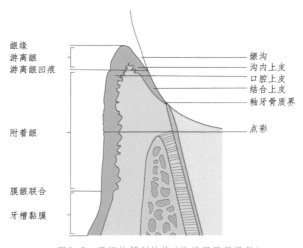

图1-2　牙龈的解剖结构（许雄程医师提供）

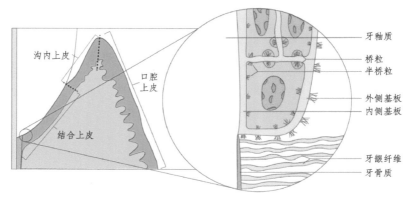

沟内上皮

口腔
上皮

结合上皮

牙釉质

桥粒
半桥粒

外侧基板
内侧基板

牙龈纤维
牙骨质

图1-3　结合上皮的结构特点（许雄程医师提供）

　　组织学上健康的牙龈龈沟深度平均为1.8 mm，临床上采用牙周探针进行探查时，健康牙龈龈沟深度即探诊深度在3 mm以内。牙周组织有炎症时，龈沟内壁首先出现炎性改变，持续的炎症可导致牙龈组织内出现水肿和炎症细胞浸润，继而相邻牙龈结缔组织出现破坏，结合上皮下方的胶原纤维变形、消失，随着结合上皮根向增殖，冠方将与牙面分离即可形成牙周袋。组织学研究证实，对炎症牙龈进行牙周探查时，由于炎症导致结缔组织内胶原纤维被破坏，使得结缔组织对机械力的抵抗减弱，探针的尖端会穿透结合上皮，进入炎症结缔组织内，终止于炎症区下方的正常结缔组织纤维冠方，因此临床检查时牙周探诊的深度要大于组织学上的龈沟深度（图1-4）。

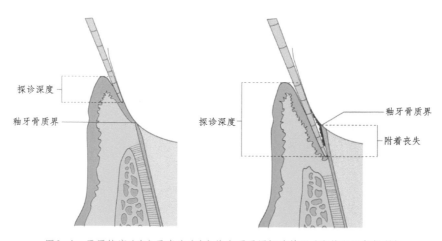

探诊深度

釉牙骨质界

探诊深度

釉牙骨质界

附着丧失

图1-4　牙周健康（左）及炎症（右）状态下牙周探诊情况（许雄程医师提供）

　　与游离龈相连的致密而富有弹性的牙龈组织为附着龈。两者在牙龈表面的交界处表现为

朝向牙面的线性凹陷即游离龈沟（free gingival groove）（图1-2），游离龈沟的存在可能与釉牙骨质界处的牙周膜纤维伸入根面有关。附着龈由富含胶原纤维的固有层直接与下方牙槽骨的骨膜紧密结合，无黏膜下层，因此呈粉红色，坚韧不能移动。附着龈的表面为角化或不全角化的复层鳞状上皮，因此对局部刺激具有较强的抵抗力，附着龈的丧失将使牙周组织对局部刺激的抵抗力减弱而使局部出现或加重炎症。

约40%的成人的附着龈表面存在橘皮样点状凹陷，被称为点彩（stippling）。点彩是由于牙龈结缔组织乳头凸向牙龈表面上皮，结缔组织乳头之间的上皮钉突相互融合，并在牙龈表面形成凹陷所致。牙龈上皮角化程度越高，点彩越明显。点彩在牙龈表面干燥时明显，唇颊侧多于舌侧，可因年龄、部位而异，以成年人多见。点彩可反映牙龈的健康状态，牙龈有炎症时，点彩减少或消失；当牙龈组织恢复健康时，点彩又可重新出现。

在唇颊侧，附着龈与相对松弛、可以活动的牙槽黏膜（alveolar mucosa）交界，该交界处被称为膜龈联合（mucogingival junction）（图1-2），在上颌腭侧附着龈与紧密的硬腭黏膜相连，没有明确的界限，在下颌舌侧附着龈则延续至口底黏膜。牙槽黏膜上皮无角化、无钉突，下方结缔组织较为疏松，富含血管，因此颜色较深，移动度大。牵动唇、颊观察黏膜的移动度，即可确定膜龈联合的位置，测量附着龈宽度。膜龈联合至龈沟底的距离为附着龈宽度，一般为1~9 mm不等。有研究发现，汉族青年前牙区角化龈宽度因人和牙位而异，以切牙区最宽，尖牙、第一前磨牙区宽度依次变窄，第二前磨牙区开始增宽，上颌附着龈最宽可为5.1±1.4 mm，下颌附着龈最宽可为3.9±1.2 mm，男女间没有显著差异。

龈乳头是位于两牙接触区根方楔状隙内的锥形牙龈组织，又称为牙间乳头（gingival papilla）。相邻两牙游离龈延续形成其侧缘和顶缘，中央部分在邻面的接触区下方略为凹下的为龈谷（gingival col）。龈乳头外形取决于邻牙表面的外形及相邻牙之间楔状隙的位置和外形。磨牙区龈乳头高度低于前牙区。龈谷由附着龈构成，上皮无角化、无钉突，对局部刺激物的抵抗力较差，牙周病易始发于此。

Ochsenbein等人在1969年提出牙龈生物型（gingival biotype）的概念，根据牙龈的厚度将牙龈分为厚平型牙龈（flat-thick gingiva）和薄扇型牙龈（scalloped-thin gingiva）。厚平型牙龈对应的附着龈牙齿形态为方圆形，颈部凸起明显，接触区较大，靠近根方，附着龈相对量大，牙槽骨较厚，能抵抗急性创伤和炎症，但容易形成牙周袋（图1-5）。薄扇型牙龈对应的附着龈牙齿形态为锥形牙冠，颈部凸起不明显，邻面接触区小且靠近牙齿切端，附着龈相对量小，牙槽骨薄，炎症时常发生快速骨丧失和牙龈退缩（图1-6）。由于牙龈生物型与口内诸多治疗尤其是前牙美学修复密切相关，临床医生应根据患者牙龈的不同特点采取与之相应的治疗策

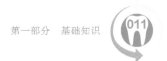

略，才能获得最佳的治疗效果及预后。

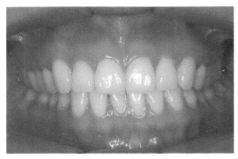

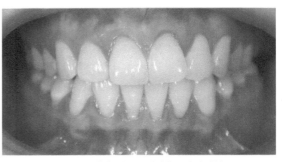

图1-5　厚平型牙龈（骆凯医师提供）　　　　　图1-6　薄扇型牙龈（骆凯医师提供）

3.牙龈的组织学特点

牙龈组织没有黏膜下层，仅由上皮和结缔组织组成。牙龈结缔组织又称为固有层（lamina propria），由乳头层（papillary layer）和网状层（reticular layer）组成。乳头层近上皮，为位于上皮钉突间的乳头状突起；网状层与牙槽骨骨膜相邻。牙龈结缔组织主要由胶原纤维束构成，胶原纤维间浸润着结缔组织基质、血管、淋巴管、神经组织、成纤维细胞和其他细胞（包括巨噬细胞、中性粒细胞、浆细胞和未分化的间充质细胞等）。胶原以Ⅰ型胶原为主，使牙龈组织具有一定的张力强度。Ⅰ型胶原间分布着Ⅳ型胶原和弹性纤维系统，弹性纤维系统由耐酸水解性纤维（oxytalan纤维）、弹力蛋白纤维和弹力纤维（elaunin纤维）组成。牙龈胶原纤维可束紧游离龈，使游离龈与牙体及邻近附着龈相连紧贴牙面，并使牙龈可以承受一定的咀嚼压力。根据牙龈胶原纤维的方向可分为4组（图1-7）。

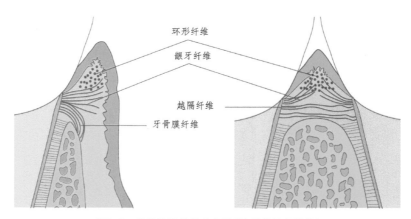

图1-7　牙龈胶原纤维示意图（许雄程医师提供）

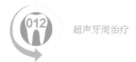

（1）龈牙纤维（dentogingival fibers）：包括颊舌侧及邻面的牙龈纤维。起自结合上皮根方的牙骨质，呈扇形散开，止于颊舌和邻面游离龈和附着龈的固有层。

（2）牙骨膜纤维（dentoperiosteal fibers）：起自牙颈部的牙骨质，在颊舌面向根方走行，连接并融入牙槽骨骨膜外侧，或止于附着龈。

（3）环形纤维（circular fibers）：位于游离龈和牙龈乳头的结缔组织内，呈环形围绕牙颈部。

（4）越隔纤维（transseptal fibers）：水平向分布的纤维。起自龈牙组根方的牙骨质，穿过牙槽间隔，止于邻牙相应部位。该纤维仅存在于牙齿的邻面。

牙龈结缔组织的正常功能如细胞间的水、电解质、营养成分及代谢产物的传送均发生于基质中。组成基质的大分子包括蛋白多糖（proteoglycans）和糖蛋白（glycoproteins）。蛋白多糖是基质的主要成分，是蛋白质与大量多糖结合而成的大分子复合物，多糖主要为透明质酸（hyaluronic acid）和硫酸软骨素（chondroitin sulfate）。糖蛋白是另一类重要的生物大分子，成分主要是蛋白质，包括纤维粘连蛋白（fibronectin）和层粘连蛋白（laminin）。这些基质大分子不仅参与基质分子筛的构成，还通过基质的连接和介导作用影响细胞的附着和迁移，参与调节细胞的增殖和分化。

（二）牙周膜

1. 概念

牙周膜又称牙周韧带（periodontal ligament），为围绕牙根周围并连接牙根与骨组织的结缔组织，是牙龈结缔组织的延续部分，在影像学上表现为围绕牙根的窄黑线。牙周膜厚度一般为0.15~0.38 mm，在牙根中部支点附近最窄，而在牙槽嵴顶及根尖孔附近较宽。牙周膜的厚度随着年龄的增加可逐渐变薄，且随着牙齿生理性的近中移位，近中侧牙周韧带较远中侧薄。牙周膜可连接牙齿和牙槽骨，维持牙龈和牙齿间适当的位置关系，对咀嚼过程中产生的殆力起到缓冲作用。此外，牙周膜还是牙周组织修复再生的主要细胞来源。

2. 牙周膜纤维

牙周膜最主要的成分是束状排列的胶原主纤维，包括Ⅰ型、Ⅲ型和Ⅻ型胶原。胶原纤维的分子结构保证了牙周膜具有异常强大的张力，因此具有非常强的韧性和强度。主纤维的一端埋入牙骨质中，另一端埋入牙槽骨中，将牙齿固定在牙槽窝内。主纤维埋入牙槽骨及牙骨质的部分被称为sharpey纤维。位于无细胞牙骨质层中的sharpey纤维可完全矿化，而位于牙槽骨和细胞牙骨质层中的则部分矿化。主纤维中还有一类耐酸水解性纤维被称为oxytalan纤维，该纤维分布于胶原纤维间，较少与牙骨质垂直，可围绕血管形成网状，被认为具有调节血液流量的作用，对在咀嚼压力下保持血液的通畅也具有重要的作用。

牙周膜主纤维在静止状态下呈波纹状，保证牙齿有微小的生理性动度。根据主纤维的位置和排列方向可分为5组（图1-8）。

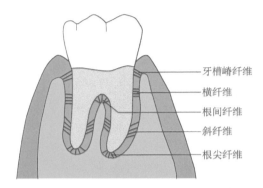

图1-8 牙周膜纤维示意图（许雄程医师提供）

（1）牙槽嵴纤维（alveolar crest fibers）：起自结合上皮根方牙骨质，斜行走向，止于牙槽嵴，可对抗侧方力，将牙向牙槽窝内牵引。

（2）横纤维（horizontal fibers）：位于牙槽嵴纤维根方，起自牙骨质，呈水平走向，止于牙槽骨。

（3）斜纤维（oblique fibers）：起自牙骨质，斜向冠方进入牙槽骨。该纤维是牙周膜中数量最多、力量最强的一组纤维，可将咀嚼压力转变为牵引力均匀传递到牙槽骨。

（4）根尖纤维（apical fibers）：位于根尖区，从牙骨质呈放射状进入牙槽窝底部的牙槽骨内，具有固定根尖、保护根尖孔的血管和神经的作用。根尖未形成的牙无此纤维。

（5）根间纤维（interradicular fibers）：存在于多根牙的各根之间，可防止多根牙向冠方移动。

虽然不同位置上主纤维的排列方向不同，但是可相互协调，共同支持和稳固牙齿，发挥咀嚼功能。当牙受到垂直压力时，几乎全部纤维呈紧张状态，将压力传递给牙槽骨，因此可负担较大的咬合力。根尖区的牙周膜具有缓冲压力的作用，避免牙槽骨受到过大的冲击力，对进出根尖孔的血管和神经起到保护作用。

3. 牙周膜的基质和细胞

牙周膜中除了胶原基质，还存在一些非胶原基质的蛋白，包括碱性磷酸酶、蛋白多糖和糖蛋白，如粗纤维调节素（undulin）、细胞粘合素（tenascin）和纤连蛋白（fibronectin）。基质在维持牙周膜的代谢、保持细胞形态、运动和分化方面起重要的作用。牙周膜内富含血管

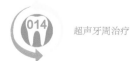

和神经，多种来源的血管在牙周膜内相互吻合，丰富的感觉神经末梢可通过三叉神经传递触觉、压觉及痛觉，感受和判断牙齿所受𬌗力的大小和方向。

牙周膜中含有多种类型的细胞，包括结缔组织细胞、Malassez 上皮剩余细胞、免疫系统细胞（巨噬细胞、肥大细胞和嗜酸性粒细胞）及与神经、血管相关的细胞。其中，最常见的细胞是成纤维细胞，又称牙周韧带细胞（periodontal ligament cells，PDLCs），具有合成胶原和吞噬降解陈旧胶原纤维的能力。研究表明，PDLCs 中碱性磷酸酶（alkaline phosphatase，ALP）表达阳性的细胞可高表达某些牙骨质特异性蛋白，提示 ALP 阳性的 PDLCs 更具分化成为成牙骨质细胞的能力。2004 年，Seo 等人报道，从牙周膜中可分离出具有多向分化能力的间充质干细胞——牙周韧带干细胞（periodontal ligament stem cells，PDLSCs）。体内外实验证实，PDLSCs 在体内可分化为成骨细胞、成牙骨质细胞，具有形成新骨的能力，对牙周组织再生修复十分重要，是牙周再生治疗尤其是牙周组织工程研究的首选种子细胞。采用内源性再生策略通过在再生区域内置入可提供适宜微环境的移植物，将 PDLSCs 募集至病损区域，通过这些细胞的存活、自我更新和多向分化实现牙周再生修复，由于不涉及细胞的体外培养、扩增和外源性植入，更容易向临床转化。

二、牙釉质和牙骨质

（一）牙釉质

牙釉质是位于牙冠表面的牙体结构，含有大量的无机物，是全身最硬的组织，由于没有细胞结构且缺乏循环系统，主要依靠牙本质获得支持和营养。牙釉质主要由羟基磷灰石晶体组成，基本单位是釉柱。按重量比，无机物占 95%，水和有机物分别占 4% 和 1%；按体积比，无机物占 86%，水占 12%，有机物占 2%。

牙釉质在釉牙骨质界（cemento-enamel junction，CEJ）的根方异位沉积，呈指状突起伸向根分叉处，或伸入到根分叉区内，被称为颈部釉突（cervical enamel projections，CEPs）。CEPs 常发生于牙齿的颊侧，在下颌磨牙根分叉区的发生率为 28.6%；在上颌的发生率为 17%，在上颌常见于第二磨牙根颊侧的分叉区。在亚洲人群中，CEPs 的发生率为 40%~78% 不等。根据凸起的范围 CEPs 可分为 3 类（图 1-9）。Ⅰ类：沿 CEJ 向根分叉延伸的短而明显的改变。Ⅱ类：CEPs 接近分叉区，但无接触。Ⅲ类：CEPs 伸入分叉区。研究发现，Ⅰ类和Ⅲ类

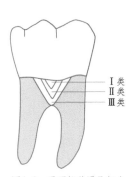

Ⅰ类
Ⅱ类
Ⅲ类

图 1-9　牙颈部釉质凸起分类示意图(许雄程医师提供)

凸起较常见，下颌第二磨牙较上颌或下颌第一磨牙更常见。CEPs 所在的位置常为根分叉的起始位置，分差角度小，器械难以进入，因此牙菌斑及结石的清理均十分困难。而且此处仅有结合上皮，无牙周韧带附着，易于出现牙周炎。研究发现，45.2% 的磨牙存在 CEPs，其中 82.5% 的 CEPs 伴有根分叉病变，CEPs 被认为是引起根分叉病变的局部危险因素。

釉珠（enamel pearl）是一种小的圆形或椭圆形釉质球，可含或不含牙本质和牙髓。真性釉珠（true pearl）全部由牙釉质组成，复合型釉珠（composite pearl）则由牙本质和牙釉质组成，此外也有报道含有牙髓、牙本质和牙釉质的釉珠（enamel-dentine-pulp pearl）。釉珠主要位于牙根面，偶见于牙冠，通常较小，以单个的形式存在，但有些也可达到直径 4 mm，以 2 个或多个的形式存在。釉珠的发生率低于 CEPs，在 1.1%~9.7%。约 1/3 的釉珠发生在上颌第三磨牙，下颌第三磨牙和上颌第二磨牙次之。釉珠也与根分叉发生病变的病因有关，大的釉珠可影响根面平整时牙石的去除，也是引起刮治器械工作端折断的危险因素之一。

腭侧沟（palatal groove）也称畸形舌侧沟，是牙内陷的一种，表现为不规则、漏斗状的沟从牙冠边缘嵴或腭侧窝延伸至根面，有的甚至直达根尖。它是一种发育异常，由内釉上皮和 Hertwig's 上皮根鞘内陷产生，多发生在上颌侧切牙，偶见于上颌中切牙的颊腭侧。影像学上可表现为一窄的透射影。患牙的髓腔及根管形态可出现相应的改变，牙釉质和牙本质层变薄，相应的牙骨质厚度增加。腭侧沟易滞留菌斑，且结合上皮不易附着，容易形成窄深的牙周袋，有的甚至反复形成脓肿而出现窦道，因此具有根向延伸腭侧沟的患牙预后较差。有临床报道，对由腭侧沟所致的牙周炎患牙可通过翻瓣手术将炎症肉芽刮除干净，磨平腭侧沟后采用引导组织再生术进行治疗。也有报道，在牙周骨缺损处植入羟基磷灰石的同时，配合使用米诺四环素和洗必泰可获得一定的疗效。有些患牙由于牙本质小管暴露或存在侧枝根管常出现牙髓牙周联合病变，此类患牙因根管形态异常不利于牙髓治疗，常导致治疗的失败。

（二）牙骨质

牙骨质可被定义为覆盖于牙根表面、无血管的矿化组织，其主要功能是使牙周韧带纤维附着于根面。牙骨质可承受一定的压力而不易被吸收，在维持正常咬合关系、保持根面完整性方面发挥重要的作用。根据牙骨质形成的时序可分为原发性牙骨质和继发性牙骨质。根据组织中有无细胞可分为有细胞牙骨质（cellular cementum）和无细胞牙骨质（acellular cementum）。根据牙骨质中细胞分布和纤维来源的不同，可进一步将牙骨质分为 5 种类型：无细胞无纤维牙骨质、无细胞外源性纤维牙骨质、有细胞固有纤维牙骨质、无细胞固有纤维牙骨质、有细胞混合性分层牙骨质。

牙骨质的组成类似于骨组织，包括无机物（45%~50%）、有机物和水（50%~55%）。

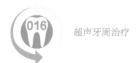

无机物主要是羟基磷灰石 $[Ca_{10}(PO_4)_6(OH)_2]$，还有多种微量元素，如氟元素等，有机物主要为胶原蛋白和非胶原蛋白。最主要的胶原为 I 型胶原，也含有少许的 III 型和 XII 型胶原，其主要功能是维持牙骨质的结构与形态，为矿化晶体提供生长模板。非胶原蛋白主要包括糖胺聚糖（glycosaminoglycans，GAGs）、骨桥蛋白（ostepontin，OPN）、骨涎蛋白（bone sialoprotein，BSP）、骨钙素（osteocalcin，OCN）和 ALP 等，其中 OPN、BSP、OCN 等可参与牙骨质的矿化。除此之外，牙骨质中还有一些特异性分子如牙骨质来源生长因子（cementum-derived growth factor，CDGF）、牙骨质蛋白1（cementum protein-1，CEMP-1）和牙骨质附着蛋白（cementum attachment protein，CAP）等，在牙骨质修复与再生过程中发挥重要的作用。

一般认为在牙根形成过程中 Hertwig 上皮根鞘细胞和牙囊间充质细胞均位于牙根表面，参与了牙骨质的形成。上皮根鞘来源的细胞可能参与无细胞牙骨质的形成，而有细胞牙骨质则由牙囊间充质细胞形成。体外研究证明，Hertwig's 上皮根鞘细胞可表达上皮干细胞标志物，如八聚体结合转录因子4、同源盒蛋白 NANOG 和阶段特异性胚胎抗原4等可促进牙骨质的形成和修复。

牙骨质在人的一生中不断形成，主要集中在根尖区和根分叉区，厚度在 $50\sim300\ \mu m$，这与代偿殆面磨耗和持续萌出有关。牙颈部的牙骨质最薄，牙周治疗时薄的牙骨质容易被刮去而暴露牙本质，导致术后牙齿敏感。与牙槽骨的形成不同，牙骨质的形成缺乏方向性，牙齿远中根面的牙骨质厚度要大于近中根面的，这可能与牙齿的生理性近中移动有关。随着成牙骨质细胞的活化及新生牙骨质的形成，根管治疗患牙的根尖孔可被封闭。

牙骨质的吸收在组织学上表现为牙根表面凹坑样破坏，可见单核巨噬细胞和多核巨细胞浸润，吸收深度往往仅局限在牙骨质而不累及牙本质。牙骨质的吸收并非持续不断，而是表现为吸收与新生相交替。其新生有赖于牙周膜中的干细胞分化出成牙骨质细胞，在原有的牙根表面沉积新的牙骨质，同时新形成的牙周膜纤维（sharpey 纤维）也将埋入新沉积的牙骨质内，重新建立功能性关系。牙周治疗中，在已暴露的牙根表面形成有 sharpey 纤维附着的新生牙骨质，是牙周组织再生的关键环节。该过程在时间和空间上都受到特异性调控牙骨质的特异性分子如 CDGF、CAP 和 CEMP-1 等的作用。上述因子在调控过程中发挥重要的作用，可通过多条信号通路影响细胞的有丝分裂，提高细胞内 Ca^{2+} 浓度，激活蛋白激酶 C 通路，进而促进成牙骨质细胞的增殖和分化，实现牙骨质的再生。

（三）釉牙骨质界

在牙颈部，牙釉质与牙骨质相交界处即 CEJ。作为牙齿表面的重要解剖结构，CEJ 的位置相对固定，在牙周临床检查中发挥着重要作用，可用于牙周附着丧失、牙槽骨改变及牙周

 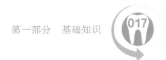

疾病进展评估，也可用于判断牙龈是否有退缩。临床上可通过直视检查、牙周探查及采用口内 X 线片或 CBCT（锥形束 CT）对 CEJ 进行判定。牙齿邻面 CEJ 的弧度要比颊舌侧明显，邻面 CEJ 的弧度与牙齿邻面接触点的高度及宽度有关。一般而言，牙齿近中面 CEJ 的弧度要比远中面高约 1 mm，CEJ 的弧度在中切牙的近中面最高、在第二磨牙的远中面最低。后牙区舌侧 CEJ 与颊侧相比更靠近冠方。临床工作中由于不同牙位的颊舌向及邻面 CEJ 的弧度不一，以及牙石及修复体的存在，因此要准确判定 CEJ 存在一定的难度。CEJ 处存在牙釉质、牙本质及牙骨质 3 种矿化组织，有以下几种存在方式。①牙骨质覆盖牙釉质（约 60%）。这是由于牙在发育的过程中，在牙颈部区域含有成牙骨质细胞的结缔组织直接与牙釉质相接触，成牙骨质细胞可产生致密层状、不包含胶原纤维的牙骨质。②牙骨质与牙釉质两端相接（约 30%）。③牙骨质与牙釉质两者不相连，牙本质暴露（5%~10%）。当牙骨质与牙釉质不相连，出现牙龈退缩时牙颈部暴露容易发生牙本质敏感。④牙釉质覆盖牙骨质，有学者报道约 1.6% 的牙齿 CEJ 处为牙釉质覆盖牙骨质。（图 1-10）

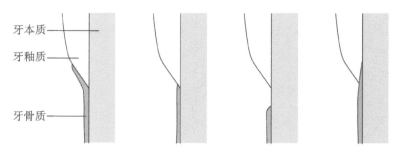

牙本质 ——
牙釉质 ——
牙骨质 ——

图 1-10　牙釉质与牙骨质不同连接方式示意图（许雄程医师提供）

三、牙本质和牙髓

牙本质和牙髓在胚胎发生上联系密切，对外界刺激的应答存在互联效应，是一个生物整体，因此被称为牙髓牙本质复合体（pulpodentinal complex）。牙本质的硬度是釉质的 1/5，有一定的弹性，有机物和水较釉质更多，约占总重量的 30%，无机物主要为羟基磷灰石，晶体较釉质小。牙本质具有许多牙本质小管，管内有成牙本质细胞突和体液循环。牙髓组织富含神经、血管和各种细胞，通过牙本质细胞伸入牙本质小管的细胞突与牙本质连成一体。因此，当牙本质受到外界的刺激时，可引起小管内的液体快速流动，液体的异常流动可传递到牙髓，刺激神经末梢引起疼痛。

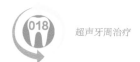

牙本质的敏感性与其通透性密切相关。近釉牙本质界的外周牙本质与牙髓端的内层牙本质结构的差异决定了牙本质具有不同的通透性。内层牙本质小管的直径远大于外周牙本质小管的直径，其密度和总面积也远大于外周牙本质的，越接近髓腔，单位面积的牙本质小管的数量越多，对外界刺激的反应也相应增强。牙本质小管管径每增加1倍，小管内液体的流量将增加16倍，因此一定厚度（2 mm）的牙本质可使牙髓免于受到外界的刺激。

当牙齿受到生理范围内的刺激，包括机械、温度、化学等刺激时，出现短暂、尖锐的疼痛或不适的现象称为牙本质过敏症（dentinal hypersensitivity，DH）。DH是一种症状，而非独立疾病。DH的主要临床表现是刺激痛。酸、甜、冷、热等化学和温度的刺激均可导致酸痛，刷牙、吃硬性食物等机械刺激可导致更为明显的酸痛。研究发现，中国人DH的发生率为25.5%，其中以50~59岁年龄组的发生率最高，受调查对象中有78.6%和31.4%的DH分别与附着丧失和牙龈退缩有关，吸烟与非吸烟人群的发生率没有差异。自然酸蚀、牙齿磨耗、牙颈部楔状缺损等因素都可以导致DH的发生。

理论上，牙根表面覆盖有牙骨质，牙骨质无血管及神经，因此牙龈退缩或牙周袋形成时牙根暴露于口腔内对外界的刺激应不会产生反应。然而，牙颈部的牙骨质很薄，甚至没有牙骨质覆盖，同时牙周治疗时龈下刮治或根面平整也常将牙骨质刮除，导致牙本质直接暴露在牙周袋或口腔内，使外界的温度、化学或机械刺激直接通过牙本质小管传入牙髓，产生敏感症状。欧洲牙周病学学会将因牙周病及其治疗导致的牙本质过敏称为根面敏感（root sensitivity，RS）。系统性综述认为，DH可影响所有年龄段的患者，其中以30岁和60岁人群为主。女性比男性更容易出现DH，这可能与女性患者的口腔健康意识更强有关。有报道认为，接受牙周治疗的患者出现DH的可能性是其他口腔治疗患者的4倍。与非手术治疗相比，牙周手术治疗术后更容易出现DH。与龈上洁治相比，龈下刮治更容易引起DH，龈下刮治或根面平整术后1天DH的发生率在62.5%~90%，疼痛不适可在治疗后2~8小时达到高峰，一般持续6小时左右，术后1周敏感症状逐渐消除。

一般而言，对牙周治疗后一过性的牙根敏感无须特殊处理，可在治疗操作前向患者说明。少数敏感症状严重影响进食和生活者可使用脱敏牙膏或含氟的矿化液含漱等处理，也可使用氟化钠糊剂（或2%溶液）、含钾的制剂或精氨酸等进行局部涂布，尽量避免使用烈性脱敏药物。当前，激光具有操作简单，安全无创等特点，在口腔治疗领域中得到广泛应用，越来越多的学者开始将激光应用于DH的治疗。激光治疗DH的机制主要有两种：一是用激光照射牙本质，通过组织吸收热量引起的热熔机制，减少或封闭牙本质小管，减少外界刺激对牙髓的影响；二是使引起其照射区域牙本质小管内的神经发生生理变化，降低神经纤维对

 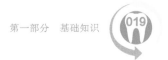

刺激的反应性。在牙周治疗中常用的激光种类有半导体二极管激光、CO_2激光、钕：钇－铝石榴石激光（neodymium-doped：yttrium aluminium garnet，Nd：YAG）、铒：钇－铝石榴石激光（erbium-doped：yttrium aluminium garnet，Er：YAG）和铒，铬：钇－钪－镓石榴石激光（erbium，chromium-doped：yttrium-scandium-gallium garnet，Er，Cr：YSGG）等。

第三节　菌斑和牙石的形成与结构

一、菌斑的形成与结构

现有观点认为，牙周病是多因素疾病，牙周病的发生、发展可受其他局部刺激因素和全身因素的影响，其中细菌微生物及其代谢产物是牙周病的始动因子，参与牙周病发生发展的全过程。口腔是人体主要的细菌库，主要的微生物包括需氧菌、兼性厌氧菌和专性厌氧菌，还有螺旋体、支原体、真菌、古细菌、病毒和原虫等。正常情况下，口腔中的细菌微生物可相互制约并与人体共生共栖，最大限度地利用口腔局部微环境进行生长，刺激机体的免疫系统，宿主也能有效对其进行控制，防止细菌微生物侵入组织。当正常菌群间无法互相制约，牙周致病菌的数量增加及毒力增强或宿主的防御能力下降时，细菌微生物与宿主间的平衡被打破，即可出现牙周组织疾病。

（一）牙菌斑生物膜

细菌微生物广泛存在于自然界中包括海洋、土壤、船舶等，动植物及人体内不同种类的微生物间均会形成复杂而有序的聚集体即生物膜（biofilm）。通常情况下，生物膜是由不同的细菌微生物及其碎片所组成，几乎能在任何湿润的表面上迅速形成并不断生长。生物膜的形成和发展与人类的许多疾病密切相关，现有观点认为，人类至少有65%的感染性疾病与生物膜有关。牙菌斑生物膜（dental plaque biofilm）被认为是人体中最常见的生物膜结构，是由基质包裹的互相黏附或黏附于牙面、牙间或修复体表面的软而未矿化的复杂的细菌群落，不能被水冲洗或漱掉。通过电子显微镜观察发现，牙菌斑生物膜主要包括细胞外基质、囊泡和小管样结构，生物膜中的微生物构成相互有序生长的生态群体，各种细菌长期共存，在不同的微环境中发挥各自的作用。与自然界中其他的生物膜一样，牙菌斑生物膜的结构复杂，包

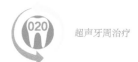

括细菌微小群落、胞外基质和液体通道，在口腔菌群的生存及致病性方面均发挥重要的作用。牙菌斑生物膜中的细菌种类可超过500种，这些细菌微生物组成复杂的微生物生态系统。牙菌斑生物膜根据其所在部位的不同可分为位于龈缘上方的龈上菌斑生物膜（supragingival plaque biofilm）和位于龈缘下方龈沟内的龈下菌斑生物膜（subgingival plaque biofilm）。龈上菌斑生物膜主要分布于龈缘附近和牙面的窝沟、裂隙和龋洞等不易清洁的部位，主要以革兰氏阳性需氧菌和兼性菌为主，与龈上牙石的形成、牙龈炎和龋病的发生密切相关。龈下菌斑生物膜根据是否与牙根表面接触，可进一步分为附着性龈下菌斑生物膜（attached subgingival plaque biofilm）和非附着性龈下菌斑生物膜（unattached subgingival plaque biofilm）。附着性龈下菌斑生物膜附着于暴露在牙周袋内的根面牙骨质上，菌斑的结构、成分与龈上菌斑相似，其优势菌主要以革兰氏阳性兼性厌氧菌和厌氧菌为主，与龈下牙石的形成、牙周炎和根面龋的发生有关。非附着性龈下菌斑生物膜为结构松散的菌群，主要分布于龈沟上皮、结合上皮和袋内上皮，主要为革兰氏阴性厌氧菌和许多能动菌及螺旋体，与牙周炎的快速发展和牙槽骨的快速破坏密切相关。

健康状态下，定植于龈沟内的细菌数量为100~1000个，其中约75%的细菌为兼性革兰氏阳性球菌，革兰氏阴性杆菌仅占13%左右。牙菌斑生物膜中的微生物对宿主无害，为口腔正常菌群，与宿主间表现为和谐互利的关系，不会对机体造成损害，可抑制外源性微生物，刺激宿主的先天免疫系统，提高宿主抵抗致病微生物的能力。但正常菌群不是固定不变的，当局部微环境出现改变，正常菌群失去互相制约或与宿主间的平衡被打破，菌斑中的致病菌将会对牙周组织造成损害，造成牙周组织的破坏。在慢性龈炎位点，所培养出细菌的数量可为1万至100万个，所含有革兰氏阳性菌和革兰氏阴性菌的比例近似相等，革兰氏阴性杆菌可占细菌总量的40%左右。在慢性牙周炎时，大量细菌定植于牙面，单个牙面可定植的细菌数量可为10万至1亿个，细菌组成具有患者差异性及口腔位点差异性，其中革兰氏阴性杆菌约占牙周炎相关致病菌总量的74%。尽管已从牙周袋中分离出500多种细菌，但仅有一小部分细菌为牙周致病菌。Socransky等人根据其聚集性及与牙周状况的关系将常见的菌斑微生物分为红、橙、黄、绿、紫、蓝6种不同颜色的微生物复合体。其中，包含牙龈卟啉单胞菌、福赛坦氏菌（*Tannerella forsythia*）、齿垢密螺旋体（*Treponemas denticola*）的红色复合体被认为与牙周炎，特别是牙周袋深度和探诊出血紧密相关，在牙周病的诊断方面有重要意义。

（二）牙菌斑生物膜的结构特点

牙菌斑生物膜并非细菌在结构上的简单叠加，而是一个复杂的微生物群落，具有特定的结构和生理功能。不同的细菌菌群被获得性薄膜和胞外基质所包裹，内部为大小不等的水性

 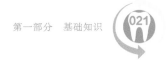

通道所间隔，通道内部有液体流动，呈三维立体状（图1-11）。每个细菌菌群是一个包含数千种相容细菌的微小独立群体，每个独立的菌群可能含有不同的细菌种类。不同细菌菌群间的环境条件（包括氧浓度、pH值和温度）的差异很大，提示不同的菌群在生物膜内都有不同的环境偏好。对菌斑内氧溶解量的测定结果发现，细菌群体内部几乎无氧，为厌氧生存，而水性通道内则发现有效浓度的溶解氧，提示邻近水性通道的细菌为需氧生活，这种差异使同一生物膜内的不同细菌均能和谐地一起生活，某种菌群的代谢产物可作为其他菌群营养物的来源，因此菌斑内微生物可不依靠宿主获得所需要的营养物质，具有较强的抵抗外界环境变化的能力，在低营养状态下可长期存活。例如，某些产酸菌如链球菌（*Streptococcus*）、乳酸菌（*Lactobacillus*）和放线菌（*Actinomyces*）的碳水化合物代谢副产物乳酸盐可为其他细菌如韦荣球菌（*Veillonella*）和丙酸杆菌（*Propionibacterium*）提供所需要的碳原子。而韦荣球菌和丙酸杆菌所产生的甲基萘醌类是维生素K合成的重要成分，可促进卟啉单胞菌、普氏菌（*Prevotella*）和双歧杆菌（*Bifidobacterium*）的生长。牙菌斑生物膜的另一个重要特点是可抵抗宿主的防御成分或抵抗药物渗入，使细菌对抗菌药物的敏感性降低，菌斑生物膜中的细菌与浮游状态相比对常抗菌剂的抵抗性更强。体外研究发现，要达到同样的抗菌效果，菌斑中抗菌药物的浓度是细菌浮游状态时的250倍。对成熟菌斑而言，单独应用抗菌药物如四环素、多西环素、米诺四环素、阿莫西林、甲硝唑或将阿莫西林和甲硝唑联合应用均不能有效消灭菌斑微生物。其他研究还发现，与浮游状态相比，牙菌斑中牙周主要致病菌牙龈卟啉单胞菌对多西环素和甲硝唑的抗药性分别提升了60倍和160倍。尽管对其具体的作用机制迄今尚未完全阐明，目前学者们普遍认为菌斑生物膜中细菌代谢状态的改变、细胞生物膜的屏障作用、细菌抗氧化能力的提高及细菌密度感应效应与菌斑中细菌的耐药性有关。

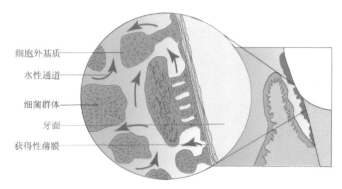

细胞外基质
水性通道
细菌群体
牙面
获得性薄膜

图1-11　牙菌斑生物膜结构图（许雄程医师提供）

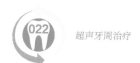

（三）牙菌斑生物膜的形成

牙菌斑生物膜具有高度的结构性，菌斑生物膜的形成包括获得性薄膜的形成、细菌的黏附和共聚、菌斑生物膜的成熟3个阶段（图1-12）。牙齿表面在彻底清洁后几分钟即可通过选择性吸附富脯蛋白、富酪蛋白等唾液蛋白形成几微米厚的唾液蛋白薄膜层，此即获得性膜。获得性膜是牙菌斑生物膜形成的基础，获得性薄膜形成后，口腔内的一些细菌微生物即初级定植菌即可通过特定的分子相互作用黏附到牙表面的获得性膜成分而定植于牙面上，形成菌斑生物膜的最初形态。现有研究发现，在菌斑形成早期（4小时），初级定植菌主要为革兰染色阳性的链球菌（*Streptococcus*），其中以轻型链球菌（*Streptococcus mitis*）、血链球菌（*Streptococcus sanguis*）和口腔链球菌（*Streptococcus oralis*）为主。除了链球菌，其他如奈瑟氏菌（*Neisseria*）、罗氏菌（*Rothia*）和革兰氏阳性杆菌如内氏放线菌（*Actinomyces naeslund naeslundii*），甚至牙周致病菌如洛氏普雷沃菌（*Prevotella loesche losecheii*）、牙龈卟啉单胞菌、梭杆菌（*Fusobacterium nucleatum*）和微小微单胞菌（*Parvimonas micra*）也可发现于早期牙菌斑生物膜中。

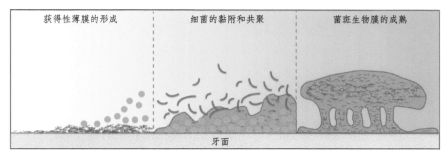

图1-12　牙菌斑生物膜的形成过程（许雄程医师提供）

初期细菌定植于牙面后即可产生包括多糖、脂类、蛋白和细胞外DNA等细胞外基质。这些胞外基质对菌斑生物膜的结构、完整性和耐药性而言十分重要。初级定植菌还可为后续的细菌定植提供附着表面，不同种属细菌表面间的特异性识别黏附被称为共聚。在菌斑成熟过程中，细菌通过黏附和共聚相互连接，定植菌迅速繁殖、生长或扩散，随着菌斑中的细菌数量和种类不断增加，形成更为复杂的菌群，最终形成特殊的结构。在菌斑成熟过程中，菌斑中的细菌组成也逐渐发生变化，从以革兰氏染色阳性球菌为主逐渐转变为以革兰染色阴性菌为主，包含球菌、丝状菌和螺旋体等。菌斑的不断积聚和成熟最终导致牙龈炎症的出现。

在菌斑生物膜的形成和成熟过程中，细菌间的交流发挥着重要的作用，细菌之间存在相互传递信号的特殊机制，细菌可产生某种自体诱导物（autoinducer）和化学物质的信号分子，并根据其浓度的变化来调控细菌的数量。主要的信号分子包括自体诱导物多肽（autoinducer peptides，AIPs）、自体诱导物 -1（autoinducer-1，AI-1）和自体诱导物 -2（autoinducer-2，AI-2）。革兰氏阴性菌以 AI-1 为信号分子，主要为酰基高丝氨酸环内脂类（acyl homoserine lactone）；革兰氏阳性菌以 AIPs 为信号分子；AI-2 信号分子可由革兰氏阴性菌和阳性菌共同产生。随着细菌密度的增加，自体诱导物浓度也相应增加，当达到一定的临界值时，能启动细菌特定基因的表达或关闭以适应外界环境，这种现象称为密度感应（quorum sensing，QS），所产生的信号分子被称为密度感应信号。细菌可借由 QS 系统调控不同的细菌代谢活动，如菌斑生物形成、细菌间黏附和聚集、细菌毒力因子的启动、细菌抗药性和基因间的转换等，因此对 QS 系统的研究有望成为细菌感染性疾病治疗的突破口。

由于牙菌斑生物膜是引起和加重牙周病的始动因素，因此消除和控制菌斑的形成是牙周治疗的重要手段。控制牙面上的菌斑生物膜最好的办法就是物理性破坏菌斑生物膜。在定期清洁的部位，成熟的生物膜将无法形成。牙齿表面越干净，菌斑结构就越简单。由于牙刷和牙线不能接触到位于牙周袋内的龈下牙菌斑生物膜，因此定期进行对龈下牙根面进行洁刮治，是牙周治疗中的重要组成部分，也是最经济有效的治疗手段。

二、牙石的形成与结构

牙石（dental calculus）是修复体或牙面上钙化或正在钙化的菌斑及其沉积物，表面覆盖有大量的牙菌斑。临床上根据牙石所在牙面部位的不同，以龈缘为界将牙石分为龈上牙石（supragingival calculus）和龈下牙石（subgingival calculus）。龈上牙石量多，体积较大，主要分布在唾液腺导管如腮腺导管和颌下腺导管开口的地方，在上颌第一磨牙颊侧和下颌前牙的舌侧多见，也常见于对殆牙缺失，没有咀嚼功能或不易清洁的牙齿（或修复体）表面。龈上牙石通过肉眼即可直接观察到，一般呈黄色或白色；吸烟或服用某些药物如中草药的患者，其牙石可呈黑色或褐色。龈下牙石位于龈缘的下方，多见于牙周袋内，深达牙周袋的袋底，龈下牙石体积较小，肉眼基本无法看见，临床医师需通过探针进行探查才能发现，较大的龈下牙石偶尔通过 X 线片检查也可被发现。此外，由于龈下牙石常与根面呈犬齿交错的镶嵌式附着，较为牢固，因此临床上常常无法彻底去除（图1-13）。

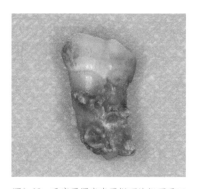

图1-13　重度牙周炎患牙根面的龈下牙石
（骆凯医师提供）

（一）牙石的成分与结构

牙石的形成始于牙菌斑生物膜的矿化，未矿化的牙菌斑生物膜含有大量的食物残渣、口腔细菌微生物、病毒和脱落的上皮细胞，可成为牙石矿化的基础。龈上牙石和龈下牙石在外观和形成方面十分相似，龈上牙石的结构均呈层板状，可规则或不规则排列，各层的矿化程度不一，有各种不同形状的结晶，包括矿化的细菌。龈下牙石所含内毒素（endotoxin）较多，表面的菌斑微生物更容易侵入到牙周组织内，因此对牙周组织的伤害更大。形态学观察可见牙石为海绵状的钙化团，空隙的位置为牙石中有机物所在的空间，还有其他研究报道牙石中存在管状小孔，这些小孔可以是被钙化基质包裹的非矿化菌群，也可以是被非矿化基质包裹的钙化菌群。龈上牙石和龈下牙石在细菌微生物的分布上存在一定的差异，龈上牙石中以丝状菌为主，细菌与牙齿表面成直角排列；而龈下牙石则以球菌、杆状菌和丝状菌为主，细菌的排列方式不明显。在牙石矿化过程中，矿化的微生物几乎不具有任何的代谢活性，因此不具有致病性。然而，它提供了一个粗糙表面，使得新的含有各种成分的菌斑生物膜可陆续沉积在其表面。对牙石的成分分析显示，无论是龈上牙石还是龈下牙石，其成分除70%~80%的无机盐外，剩余成分均为有机物和水。牙石中的有机成分主要为蛋白质和碳水化合物，脂肪含量较少，此外还有各种细菌微生物和脱落的上皮细胞和白细胞等。牙石的无机成分与骨、牙本质和牙骨质相类似，除了含有少量的镁、钠、碳酸盐和微量元素，主要成分为钙、磷，其中钙占无机盐超过40%，磷占无机盐约为20%。

（二）牙石的形成和矿化

龈上或龈下牙菌斑生物膜经磷酸钙矿物盐沉积矿化后，即可形成牙石。研究发现，下颌前牙的牙石净重较大，菌斑矿化主要在牙石开始形成的前4天发生。矿化的菌斑生物膜中的磷酸盐主要以磷酸氢钙（$CaHPO_4 \cdot 2H_2O$）、磷酸八钙［$Ca_4H(PO_4)_3 \cdot 2H_2O$］、羟基磷灰石［$Ca_5(PO_4)_3(OH)$］和白磷钙石［$\beta-Ca_3(PO_4)_2$］4种不同类型的晶体形式存在。龈上牙石的矿化表现出明显的分层堆积，不同层次间具有高度的异质性。不同层次的矿物质含量范围在16%~51%，平均含量为37%，个别牙石外层的矿物质含量可高达80%。牙石外层的磷酸盐晶体以磷酸八钙为主，内层则以羟基磷灰石为主，白磷钙石所占的比例很小，磷酸氢钙仅存在于新形成的钙化沉积物中，为龈上牙石的形成提供基础。不同于龈上牙石，龈下牙石不同层次间的矿物质含量差异不大，不同层次的矿物质含量范围在32%~78%，平均含量为58%，也有报道矿物质含量最高可达80%。龈下牙石的磷酸盐主要为白磷钙石，偶见羟基磷灰石。白磷钙石中可含有少量的镁和锌，占比分别约为3%和1%。当牙菌斑生物膜的pH值相对较小、而唾液中的钙磷比相对较大时，就会形成磷酸氢钙，随后可能进一步生成为羟基磷灰石

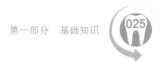

和白磷钙石。随着龈上菌斑的矿化，磷酸八钙逐渐形成并转变为羟基磷灰石。在碱性和厌氧环境下，伴随着镁（或锌和三氧化二碳）的存在，矿化的牙石形成大量的白磷钙石。

牙石的形成率及其组成可因口腔内位置的不同而异，靠近大唾液腺导管开口位置的牙石与口腔内其他部位相比含有更多的钙和磷，牙齿邻面由于龈谷为非角化的结合上皮，因此炎症早期牙石的沉积较快。结石的形成速度、形成量及组成受多种因素的影响，这些因素包括饮食、个体唾液的性状以及其他因素如年龄、种族、性别、个体口腔内细菌的数量等。唾液的性状及其所含成分可影响牙石的形成和组成。研究发现，牙石量较多者与牙石量少者的唾液的生化成分不同，牙石量较多者唾液中不仅钙水平较高，磷和钾的含量也较牙石量少者显著增加。牙周炎患者唾液中钙含量水平的升高与牙石的形成有关。上述结果提示牙石沉积的程度具有个体差异性。

（三）牙石的致病作用

龈上牙石可反复刺激牙龈组织，导致牙龈发炎，患者刷牙动作较重时即可造成牙龈出血，甚至进食较硬的食物也容易引发牙龈出血，偶尔还会发生自发性出血。这类患者往往因为害怕出血而不敢刷牙，不刷牙又进一步加速菌斑的沉积及牙石的形成，引起更严重的牙龈组织炎症，形成恶性循环。牙石不仅造成牙龈的红肿，而且还可引起口腔异味。附着于前牙唇侧的牙石不仅会影响患者的美观，而且还影响患者的人际交往。

流行病学调查及实验研究均发现，牙石的量与牙周组织炎症呈明显的正相关，牙石指数与牙周病存在相关性。随着龈上牙石和龈下牙石不断在牙齿的根方和侧方沉积，可使牙龈与根面分离，加深已存在的牙周袋，造成附着丧失和牙槽骨吸收，最终导致牙齿松动脱落。动物实验及临床研究均证实，去除龈下菌斑和牙石有利于牙周组织的恢复，可重建龈牙结合部，使组织处于健康的状态。对牙石与牙龈组织炎症相关性的研究表明，由于牙石的机械刺激作用，牙周袋内壁炎症与龈下牙石有关，但研究也发现，牙石的粗糙面不会引起牙龈组织的炎症。动物实验发现，结合上皮可在经洗必泰处理的无菌牙石表面形成半桥粒和基底膜等正常的上皮附着。研究还发现，经高压灭菌的牙石虽然仍具有一定的刺激性，可在豚鼠皮下引起肉芽肿反应，但是其包裹于结缔组织中，与未经高压灭菌的牙石相比较不会引起明显的炎症或脓肿。Mombelli 等人的研究表明，通过认真彻底地去除龈下牙石表面的菌斑生物膜，即可使患者获得较好的临床治疗效果。上述研究排除了牙石本身作为牙周病始动因素的可能性，证实牙石表面所覆盖的牙菌斑生物膜对组织的刺激性大于牙石本身。

基于上述研究，现有的观点认为，菌斑生物膜是牙周病的主因，牙石在牙周炎中的作用主要是继发性的。牙石可为菌斑的集聚和矿化提供理想的粗糙的表面，使得菌斑更容易滞

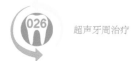

留，不易被清除。由于与软组织密切接触，牙石表面非矿化菌斑中的细菌微生物更容易侵入组织内，引发牙周组织的炎症反应。此外，牙石的多孔结构也容易吸收大量的细菌毒素和炎症介质。牙石还不利于个体口腔卫生措施的实施，因此牙石是牙龈出血、牙周袋加深、牙槽骨吸收和牙周病发作的一个重要的致病因素。仔细彻底去除牙石可有效防止细菌微生物的再聚集，是牙周治疗和疗效维护的基本原则。但在临床工作中也应认识到与清除龈下牙石相比，由于菌斑中存在大量的内毒素，彻底清除龈下菌斑更为重要，因此无须对牙周病患牙的根面进行过度地刮治。

（骆凯　黄永玲　葛颂　闫福华）

参考文献：

［1］ Oda S, Ishikawa I. In vitro effectiveness of a newly-designed ultrasonic scaler tip for furcation areas［J］. J Periodontol, 1989, 60（11）: 634-639.

［2］ Bower R C. Furcation morphology relative to periodontal treatment. Furcation root surface anatomy［J］. J Periodontol, 1979, 50（7）: 366-374.

［3］ Marcaccini A M, Pavanelo A, Nogueira A V, et al. Morphometric study of the root anatomy in furcation area of mandibular first molars［J］. J Appl Oral Sci, 2012, 20（1）: 76-81.

［4］ James J R, Arun K V, Talwar A, et al. Mathematical analysis of furcation angle in extracted mandibular molars［J］. J Indian Soc Periodontol, 2013, 17（1）: 68-71.

［5］ Leon L E, Vogel R I. A comparison of the effectiveness of hand scaling and ultrasonic debridement in furcations as evaluated by differential dark-field microscopy［J］. J Periodontol, 1987, 58（2）: 86-94.

［6］ Gher M W, Dunlap R W. Linear variation of the root surface area of the maxillary first molar［J］. J Periodontol, 1985, 56（1）: 39-43.

［7］ Asgary S, Niknesthan S, Akbarzadeh-Bagheban A, et al. Evaluation of diagnostic accuracy and dimensional measurements by using CBCT in mandibular first molars［J］. J Clin Exp Dent, 2016, 8（1）: 1-8.

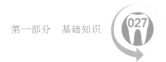

［8］ Hou G L, Hung C C, Tsai C C, et al. Topographic study of root trunk type on Chinese molars with Class Ⅲ furcation involvements: Molar type and furcation site［J］. Int J Periodontics Restorative Dent, 2005, 25（2）: 173-179.

［9］ Novaes A B, Tamani J P, Oliveira P T, et al. Root trunk concavities as a risk factor for regenerative procedures of class Ⅱ furcation Lesions in dogs［J］. J Periodontol, 2001, 72（5）: 612-619.

［10］ Roussa E. Anatomic characteristics of the furcation and root surfaces of molar teeth and their significance in the clinical management of marginal periodontitis［J］. Clin Anat, 1998, 11（3）: 177-186.

［11］ 王凯, 黄桂林, 闫福华. 因重度牙周炎拔除的磨牙根分叉解剖研究［J］. 北京口腔医学, 1997, 5（1）: 12-14.

［12］ Lu H K. Topographical characteristics of root trunk length related to guided tissue regeneration［J］. J Periodontol, 1992, 63（3）: 215-219.

［13］ Joseph I, Varma B R, Bhat K M. Clinical significance of furcation anatomy of the maxillary first premolar: A biometric study on extracted teeth［J］. J Periodontol, 1996, 67（4）: 386-389.

［14］ 吴鹏, 梁景平. 上颌第一前磨牙颊根腭侧面沟的形态学研究［J］. 牙体牙髓牙周病学杂志, 2010, 20（8）: 461-463.

［15］ Booker B W, Loughlin D M. A morphologic study of the mesial root surface of the adolescent maxillary first bicuspid［J］. J Periodontol, 1985, 56（11）: 666-670.

［16］ Tamse A, Katz A, Pilo R. Furcation groove of buccal root of maxillary first premolars: A morphometric study［J］. J Endod, 2000, 26（6）: 359-363.

［17］ 刘晓静, 汪平, 陆群. 应用Micro-CT对上颌第一前磨牙颊根腭侧面沟的形态学研究［J］. 实用口腔医学杂志, 2013, 29（6）: 841-843.

［18］ Everett F G, Jump E B, Holder T D, et al. The intermediate bifurcational ridge: A study of the morphology of the bifurcation of the lower first molar［J］. J Dent Res, 1958, 37（1）: 162-169.

［19］ Hou G L, Tsai C C. Cervical enamel projection and intermediate bifurcational ridge correlated with molar furcation involvements［J］. J Periodontol, 1997, 68（7）: 687-693.

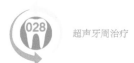

［20］ Donos N. The periodontal pocket［J］. Periodontol 2000, 2018, 76（1）：7-15.

［21］ 孟焕新. 牙周病学［M］. 4 版. 北京：人民卫生出版社，2012.

［22］ Bosshardt D D.The periodontal pocket: pathogenesis, histopathology and consequences［J］. Periodontol 2000, 2018, 76（1）：43-50.

［23］ Schroeder H E, Listgarten M A.The gingival tissues：The architecture of periodontal protection［J］. Periodontol 2000, 1997（13）：91-120.

［24］ Bosshardt D D, Lang N P. The junctional epithelium：From health to disease［J］. J Dent Res, 2005, 84（1）：9-20.

［25］ Attström R, Egelberg J. Emigration of blood neutrophils and monocytes into the gingival crevices［J］. J Periodontal Res, 1970, 5（1）：48-55.

［26］ Tada H, Sugawara S, Nemoto E, et al. Proteolysis of ICAM-1 on human oral epithelial cells by gingipains［J］. J Dent Res, 2003, 82（10）：796-801.

［27］ Cobb C M.Clinical significance of non-surgical periodontal therapy：An evidence-based perspective of scaling and root planning［J］. J Clin Periodontol, 2002, 29（S2）：6-16.

［28］ Drisko C H. Root instrumentation：Power-driven versus manual scalers, which one?［J］. Dent Clin North Am, 1998, 42（2）：229-244.

［29］ Oosterwaal P J, Matee M I, Mikx F H, et al. The effect of subgingival debridement with hand and ultrasonic instruments on the subgingival microflora［J］. J Clin Periodontol, 1987, 14（9）：528-533.

［30］ Cobb C M. Non-surgical pocket therapy：mechanical［J］. Ann Periodontol, 1996, 1（1）：443-490.

［31］ Drisko C L, Cochran D L, Blieden T, et al. Position paper：Sonic and ultrasonic scalers in periodontics［J］. J Periodontol, 2000, 71（11）：1792-1801.

［32］ Rateitschak-Plüss E M, Schwarz J P, Guggenheim R, et al. Non-surgical periodontal treatment：Where are the limits? An SEM study［J］. J Clin Periodontol, 1992, 19（4）：240-244.

［33］ Tomasi C, Leyland A H, Wennström J L. Factors influencing the outcome of non-surgical periodontal treatment：A multilevel approach［J］. J Clin Periodontol, 2007, 34（8）：682-690.

［34］ Axtelius B, Söderfeldt B, Attström R. A multilevel analysis of factors affecting pocket

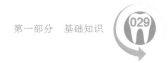

probing depth in patients responding differently to periodontal treatment［J］. J Clin Periodontol, 1999, 26（2）: 67-76.

［35］ D' Aiuto F, Ready D, Parkar M, et al. Relative contribution of patient-, tooth-, and site-associated variability on the clinical outcmes of subgingival debridement. I. Probing depths［J］. J Clin Periodontol, 2005, 76（3）: 398-405.

［36］ Gutknecht N, Van Betteray C, Ozturan S, et al. Laser supported reduction of specific microorganisms in the periodontal pocket with the aid of an Er, Cr:YSGG laser:A pilot study［J］. Scientiofic World Journal, 2015,（2015）: 450258.

［37］ Dale B A. Periodontal epithelium: a newly recognized role in health and disease［J］. Periodontology, 2002（30）: 70-78.

［38］ Lang N P, Löe H. The relationship between the width of keratinized gingiva and gingival health［J］. J Periodontol, 1972, 43（10）: 623-627

［39］ 张艳玲, 张豪, 胡文杰, 等. 120 名汉族青年前段牙弓唇侧角化龈宽度的测量［J］. 中华口腔医学杂志, 2010, 45（8）: 477-481.

［40］ Ochsenbein C, Ross S. A reevaluation of osseous surgery［J］. Dent Clin North Am, 1969, 13（1）: 87-102.

［41］ Zweers J, Thomas R Z, Slot D E, et al.Characteristics of periodontal biotype, its dimensions, associations and prevalence:A systematic review［J］. J Clin Periodontol, 2014, 41（10）: 958-971.

［42］ Bartold P M, Walsh L J, Narayanan A S. Molecular and cell biology of the gingiva［J］. Periodontology 2000, 2000（24）: 28-55.

［43］ Nanci A, Bosshardt D D. Structure of periodontal tissues in health and disease［J］. Periodontology 2000, 2006（40）: 11-28.

［44］ Zhang X, Schuppan D, Becker J, et al. Distribution of undulin, tenascin, and fibronectin in the human periodontal ligament and cementum: Comparative immunoelectron microscopy with ultra-thin cryosections［J］. J Histochem Cytochem, 1993, 41（2）: 245-251.

［45］ Cho M I, Garant P R. Development and general structure of the periodontium［J］. Periodontology, 2000（24）: 9-27.

［46］ Komaki M, Iwasaki K, Arzate H, et al. Cementum protein 1（CEMP1）induces a

cementoblastic phenotype and reduces osteoblastic differentiation in periodontal ligament cells [J] . J Cell Physiol, 2012, 227 (2) : 649-657.

[47] Seo B M, Miura M, Gronthos S, et al. Investigation of multipotent postnatal stem cells from human periodontal ligament [J] . Lancet, 2004, 364 (9429) : 149-155.

[48] 樊明文，周学东 . 牙体牙髓病学 [M] . 4 版 . 北京：人民卫生出版社，2017.

[49] Newman M G, Takei H H, Klokkevold P R, et al. Carranza's Clinical Periodontology [M] . 11th ed. St Louis：Elsevier Saunders, 2014.

[50] Zee KY, Bratthall G. Prevalence of cervical enamel projection and its correlation with furcation involvement in Eskimos dry skulls [J] . Swed Dent J, 2003, 27 (1) : 43-48.

[51] Hou G L, Tsai C C. Relationship between periodontal furcation involvement and molar cervical enamel projections [J] . J Periodontol, 1987, 58 (10) : 715-721.

[52] Moskow B S, Canut P M. Studies on root enamel (2) . Enamel pearls. A review of their morphology, localization, nomenclature, occurrence, classification, histogenesis and incidence [J] . J Clin Periodontol, 1990, 17 (15) : 275-281.

[53] Lara V S, Consolaro A, Bruce R S. Macroscopic and microscopic analysis of the palato-gingival groove [J] . J Endod, 2000, 26 (6) : 345-350.

[54] Walker R T, Glyn Jones J C. The palato-gingival groove and pulpitis: A case report [J] . Int Endod J, 1983, 16 (1) : 33-34.

[55] Anderegg C R, Metzler D G. Treatment of the palato-gingival groove with guided tissue regeneration.Report of 10 cases [J] . J Periodontol, 1993, 64 (1) : 72-74.

[56] Jeng J H, Lu K H, Hou L T. Treatment of an osseous lesion associated with a severe palato-radicular groove: A case report [J] . J Periodontol, 1992, 63 (8) : 708-712.

[57] Aguilera F S, Osorio E, Toledano M, et al. Ultra-structure characterization of self-etching treated cementum surfaces [J] . Med Oral Patol Oral Cir Bucal, 2011, 16 (2) : 265-270.

[58] Arzate H, Zeichner-David M, Mercado-Celis G. Cementum proteins: Role in cementogenesis, biomineralization, periodontium formation and regeneration [J] . Periodontol 2000, 2015, 67 (1) : 211-233.

[59] 吴玉铭，骆凯 . 牙骨质特异性蛋白研究进展 [J] . 口腔疾病防治，2018，26 (4) :

263-267.

[60] Sonoyama W, Seo B M, Yamaza T, et al. Human Hertwig's epithelial root sheath cells play crucial roles in cementum formation [J] . J Dent Res, 2007, 86 (7) : 594-599.

[61] Nam H, Kim J, Park J, et al. Expression profile of the stem cell markers in human Hertwig's epithelial root sheath/Epithelial rests of Malassez cells[J]. Mol Cells,2011(31) 355-360.

[62] Yamamoto T, Hasegawa T, Yamamoto T, et al. Histology of human cementum: Its structure, function, and development [J] . Jpn Dent Sci Rev, 2016, 52 (3) : 63-74.

[63] Hassell T M. Tissues and cells of the periodontium[J]. Periodontology, 1993(3): 9-38.

[64] Vandana K L, Haneet R K. Cementoenamel junction: An insight [J] . J Indian Soc Periodontol, 2014, 18 (5) : 549-554.

[65] Arambawatta K, Peiris R, Nanayakkara D. Morphology of the cemento-enamel junction in premolar teeth [J] . J Oral Sci, 2009, 51 (4) : 623-627.

[66] Brannström M, Linden LA, Åström A. The hydrodynamics of the dental tubule and of pulp fluid: A discussion of its significance in relation to dentinal sensitivity [J] . Caries Res, 1967, 1 (14) : 310-317.

[67] West N, Seong J, Davies M. Dentine hypersensitivity[J]. Monogr Oral Sci, 2014(25): 108-122.

[68] Que K, Ruan J, Fan X, et al. A multi-centre and cross-sectional study of dentine hypersensitivity in China [J] . J Clin Periodontology, 2010, 37 (7) : 631-637.

[69] Sanz M, Addy M. Group D Summary [J] . J Clin Periodontology, 2002, 29 (S3) : 195-196.

[70] Lin Y H, Gillam D G. The prevalence of root sensitivity following periodontal therapy: A systematic review [J] . Int J Dent, 2012 (407023) .

[71] Drisko C H. Dentine hypersensitivity- dental hygiene and periodontal considerations [J] . Int Dent J, 2002, 52 (1) : 385-393.

[72] Canakci C F, Canakci V. Pain experienced by patients undergoing different periodontal therapies [J] . J Am Dent Assoc, 2007, 138 (12) : 1563-1573.

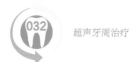

［73］Pihlstrom B L，Hargreaves K M，Bouwsma O J，et al. Pain after periodontal scaling and root planning［J］. J Am Dent Assoc，1999，130（6）：801-807.

［74］Fishcher C，Wennberg A，Fischer R G，et al. Clinical evaluation of pulp and dentine sensitivity after supragingival and subgingival scaling［J］. Endod Dent Traumatol，1991，7（6）：259-265.

［75］Sgolastra F，Petrucci A，Severino M，et al. Lasers for the treatment of dentin hypersensitivity：A meta-analysis［J］. J Dent Res，2013，92（6）：492-499.

［76］Poter C. Forging a link between biofilms and disease［J］. Science，1999，283（5409）：1837，1839.

［77］Holliday R，Preshaw PM，Bowen L，et al. The ultrastructure of subgingival dental plaque，revealed by high-resolution field emission scanning electron microscopy［J］. BDJ Open，2015（1）：15003.

［78］Kroes I，Lepp P W，Relman D A. Bacterial diversity within the human subgingival crevice［J］. Proc Natl Acad Sci USA，1999，96（25）：14547-14552.

［79］Darveau R P，Tanner A，Page R C. The microbial challenge in periodontitis［J］. Periodontal 2000，1997（14）12-32.

［80］Roberts F A，Darveau R P. Beneficial bacteria of the periodontium［J］. Periodontal 2000，2002，30（1）：40-50.

［81］Socransky S S，Haffajee A D，Cugini M A，et al. Microbial complexes in sub gingival plaque［J］. J Clin Periodontol，1998，25（2）：134-144.

［82］Hojo K，Nagaoka S，Ohshima T，et al. Bacterial interactions in dental biofilm development［J］. J Dent Res，2009，88（11）：982-990.

［83］Sedlacek M J，Walker C. Antibiotic resistance in an in vitro subgingival biofilm model［J］. Oral Microbiol Immunol，2007，22（5）：333-339.

［84］Larsen T. Susceptibility of Porphyromonas gingivalis in biofilms to amoxicillin，doxycycline and metronidazole［J］. Oral Microbiol Immunol，2002，17（5）：267-271.

［85］Mah T F，O'Toole G A. Mechanisms of biofilm resistance to antimicrobial agents［J］. Trends Microbiol，2001，9（1）：34-39.

［86］Seneviratne C J，Wang Y，Jin L，et al. Candida albicans biofilm formation is associated

 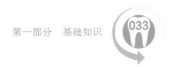

with increased anti-oxidative capacities [J]. Proteomics, 2008, 8 (14): 2936-2947.

[87] Nyvad B, Kilian M. Comparison of the initial streptococcal microflora on dental enamel in caries-active and in caries-inactive individuals [J]. Caries Res, 1990, 24 (4): 267-272.

[88] Nobbs A H, Lamont R J, Jenkinson H F. Streptococcus adherence and colonization [J]. Microbiol Mol Biol R, 2009, 73 (3): 407-450.

[89] Kolenbrander P E, Palmer R J Jr, Periasamy S, et al. Oral multispecies biofilm development and the key role of cell-cell distance [J]. Nat Rev Microbiol, 2010, 8(7): 471-480.

[90] Flemming H C, Wingender J, Szewzyk U, et al. Biofilms: An emergent form of bacterial life [J]. Nat Rev Microbiol, 2016, 14 (9): 563-575.

[91] Theilade E, Wright W H, Jensen S B, et al. Experimental gingivitis in man, Ⅱ: A longitudinal clinical and bacteriological investigation [J]. J Periodontal Res, 1966 (1): 1-13.

[92] Ng W L, Bassler B L. Bacterial quorum-sensing network architectures [J]. Annu Rev Genet, 2009 (43): 197-222.

[93] LaSarre B, Federle M J. Exploiting quorum sensing to confuse bacterial pathogens [J]. Microbiol Mol Biol Rev, 2013, 77 (1): 73-111.

[94] Oshrain H, Salkind A, Mandel I D. An histologic comparison of supra and subgingival plaque and calculus [J]. J Periodontol, 1971, 42 (1): 31-33.

[95] Friskopp J, Hammarstroöm L. An enzyme histochemical study of dental plaque and calculus [J]. Acta Odontol Scand, 1982, 40 (6): 459-466.

[96] Akcali A, Lang N P. Dental calculus: The calcified biofilm and its role in disease development [J]. Periodontal 2000, 2018, 76 (1): 109-115.

[97] Sharawy A M, Sabharwal K, Socransky S S, et al. A quantitative study of plaque and calculus formation in normal and periodontally involved mouths [J]. J Periodontol, 1966, 37 (6): 495-501.

[98] Jepsen S, Deschner J, Braun A, et al. Calculus removal and the prevention of its formation [J]. Periodontol 2000, 2011, 55 (1): 167-188.

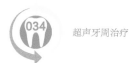

［99］ Friskopp J, Isacsson G. A quantitative microradiographic study of mineral content of supragingival and subgingival dental calculus［J］. Scand J Dent Res, 1984, 92（1）: 25-32.

［100］ Kani T, Kani M, Moriwaki Y, et al. Microbeam X-ray diffraction analysis of dental calculus［J］. J Dent Res, 1983, 62（2）: 92-95.

［101］ Sundberg J R, Friskopp J. Crystallography of supragingival and subgingival human dental calculus［J］. Scand J Dent Res, 1985, 93（1）: 30-38.

［102］ McDougall W A. Analytical transmission electron microscopy of the distribution of elements in human supragingival dental calculus［J］. Arch Oral Biol, 1985, 30（8）: 603-608.

［103］ Mandel I. Biochemical aspects of calculus formation［J］. J Periodontal Res, 1969（4）: 7-8.

［104］ Lovdal A, Arno A, Waerhaug J. Incidence of clinical manifestations of periodontal disease in light of oral hygiene and calculus formation［J］. J Am Dent Assoc, 1958, 56（1）: 21-33.

［105］ Waerhaug J. Microscopic demonstration of tissue reaction incident to removal of dental calculus［J］. J Periodontol, 1955, 26（1）: 26-29.

［106］ Nyman S, Sarhed G, Ericsson I, et al. Role of "diseased" root cementum in healing following treatment of periodontal disease:An experimental study in the dog［J］. J Periodontal Res, 1986, 21（5）: 496-503.

［107］ Nyman S, Westfelt E, Sarhed G, et al. Role of "diseased" root cementum in healing following treatment of periodontal disease:A clinical study［J］. J Clin Periodontol, 1988, 15（7）: 464-468.

［108］ Waerhaug J. Effect of rough surfaces upon gingival tissues［J］. J Dent Res, 1956, 35（2）: 323-325.

［109］ Listgarten M A, Ellegaard B. Electron microscopic evidence of a cellular attachment between junctional epithelium and dental calculus［J］. J Periodontal Res, 1973, 8（3）: 143-150.

［110］ Allen D L, Kerr D A. Tissue response in the guinea pig to sterile and non-sterile calculus［J］. J Periodontol, 1965（36）: 121-126.

 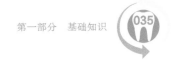

[111] Mombelli A, Nyman S, Braagger N, et al. Clinical and microbiological changes associated with an altered subgingival environment induced by periodontal pocket reduction [J]. J Clin Periodontol, 1995, 22 (10): 780-787.

第二章

超声洁牙机的工作原理和工作方式

超声洁牙机的使用已经有数十年的历史。与传统的手工洁刮治相比，超声洁刮治有着省时、省力、高效的优点。除此之外，在兼顾机械清除菌斑牙石的同时，超声洁刮治还能将荡洗、消毒、灭菌等功效集成在整个治疗过程中。超声洁牙机已经成为牙周治疗中必不可缺的辅助设备之一。了解和熟悉超声洁牙机的工作原理和工作方式，有助于保障设备运转过程中的连续性，降低设备的折损率。同时，合理的功率、工作尖及水量的选择，能够确保设备在工作过程中的安全、稳定和高效。

第一节　超声洁牙机的工作原理

超声洁牙机，顾名思义，是指一类利用超声波辅助清除牙石菌斑的机械设备。声波频率超过 20000 Hz 时即为超声波，这类声波不能被人耳所听及。相比人耳可听及的声波而言，它有很多的特点：一是产生的功率高，与一般的声波相比，其携带的能量较大，因此可用来切削、焊接和钻孔等。二是由于其波长较短、频率高且衍射不严重，因此具有良好的定向性。工业上常将超声波用于大型部件深部的探伤检查，而医学上则用于对深部组织脏器病变的检查或通过超声定向聚焦来治疗肌肉和骨关节的炎症。

一、超声换能器

超声洁牙机作为菌斑牙石去除的辅助工具，在口腔（尤其是牙周专科）中的应用已有数十年的历史。常见的超声洁牙机主要由超声换能器（手柄）、换能器激励电路系统、供水系统（水壶或外接水源、水量控制器）、电源、脚踏开关等组成，主要的部件为超声换能器和换能器激励电路系统。换能器激励电路系统可将交变电流转化为换能器使用的电流和电压，同时保障换能器运行过程中电路系统的稳定和安全。超声换能器是超声洁牙机的核心部件。所

谓的换能器，就是进行能量转换的器件，是将一种形式的能量转换为另一种形式的能量的装置。超声换能器是指在超声频率范围内将交变电信号转换为声信号，或者将外界声场中的声信号转换为电信号的能量转换器，这种换能装置具有双向转换的能力。超声洁牙机中的换能器属于上述能量交换的前者，当电信号转换为超声波后，利用超声波在介质中传播产生的理化和生物效应，去除牙及根面上的牙石、色素、菌斑等致病因素。

超声换能器的种类很多。按照能量转换的机理和可利用的换能材料，可分为压电换能器、磁致伸缩换能器、静电换能器、机械型超声换能器等。按照换能器的震动模式，可分为纵向振动换能器、剪切振动换能器、扭转振动换能器、弯曲振动换能器、纵 – 扭复合振动模式换能器和纵 – 弯复合振动模式换能器等。按照换能器后续作用介质，可分为气体介导超声换能器、液体换能器和固体换能器等。按照换能器的工作状态，可分为发射型超声换能器、接收型超声换能器和收发两用超声换能器。超声洁牙机中使用的换能器常见的为压电 / 磁致伸缩换能器、纵向振动换能器。由于其后续作用的介质为水、牙石及牙菌斑，因此其也属于液体 / 固体介质发射型超声换能器。

二、压电式超声换能器

法国物理学家居里兄弟于1880年发现了压电效应：当把一定数量的砝码放在一些天然晶体（如石英）上时，这些晶体表面会产生一定数量的电荷，而且产生的电荷数量与砝码的重量成正比。压电效应是可逆的，利用压电材料制作而成的压电换能器既可以作为发射器，也可作为接收器。

除了常见的天然石英晶体，还有很多的材料可以作为压电超声换能器的元件，如压电陶瓷、压电高分子聚合物、压电复合材料等。这些材料的来源、合成和加工的便利性和多样性使得利用这些材料能够生产出符合各种需求的压电设备。

与其他类型的超声换能器相比较，压电换能器有以下几个优点：一是能够产生类似于刚性活塞的高频均匀振动发生器；二是结构简单，激励电路制作容易，只需要极化压电陶瓷元件，而不需要极化电源（磁致伸缩式需要极化电源，因此电路的设计更为复杂）；三是换能器元件加工成型较为容易（如压电陶瓷和压电复合材料等均可以人工制作和合成），可用于多个领域和场景。

基于上述原理，传统压电陶瓷式超声洁治设备中的换能器的工作原理可以简单地归结为以下内容：携带电极的压电陶瓷元件在一定频率和功率的交变电场下，发生频率性振动，从

 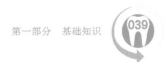

而带动与之接触的其他部件（如超声工作尖）产生活塞式振动，带来各种超声效应。

三、磁致伸缩式超声换能器

某些磁性材料在放入磁场中时能产生应力和应变，又或者当这些材料受到应力和应变作用时，在材料的周边形成磁场，这类磁性材料被称为磁致伸缩材料。常见的磁致伸缩材料包括金属（如镍铁、镍钴、铁钴合金等）磁致伸缩材料和铁氧陶瓷（又称铁氧体，如镍铁锌氧体、镍铜钴铁氧体、镍锌钴铁氧体）磁致伸缩材料。磁致伸缩超声换能器是基于上述两类材料在磁场中的磁致伸缩效应而制成的机声转换器件。与压电陶瓷式的超声换能器相比，传统的磁致伸缩式超声换能器的机电转换效率较低，而且其激励电路的设计更为复杂（需要额外添加一个直流极化电源）。新的稀土超磁致伸缩材料的应用似乎正在解决这一类问题。

基于上述原理，传统磁致伸缩式超声洁治设备中的换能器的工作原理可以简单地归结为以下内容：具有一定频率的电磁场促使磁致伸缩材料发生规律性形变（伸长和收缩），同时形变的伸缩材料带动与之连接的工作尖一同产生高频的纵向振动，从而产生相应的超声效应。

四、超声洁治器械的作用机制

超声洁治器械的换能器将电能转化为工作尖的振动，从而产生后续的超声效应。鉴于工作尖振动时的微环境（牙及牙周袋微环境）及工作时的理化条件，其超声效应（即洁治器械在牙周组织周边的工作机制）可归纳为机械效应、冲洗效应、空穴作用和微声流。

实施超声洁刮治时，高频振荡的工作尖与牙石或牙石/牙面交界区接触，此时换能器将电能转化为工作尖上的机械能，机械能促使工作尖对接触的牙石或牙面产生压力，高频率的反复压力即形成工作尖对牙石或牙面持续的敲击力，这种敲击力在很小的范围内将牙石震碎，或者将牙石与牙面进行分离，又或者使黏附很紧的菌斑生物膜出现松散和离散，从而实现牙周微环境下的牙石和菌斑清除。超声洁刮治的机械效应是一种最为直接的能量转化和清除方式，由于其不通过其他媒介将能量直接作用于牙石和牙面上，能量的衰减较少，因此洁刮治时应注意控制换能器输出能量的大小，避免过大的机械能传递所致的疼痛和牙齿固有结构的损伤。

工作尖的高频振动和工作尖与牙石或牙面接触时产生的摩擦力会导致热效应，即工作尖

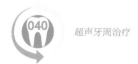

上携带的声能向热能的转化，这种热能的转化往往是瞬时的——导致工作尖和换能器手柄的温度迅速上升，因此在工作尖运行时，必须对其进行冷却，以确保换能器工作时环境温度稳定，同时避免过热的工作尖对口腔软硬组织的损伤。水是最好的冷却媒介，当然也可以是其他一些水性溶液（如洗必泰或双氧水）。除了对工作尖和换能器进行冷却，工作尖端的机械能传递给水，形成水的动能，具有一定流速的水对牙周袋内的微环境产生冲洗效应——将已经分离的牙石和菌斑生物膜通过水流带离牙周组织，同时对已经松散但仍有部分黏着力的生物膜实施进一步的冲刷和剥离。研究证实，超声洁刮治中的水流冲洗能够去除牙周袋内的生物膜和内毒素。

与声波相似，超声波在水中的传播方式也是直线传播。由于传播时存在波峰和波谷交替出现的情况，因此超声波对水产生的压力也是正压和负压交替出现。当水中出现负压时会形成微小的真空负压区（空穴），水中溶解的气体会在压力的作用下进入真空负压区形成气泡；而在正压阶段，气泡因为受到压力导致绝热压缩甚至破裂，气泡破裂时对空穴周围产生巨大的冲击，空穴周围的液体和固体受到巨大的压力，同时释放大量的能量。上述现象被称为空穴作用。由于液体流动到达的部位不受固有物理形态的限制，因此空穴爆破时产生的巨大冲击力可以将牙周袋内工作尖不易进入部位的菌斑生物膜予以击碎和剥离，加之后续水流的冲刷作用，从而达到清除袋内致病因素的效果。另外，气泡破裂时释放的大量氧自由基也能将牙周袋深部的厌氧菌杀死。

超声工作尖和脉动的气泡周围都会出现微声流。所谓微声流，是指水在工作尖和气泡周围形成小规模的有力循环运动。由于存在水的循环运动，因此即便在低流速的情况下，工作尖和气泡周围仍可产生强大的流体剪切力。这种流体的剪切力能够破坏细胞，也能将牙菌斑生物膜从附着面上进行剥离。研究表明，空穴作用和微声流对细胞和菌斑生物膜的作用具有协同效应。综上所述，超声洁刮治在牙周治疗中的作用机制除了单纯的机械作用，冷却水产生的生物物理学效应也发挥了重要的作用。

第二节　工作尖的运动方式

当超声洁牙机手柄内的换能器与前端工作尖进行连接后，在交变电场（或磁场）的作用

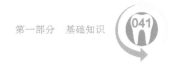

下，电信号的变化引发换能器中的核心部件（压电陶瓷或铁氧陶瓷）发生规律性的高频形变，同时带动换能器前端的工作尖一起振动，从而在工作尖的顶端产生超声效应。

工作尖顶端的振动（运动）方式影响超声洁牙机的操作要求和工作效率。既往的研究认为，不同类型的换能器引发超声工作尖的运动方式是有所区别的，这也就决定了不同类型的超声洁牙机对手柄的工作要求并不一致。

传统的观念认为，以压电陶瓷为代表的超声洁牙机换能器引发的工作尖前端的运动形式是线性运动。所谓线性运动，是指工作尖在一个平面上做前后纵向的往复运动。这种运动方式决定了换能器的能量只能传递到工作尖尖端的正反两个面。而在将工作尖与牙面或牙石接触时，正反两个面在瞬间将巨大的振动能量以接近垂直的方式直接传递给牙面，从而产生较大的瞬间应力，而这种应力能够产生较大的破坏力，从而产生疼痛或牙釉质裂纹等相关可能并发症。除此之外，换能器启动瞬间的能量通常是最大的，因此在设备启动之初，应避免工作尖与牙面接触，待启动能量传递稳定、手柄喷水正常之后，再将工作尖与牙面或根面进行接触。基于上述理论分析，既往的研究认为，应该避免将压电陶瓷型超声洁牙机的工作尖的正反两个面与牙面或根面进行接触，而是利用能量传递较小的两个侧缘接触牙面或牙石。

以磁致伸缩为代表的超声洁牙机换能器的工作尖的运动形式则被认为是椭圆形的。椭圆形运动的尖端轨迹涉及多个平面，因此其能量的传递也是多平面的。这就避免了因为某个面能量或应力过于集中导致的牙面疼痛或釉质裂纹等不良并发症。工作尖的每个面都能够得到使用，既提高了操作效率，又降低了技术敏感性的门槛。

然而，上述这些研究的结论多数是基于早期对较粗工作尖光学显微镜下研究得出的结论。较为近期的研究发现，基于3D激光扫描技术的测量证实了压电陶瓷洁牙机和磁致伸缩洁牙机工作尖端运动的轨迹均为椭圆形，而其侧向运动的位移幅度与工作尖的外形和功率的大小相关。研究者通过对不同直径工作尖和不同换能器输出功率的研究发现，当工作尖越细、换能器输出的功率越高时，其尖端产生的运动轨迹越接近阔椭圆形；而当工作尖越粗，换能器输出的功率越小时，其尖端产生的运动轨迹越接近窄椭圆形，当尖端的侧向运动位移幅度接近零时，其运动的轨迹为单个平面上的线性运动。综上所述，粗工作尖产生的振动往往是单个平面且线性的，因此其对牙面单个位点上的冲击力较大，应注意减少侧向压力，避免其对牙齿固有结构的损伤。

第三节　工作尖的结构、类型和选择依据

一、工作尖的结构：有效区域、几何形态和供水通路

超声工作尖在执行工作时，换能器和工作尖通过螺旋拧紧锁结或者嵌入的方式紧密地连接在一起，换能器将电能转化为声能并传递给工作尖，促使工作尖发生高频振动，从而产生后续的超声效应。在实际工作中，振动工作尖的所有区域并不都是与牙石或根面进行接触，只有尖端的一小部分与之进行接触。靠近工作尖游离端的一小段区域的位移振幅最大——通常指的是上一个波腹到工作尖端约 4 mm 的区域，这一小段区域被称为工作尖的有效区域。除有效区域外，为实现工作尖便捷地进入到不同的牙面解剖结构区，工作尖的前端部分还会设计不同的弯曲形态，以满足操作者在保持相对正常的握持手势下能够灵巧地进入到各个不同的解剖位置。工作尖的尾端多为连接结构，不同生产厂家所设计的连接结构不同。例如，压电陶瓷式的超声工作尖通过内螺旋的方式锁接在换能器手柄上［换能器和振动单元集成在手柄内（图 2-1）］；而磁致伸缩式的超声工作尖多在出厂时已经与合金的磁致伸缩棒焊接在一起，通过嵌入的方式与带有磁场的手柄进行接合［换能器和振动单元分离，振动单元与工作尖硬连接，使用时需要将振动单元（合金棒）插入到换能器手柄内（图 2-2）］。需要注意的是，因磁致伸缩式的工作尖与合金伸缩棒硬连接（图 2-3），在拆卸、清洗和消毒时要注意保

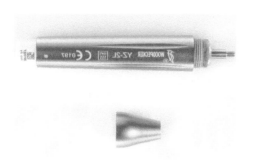

图 2-1　压电陶瓷式的超声手柄：换能器和振动单元集成在手柄内（啄木鸟医疗器械有限公司林剑华提供）

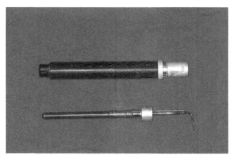

图 2-2　磁致伸缩式的换能器（上）和振动单元（合金棒）（下）是分离的（钟泉医师提供）

护伸缩棒，一旦伸缩棒发生断裂，工作尖也就随之发生损坏；而压电陶瓷式的所有换能部件及振动单元均整合在手柄以内（图2-4），工作尖多为可分离的硬质合金结构（除专门用于种植体周洁治的工作尖外），其在操作和保养中损坏的概率明显较小。

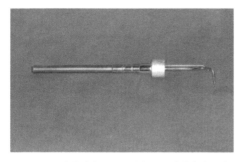

图2-3 磁致伸缩式的工作尖与合金棒整合为一体（钟泉医师提供）

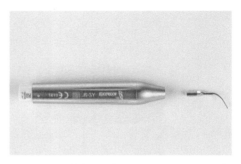

图2-4 压电陶瓷式的换能器和合金工作尖通过内螺旋连接（啄木鸟医疗器械有限公司林剑华提供）

工作尖工作时需要水进行冷却，同时将水作为传递媒介，产生空穴效应和微声流。借助超声洁牙机的供水系统，水流经供水管到达换能器手柄并喷淋于工作尖的有效末端。不同喷淋方式决定了工作尖的结构也不尽相同。内喷淋的工作尖尾端是中空结构，除了通过内螺旋的方式与换能器接合，还与手柄末端的水路连通（图2-5）。而外喷淋的工作尖多为实心结构，其额外附加一个靠近工作尖有效端的金属喷管，这个喷管通过嵌入的方式与手柄内的水路连通（图2-6）。尽管内喷淋的工作尖在尾端较外喷淋者宽（图2-7），但实际工作中真正决定工作效率的仍是工作尖的有效末端的形态和直径，喷淋的方式并不影响其工作效能。唯一具有肯定差异的是内喷淋的开口可以更加靠近工作尖的有效区域，因此其冷却水输送的方式更为集中和有效。但即便如此，内外喷淋所产生的气溶胶污染并无明显差异。

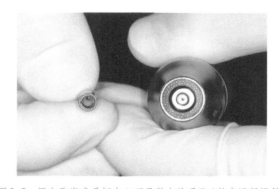

图2-5 压电陶瓷式手柄中心可见供水的通路（钟泉医师提供）

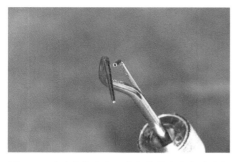
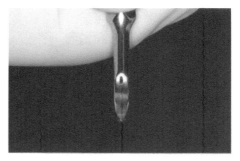

图2-6　磁致伸缩式的工作尖的供水方式为外部供水，有额外的供水管对着实心的工作尖进行外喷淋（钟泉医师提供）

图2-7　内喷淋空心工作尖的有效区域附近可见出水口（钟泉医师提供）

（一）工作尖的材质

鉴于工作尖使用的重复性，因此要求工作尖能够在耐受反复的高温高压灭菌消毒的同时，保持其理化性能的稳定性。多数工作尖采用合金材质进行制造，其特点是高温高压下理化性能稳定，并能在正常工作中保持其原有的机械性能，同时在反复与根面和牙石进行接触和刮治时，确保不会过快地被磨耗。然而，合金制作的工作尖对种植体表面的钛涂层会产生损伤，因而特殊设计并制作的非金属软质工作尖应运而生。塑料-金属混合式工作尖（图2-8）与碳纤维工作尖（图2-9）既保证了工作尖能够去除钛涂层表面的沉积物，又尽可能地不损伤其表面的物理结构。由于要确保一定的机械强度，上述两种工作尖的直径较常规合金工作尖的更粗，因此在某些特殊的解剖部位，其清除的效率并不能得到满意的效果。除此之外，还有一些特殊设计的工作尖，类似于超声根管治疗的根管口锉，通过在工作尖末端的有效区域黏附一定粒度的金刚砂颗粒来增加超声振荡对根面的预备效应。这种工作尖多用于膜龈手术的根面预备，制备未来承托软组织附着的根面浅凹，又或者适度地去除被内毒素污染的根面玷污层，以增加软组织再附着的能力。值得注意的是，使用这类工作尖时，侧向的压力和工作的时间一定要予以控制，防止根面过度预备所致的牙根抗力形下降和根面敏感。

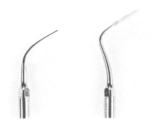
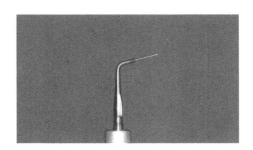

图2-8　金属工作尖（左）和塑料-金属混合式工作尖（右）（啄木鸟医疗器械有限公司林剑华提供）

图2-9　磁致伸缩式手柄配备的碳纤维工作尖（钟泉医师提供）

（二）工作尖的设计：直径、形状和几何形态

所有工作尖都是围绕去除牙石、菌斑及根面毒素等沉积物来进行设计的。设计的初衷是在尽可能便捷、高效、舒适的前提下完成上述工作，同时确保对牙的解剖结构产生的损伤最小。工作尖的设计除满足基本的能效转化外，更多是在功率、所能进入到的治疗位点及对牙和附属部件的损伤中的综合权衡。不同生产厂家的设计形态可以千变万化，但其原理终究离不开上述这些要素。

每个生产厂家都有自己独立的工作尖命名方式。但不管是哪一种命名方式，其主要目的是希望使用者能够正确地选择适合工况的工作尖。直径和形态是区分不同型号（命名）工作尖的主要要素。同一种直径的工作尖有不同的形态，而同一种形态的工作尖也有不同的直径。不管这两种要素在设计过程中是以哪一种方式进行结合，其主要结果还是希望最大限度地优化工作尖在特殊工况时的效能，如影响工作尖对牙面和牙石的作用力、工作尖周的空穴效应、进入治疗位点的便捷性及与治疗位点的贴合程度等。

临床工作者在使用过程中习惯性以"粗、细、宽"等俗语来描述工作尖的尺寸，或者称之为工作尖的直径。值得注意的是，工作尖直径的"粗、细"并不是描述工作尖的整体形态，而是描述工作尖末端的有效区域（通常指靠近尖端4 mm）。工作尖直径的描述依据生产厂家的设计可以有不同的称谓，如有"标准直径、细直径和超细直径"的描述，也有"宽、标准、细"直径的描述。表2-1是某位研究者对工作尖的直径及特征的分类。

表2-1　超声工作尖的直径和特征分类

直径	特征
标准	①体积大； ②直径宽，坚固； ③形状从扁平到圆柱状都有； ④较直； ⑤也被称为"传统尖"或"刮治尖"
细	①体积小； ②较标准直径缩小30%~40%； ③可为矩形和圆柱形； ④直或弯； ⑤也被称为"薄""改良""微超声"或"牙周尖"
超细	①体积最小； ②直径最窄，比细直径缩小约40%； ③圆柱形； ④直； ⑤也被称为"极细尖"

工作尖对沉积物（牙石和菌斑）的机械力决定其主要的清洁效率。而在相同的功率（振动频率/时间）和位移振幅下，工作尖的质量越大，其产生的机械力越大（这一结论符合牛顿第二定律：力＝质量 × 加速度，而加速度＝位移幅度/时间^2，因此力＝工作尖的质量 × 位移幅度/时间^2）。通常情况下，相同合金密度的工作尖，其直径（体积）越大，质量也就越大。因此，工作尖的直径越粗，其在同等工况下所产生的机械力也就越大，这也解释了为什么临床上在去除大块的牙石、菌斑色素时推荐选用较宽的工作尖（如啄木鸟的 G12 型和 G2 型工作尖）。但值得注意的是，粗直径的工作尖由于强大的机械敲击力，对牙面和根面的损伤也会随之增大，临床操作时应避免直接接触唇舌侧的釉质，避免出现治疗后的釉质裂纹。且过粗的工作尖进入到龈下除了会引起结合上皮的撕裂和龈瓣的钝性剥离，还容易导致因作用力较大所致的根面损伤。

尽管有研究认为标准直径和细直径的工作尖都能充分地进入到深牙周袋，并能到达根尖菌斑边缘（apical plaque border，APB）。以 APB 为评价标准，其研究结论认为标准直径和细直径的工作尖对于深袋内超声洁治并无明显差异。但是上述研究是基于对袋内根尖菌斑的清除能力而言的，而在实际应用过程中，尤其是对于已经完成龈上洁治、袋口收紧的深牙周袋而言，较粗直径的工作尖不易再次到达深牙周袋底端，且受直径影响，其尖端有效区域在牙周袋底的水平移动幅度明显变小。因此，工作尖直径对牙周袋深度而言，并不是影响菌斑清除率，而是影响操作的便捷性及尖端对龈下牙石的触觉敏感性。除此之外，对于一些特殊的解剖位置，如根分叉区，根面凹陷及根分叉顶端的穹隆部位，粗工作尖进入的能力明显受限。细工作尖或者超细工作尖能够更好地进入到这些治疗位点，有利于清除这些部位的菌斑。

工作尖的直径大小并不是影响工作尖周空穴作用的唯一因素。尖端（负载）压力的加载对空穴作用也有一定的影响。当工作尖添加负载时（即对根面产生侧向压力时），细直径的工作尖比粗直径工作尖所产生的空穴作用大；而当工作尖末端不添加负载时，粗直径的工作尖产生的空穴作用较大。

工作尖的形态似乎是临床医生最为直观感受的设计内容。从整体的轮廓而言，多数的工作尖都设计成"L"形（俗称一个弯曲），也有些特殊的工作尖设计成"S"形（俗称 2 个弯曲或多个弯曲）（图 2-10）。无论是"L"形工作尖还是"S"形工作尖，其设计的主要目的是为了帮助操作者在水平向握持换能器手柄时，工作尖的有效区域能够尽可能地沿着牙体的长轴与牙面或根面贴合。一般情况下，研究者将宏观的工作尖整体轮廓称为工作尖的几何形态，而在对工作尖有效区域部分的微观描述时，将其称为工作尖（有效区域截面）的形状。

 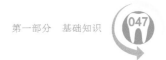

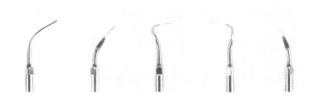

图 2-10 "L" 形工作尖（左一）和一组 "S" 形工作尖（左二至五）（啄木鸟医疗器械有限公司林剑华提供）

  多数操作者在实施超声刮治时，似乎并未太多关注工作尖的形状，在他们看来，有效区域的物理形状似乎是完全一样的，他们能够观察到的更多的是不同工作尖整体轮廓上的变化（几何形态的差异，或者说工作尖整体大小和形态上的差异）。事实上，工作尖有效区域的横截面的形状有很大差异。根据需要，它可以被设计成圆角矩形或者圆形的截面外形。值得注意的是，这些截面的外形与工作尖的直径并无直接关系。不同的直径均可有不同的截面外形。然而，截面外形却影响工作尖的空穴作用。相同的直径下，圆角矩形工作尖比圆形工作尖产生的空穴作用更加明显，主要原因是它的桨样外形所产生的水位移更大。圆角矩形的截面因为存在矩形和圆形的形态的过渡，过渡的区域形成凸起，与根面接触时，接触面积变小，能量输出集中，利于去除牙石，但对根面的损伤也较大。除了截面的形态，影响根面磨损的因素还包括工作尖的直径（粗的工作尖产生的机械力大，也容易产生磨损）和工作尖有效区域的材质（如金属工作尖对根面的磨损比碳纤维工作尖的大）。

  工作尖的整体轮廓被称为工作尖的几何形态，它通常是操作者重点关注的结构特征。"L"形的工作尖通常指的是工作尖的有效区域与工作尖的连接结构（与换能器）之间过渡只有一个弯曲，通常情况下，从侧面看工作尖的有效区域、弯曲部位及连接结构三者在同一平面上。这种工作尖多用于前牙和后牙的颊舌面的洁刮治。而对于 "S" 形的工作尖，其工作尖的有效区域与连接结构之间有多个弯曲，从侧面来看，其功能区和连接结构区不在同一平面，主要用于后牙邻面的洁刮治——这种多个弯曲的设计类似于手用 Gracey 后牙刮治器，通过多个的反角设计，使得工作尖前端有效区域能够便捷地进入到后牙邻面，同时贴合牙面及根面的外形（图 2-11）。还有些研究表明，"L"形工作尖的有效区域通常是直的，而 "S" 形工作尖的有效区域通常拥有弧度，其设计也是为了便于 "S" 形工作尖在进入后牙邻面的同时，与邻面的凹陷区域更加贴合（相较于前牙而言，后牙的邻面颈部及根面的凹陷更多）。这种紧密的贴合度有助于操作者在非直视下感知邻面凹陷处细碎的牙石，即增加指尖触觉对根面探

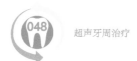

超声牙周治疗

知的敏锐度。细直径的工作尖通常设计成"S"形的几何形态，多用于清除根面深部和根分叉区的菌斑生物膜和细碎牙石。

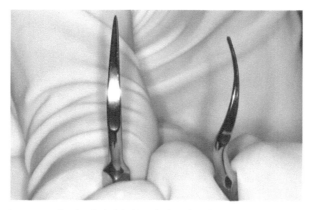

图 2-11 "L"形工作尖（左侧，有效区域、弯曲部位及连接部位三者在一个平面上）与"S"形工作尖（右侧，具有多个反角设计，其有效区域、弯曲部位及连接部位不在一个平面上）（钟泉医师提供）

二、工作尖的选择

无论是工作尖的材质、结构还是其形状及几何形态都是为工作尖的实际工作效能来服务的。因此在进行洁刮治时，要根据实际的需求挑选适合当时工况的工作尖进行操作。挑选工作尖时需要考虑的要素基于以下几点：①牙面沉积物；②牙面及根面的解剖结构；③天然牙、牙冠和种植体。

鉴于多数国人的口腔卫生保健状况及牙周维护的意识不强，很多患者往往是数十年才行第一次牙周洁刮治，其牙面沉积物的量通常较多。首次洁治时往往费时费力且让患者感觉不舒适。正确选择合适的工作尖（或工作尖的组合）有助于提高诊疗的效率和改善患者的就医舒适度。如前文所述，大块的牙石往往需要工作尖产生较大的敲击力才能将其粉碎和剥离。而工作尖的作用力通常只与工作尖的质量（直径）和工作尖的位移振幅（功率）有关。因此，在应对大块牙石时，通常需要选择较粗直径的工作尖，在较大的功率下予以去除（当然功率的选择仍需要考虑患者的耐受度和患牙的敏感程度，以及过大的作用力对牙釉质和牙本质的损伤）。而对于少量牙石或者只是为了去除根面上的菌斑，由于需要的作用力较小，且较小的作用力和较细的工作尖有助于边刮治、边探查，因此只需要选择细工作尖，就可以在低功率的状态下完成。

牙冠和根面的解剖形态决定工作尖的形状（工作尖有效区域的外形）及工作尖的几何形

态的选择。对外形曲度小或较为平坦的冠和根面，选择截面为圆角矩形和圆形的"L"形工作尖均能够获得较好的治疗效果。但需要注意的是，如果只是为了去除根面上的菌斑，选择截面为圆形的工作尖更好，因为在相同直径下，截面为圆形的工作尖对根面的损伤更小。而对曲度较大的冠根面，尤其是后牙的邻面凹陷区，则应选择截面为圆形，且有效区域为弧形弯曲的"S"形工作尖，因为具有反角的"S"形工作尖有利于有效区域进入邻面，有效区域为弧形且截面为圆形的工作尖能更好地与凹陷的根面贴合。

除此之外，选择超声工作尖之前，首先需要考虑的是洁刮治的对象是什么，同时依据对象选择工作尖的材质。对多数的冠和天然牙，其在工作尖的选择上无明显差异。但如果这名患者既往有烤瓷冠崩瓷的风险（尤其对于颈部的唇侧边缘），则在选择工作尖时，应使用有效区域包被有橡胶的细工作尖，并在低功率的状态下进行洁刮治。而对种植体，为保护基台和种植体表面涂层不被磨损，则应使用有效区域包被橡胶的金属工作尖或者碳纤维的工作尖进行操作。而一些经特殊处理的工作尖，如有效区域包被有金刚砂颗粒的工作尖（类似于超声的根管口锉）（图2-12），由于对根面的磨损较大，一般只用于膜龈手术或GTR手术（引导性组织再生术）的根面预备，主要用于去除根面的毒素和玷污层，又或者为未来牙龈移植物提供特殊的浅凹状根面外形。由于损伤是不可逆的，因此这种工作尖在工作区的操作时间、侧向压力和操作范围有较为严格的限制，操作此类工作尖时，需进行一定时间的体外操作培训和结果评价。

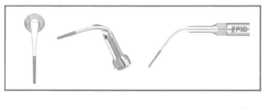

| 功能 | 针尖表面镀砂(40 μm)，用于牙周翻瓣术后的根面平整，也适用于修复体边缘的平整以及牙根分叉处的扩张。 |

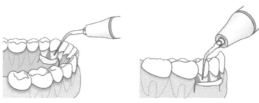

图2-12 有效区域被金刚砂包被的工作尖
（啄木鸟医疗器械有限公司林剑华提供）

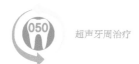

第四节　功率和水量的选择原则

在了解工作尖的外形及其所适用工况后，在实施洁刮治之前，还需要对超声洁牙机的输出功率和工作尖侧的出水量进行调节。合适的功率确保洁刮治能够高效地完成，并能减少对牙面和根面的损伤。合适的出水量有助于工作尖和换能器手柄的冷却，同时形成工作尖周围最佳的冲刷作用、空穴效应及微声流。

一、功率的选择

功率和频率是经常容易混淆的两个概念。频率指的是工作尖在1秒钟内进行椭圆形运动的圈数。大多数的超声器械工作的频率都是固定的，多数在25~30 kHz。只有极少数的超声器械允许临床医师对超声器械的工作频率进行调节，因为较低的频率会使患者感到舒适，并能让内窥镜下的袋内视野变得更为清晰。但是，这种调节频率的操作不易掌控，容易出现因为降低频率所致的工作效率低下，从而延长临床操作时间的情况。

在临床工作中，实际能够进行调节的多数为超声器械的输入功率。输入功率主要影响工作尖的位移幅度，但工作尖位移幅度的变化并不完全由输入功率决定，它还受到工作尖外形的影响。所谓工作尖的位移幅度，是指工作尖在换能器的驱动下，离开静止位点的距离。最大的位移幅度是指在空载的情况下，工作尖的游离末端离开静止位点的最大距离。多数情况下，相同的工作尖在输入功率提高时，工作尖的位移幅度增加，反之亦然。但是，值得注意的是，尽管二者间的变化是呈正相关关系，但输入功率的大小和位移幅度的变化之间并不是线性关系。临床工作中，超声器械设备制造厂家可以对输入功率的变化进行线性调节，但不能对位移幅度的变化进行线性控制（图2-13）。工作尖的外形也影响工作尖的位移幅度：当输入功率相同时，不同外形的工作尖或者外形相同材质不同的工作尖所产生的位移幅度也不同。这一原理的潜台词就是在更换工作尖时，需要对设备工作的输入功率也进行适当的调整，这样才能达到相同的位移幅度（使用效率）。当然，调节输入功率时，并不是功率越大，治疗效果越好。多项的研究证实，位移幅度越大，其对根面的损伤也就越大。这些研究结果可以用相关物理公式进行推导：如前文所述，加速度 = 位移幅度 / 时间^2，而机械力 = 工作尖的质量 × 加速度，即机械力 = 工作尖的质量 × 位移幅度 / 时间^2。因此，当工作尖（质量）和工作频率（振动时间）不变时，位移幅度越大，牙面承受的机械力越大，损伤也就越大。适度的功率和位移幅度便于有针对性地、高效地清除根面沉积物，同时又保证最小的根面损伤。

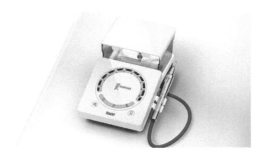

图2-13　带有灯光且具有触摸式输入功率调节面板的
超声洁牙机（啄木鸟医疗器械有限公司林剑华提供）

二、水量的选择

超声治疗中需要水，水在超声治疗中起到冷却、冲洗、空穴效应和微声流等作用。控制好水量的大小有助于对换能器、工作尖进行降温和冷却，延长设备的使用寿命，保护口内软硬组织避免受热灼伤；通过大量水对牙周袋内进行冲洗，将震碎的牙石、毒素从袋底冲出，可避免牙石菌斑在牙周袋内的二次接种；工作尖周围和牙周袋内的空穴效应和微声流的产生也依托水作为媒介，空穴效应和微声流有助于将生物膜和内毒素从根面剥离，同时产生大量的氧自由基将牙周厌氧菌杀灭。因此，水在超声治疗中必不可少。

超声治疗中的产热主要来源于两个部位：一是工作尖在高频振动中与牙面、根面进行摩擦产热；二是换能器手柄内部压电陶瓷、镍片等在进行能量转化时产热。水流流经上述部件或者通过侧向喷淋的方式对上述部件进行降温，从而起到保护部件和防止软硬组织受热灼伤的作用。水量不足时容易出现部件工作尖局部和周围过热（甚至手柄过热），而水量不足通常是因为水量大小的设置不正确或者水发生了雾化。水的雾化多数是因为工作尖的功率设置过大（或者功率与水量大小不匹配）而导致的，水在未达工作尖末端时已经产生共振而出现雾化，雾化的水无法对工作尖末端进行降温而导致工作尖温度升高。因此，在某些情况下，为

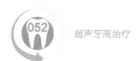

了获得更高的工作效率，在调大工作尖的输入功率的同时，也需要对水量进行适当的调节，以满足冷却降温的需求。除此之外，工作尖的外形也容易影响到达工作尖末端的水量，因此在更换工作尖之后，也需要对水量进行调节。

供水的方式有持续管道供水和蠕动泵节律性供水。有研究报道，水在20~30 mL/min的流率时就能够提供足量的冷却水，并能产生良好的空穴效应和微声流。但是，在实际工作中，每一种超声器械的生产厂商并未对供水的具体流率进行标识，而只是通过一种水量调节旋钮（图2-14）（或者触摸按键）对其进行由小到大的控制。水量大小的控制更多的是靠直观的肉眼观察，而不是靠数字进行约定。工作尖工作时，其周围出现间断滴水被认为是最佳的供水流率，这种流率既能够满足工作尖的冷却，又能形成良好的空穴效应和微声流。水的流率并不是越大越好，过大的流率会影响操作者操作时的术野，增加患者起身含漱的次数，延长操作时间，同时也容易产生过多的飞沫污染，对水资源也是一种浪费。

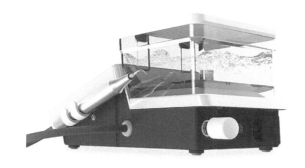

图2-14　水量调节旋钮（并没有具体的流率显示，实际工作中仍需要通过肉眼观察水量的大小）（啄木鸟医疗器械有限公司林剑华提供）

了解超声洁治设备的工作原理及工作尖的运动方式，有助于正确地选择适合不同诊疗工况的工作尖。配合选择适合工况的设备输出功率及水量，有助于舒适、高效地清除牙及种植体周围的各种沉积物，同时又确保设备在工作过程中的安全性、稳定性和耐久性。

（钟泉　林剑华　葛颂　李艳芬）

参考文献：

［1］ 林书玉. 超声换能器的原理及设计［M］.北京：科学出版社，2004.

［2］ Moore J, Wilson M, Kieser J B. The distribution of bacterial lipopolysaccharid-e(endotoxin) in relation to periodontally involved root surface［J］. J Clin Periodontol, 1986, 13（8）：748-751.

［3］ Nosal G, Scheidt M J, O' Neal R, et al. The penetration of lavage solution into the periodontal pocket during ultrasonic instrumentation［J］. J Periodontol, 1991, 62（9）：554-557.

［4］ Parini M R,Eggett D L,Pitt W G. Removal of Streptococcus mutans biofilm by bubbles［J］. J ClinPeriodontol, 2005, 32（11）：1151-1156.

［5］ Laird W R, Walmsley A D. Ultrasound in dentistry. Part 1-biophysical interactions［J］. J Dent, 1991, 19（1）：14-17.

［6］ Khambay B S, Walmsley A D. Acoustic microstreaming：Detecion and measurement around ultrasonic scalers［J］. J Periodontol, 1999, 70（6）：626-631.

［7］ Walmsley A D, Laird W R, Williams A R. Displacement amplitude as a measure of the acoustic output of ultrasonic scalers［J］. Dent Mater, 1986, 2（3）：97-100.

［8］ Gankerseer E J, Walmsley A D. Preliminary investigation into the performance of a sonic scaler［J］. J Periodontol , 1987, 58（11）：780-784.

［9］ Lea S C, Wamsley A D. Mechano-physical and biophysical properties of power-driven scalers：Driving the future of powered instrument design and evaluation［J］. Periodontal 2000, 2009（51）：63-78.

［10］ George M D, Donley T G, Preshaw P M. 超声牙周刮治原理与技术［M］.闫福华，李厚轩，陈斌，译. 沈阳：辽宁科学技术出版社，2015.

［11］ Rivera-Hildalgo F, Barnes J B, Harrel S K. Aerosol and splatter production by focused spray and standard ultrasonic inserts［J］. J Periodontol, 1999, 70（5）：473-477.

［12］ Clifford L R, Needleman I G, Chan Y K. Comparison of periodontal pocket penetration by conventional and microultrasonic inserts［J］. J Clin Periodontol, 1999, 26（2）：124-130.

［13］ Walmsley A D, Lea S C, Felver B, et al. Mapping cavitation activity around dental

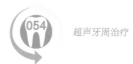

ultrasonic tips [J]. Clin Oral Investig, 2013, 17 (4): 1227-1234.

[14] Felver B, King D C, Lea S C, et al. Cavitation occurrence around ultrasonic dental scalers [J]. Ultrasonic Sonochem, 2009, 16 (5): 692-697.

[15] Jepsen S, Ayna M, Hedderich J, et al. Significant influence of scaler tip design on root substance loss resulting from ultrasonic scaling: a laser profilometricin vitro study [J]. J Clin Periodontol, 2004, 31 (11): 1003-1006.

[16] Lea S C, Felver B, Landini G, et al. Ultrasonic scaler oscillations and tooth surface defects [J]. J Dent Res, 2009, 88 (3): 229-234.

[17] Kwan J Y. Enhanced periodontal debridement with the use of microultrasonic, periodontal endoscopy [J]. J Calif Dent Assoc, 2005, 33 (3): 241-248.

[18] Chapple I L, Walmsley A D, Sasby M S, et al. Effect of instrument power setting during ultra-sonic scaling upon treatment outcome [J]. J Periodontol, 1995, 66 (9): 756-760.

[19] Lea S C, Landini G, Walmsley A D. Vibration characteristics of ultrasonic scalers assessed with scanning laser vibrometry [J]. J Dent, 2002, 30 (4): 147-151.

[20] Trenter S C, Landini G, Walmsley A D. Effect of loading on the vibration characteristics of thin magnetostrictive ultrasonic scalerinserts [J]. J Periodontol, 2003, 74 (9): 1308-1315.

[21] Koster T J G, Timmerman M F, Feilzer A J, et al. Water coolant supply in relation to different ultrasonic scaler systems, tips and coolant settings [J]. J Clin Periodontol, 2009, 36 (2): 127-131.

第三章

现代牙周刮治的目标

在过去的几十年间，学者们对牙周病的发病机制及致病微生物的探索已有了比较深入的研究。菌斑生物膜是牙周病的始动因子，可引起牙周组织的炎症反应，导致牙周组织降解破坏，进而引发牙龈红肿、出血、牙齿松动等牙周病的临床症状和体征。因此，必须借助破坏和控制菌斑生物膜等方法来减轻牙周炎症，从而促进牙周组织的稳定和恢复牙周组织的健康。牙周刮治是破坏和控制菌斑生物膜最有效的方法之一，但有的时候牙周刮治不可避免地会破坏牙根表面的结构（最常见是对牙骨质的破坏）。在探索牙周治疗的最佳方法之前，研究者首先必须了解牙周病的病因学研究进展、刮治对牙骨质的影响及牙周刮治的最终目标，只有充分了解这些内容，才有助于研究者在临床上为患者制订最佳的个性化治疗方案。

第一节　牙周病病因学的研究进展

牙周病是一个较为古老的疾病，考古学家在距今70万年的人类遗骸上就发现了牙槽骨吸收破坏的存在。一系列古老的医书、著作、手稿中早就有对现在称之为牙周病的描述。如古印度最早的医书《妙闻集》（约公元前600年），古希腊的 *Hippocrates*（约公元前460年），我国战国时期的《黄帝内经·素问》、唐代王焘的《外台秘要》（752年），西班牙 Albucasis（936—1013年）的医疗百科全书 *al-Tasrif* 等均有对其进行描述，并记载了相关的治疗方法。随着时间的推移和科技的进步，研究者们对牙周炎的研究也进一步深入，治疗方案也在不断地改进。为了有助于临床医师为患者选择最佳的治疗方案，现对牙周病发病机制认识的演变进行简要回顾。

一、牙周病发病机制的早期认识

（一）牙石的刺激

早期有关牙周病的病因，研究者们大都认为是口腔不洁、牙石堆积所致，并致力研究去除牙石堆积物的方法。例如，我国唐代王焘的《外台秘要》中记载的"附齿有黄色物如烂骨状""齿龈内附齿根者，形如鸡子膜，有如蝉翼缠着齿者"分别是对龈上牙石和类似龈下菌斑的描述，并指明要使用器械将二者去除，否则不能形成新附着。中世纪时的阿拉伯医书和西班牙 Albucasis 的 *al-Tasrif* 中也有对牙石的危害及去除的工具和方法的详细描述。但直到18世纪被誉为"现代牙科之父"的 Pierre Fauchard 出版了 *The Surgeon Dentist*（1728年），该书有专门的章节描述去除牙石的步骤及保护牙龈和牙齿的方法等，奠定了牙科作为一门临床学科的基础。

现代牙周病学建立于19世纪末20世纪初。Riggs（1810—1855年）被誉为是第一位牙周专科医师，他坚持认为牙石是牙周疾病的诱因，主张彻底刮治，用去除袋内牙石、肉芽组织的方法及对患者进行口腔卫生宣教来治疗牙周疾病。由于他提出的开创性理论，牙周疾病被称为"Riggs 病"。

19世纪，随着显微镜的问世以及微生物学的出现，人们对菌斑内细菌微生物的研究更加深入。1902年，俄国的 Znamensky 报道了牙槽脓漏的病理解剖及治疗方法，提出牙周袋的形成导致了牙周组织的细菌感染及牙槽骨的吸收破坏，从而形成牙槽脓漏的症状，并指出治疗方法是去除牙石和刮除袋内壁肉芽组织。这一时期在牙周疾病的病因中，人们认为牙石是牙周炎患者组织破坏最直接的因素，因而把清除牙石作为牙周治疗的重点。

（二）菌斑的作用

20世纪60年代，Löe 等人通过实验研究证实了菌斑是引发牙龈炎症的主要因素。研究中，牙龈健康的受试者停止口腔卫生清洁3~4周后，堆积的菌斑导致了牙龈炎症的发生。在去除受试者口腔中的菌斑和恢复口腔卫生清洁后，发炎的牙龈短期内恢复了健康。这些具有革命性意义的研究将人们对牙周病病因的理解更多地从牙石转向菌斑。菌斑是如何引起牙周疾病的，在数量众多的菌斑微生物中，究竟哪一种群微生物是牙周病的致病菌，迄今尚无定论。

W.D.Miller（1890年）在《人类口腔中的微生物》一书中提出了非特异性菌斑学说（non-specific plaque hypothesis），认为牙周病（包括龋病）是由菌斑释放的大量有害物质及代谢产物造成的，是非特异性的口腔正常菌群混合感染所致。这一学说一直盛行了70年，其主要强调菌斑细菌的量是导致牙周疾病发生的决定性因素，认为菌斑量越多，牙周疾病越严重。然

而，这一学说并不适用于所有临床情况，有些人群口腔卫生差却不发生牙周疾病；相反，有些口腔卫生较好，仅有少量菌斑堆积的人群，却发生了严重的牙周组织破坏；有些人群只有少数牙发生牙周破坏，其他牙并没有发生牙周炎症。

20世纪70年代，随着微生物学的进一步发展，人们对于牙周病致病因素的认识进入了一个新的时代。1976年，Loesche提出了特异性菌斑学说（specific plaque hypothesis），认为口腔中只有某些特定微生物是牙周致病菌，当它们在菌斑中存在或数量达到一定程度时即可致病。该学说强调了菌斑细菌的质，指明了不同区域菌斑的构成是不同的，不是所有的菌斑都可导致牙周疾病的发生，只有特定类型的菌斑才可导致牙周疾病的发生。这些特定类型的菌斑中含有特定类型菌斑微生物，其可产生内毒素、硫化氢等，破坏牙周组织，对牙周病的发生及发展起着关键的作用。

需要指出的是，这两种菌斑学说均认为牙周病是由菌斑微生物释放的有害物质直接引起的。

（三）内毒素

致病菌即使未进入牙周组织，其结构中包含的各种抗原成分、分泌的酶、毒素及其代谢产物均可进入牙周组织，直接破坏牙周组织，或引发牙周组织的局部免疫炎症反应。内毒素就是一种典型的细菌表面物质，最初是表示细菌中的有毒成分，可在细菌死亡后释放出来。目前，研究者认为内毒素是革兰氏阴性菌细胞壁外膜中的成分之一，又被称为脂多糖（lipopolysaccharide，LPS），是革兰氏阴性菌独有的一类具有高度活性的致病性物质，可在细菌死亡后或菌体崩裂时释放出来，也可由细菌以胞壁发泡的形式释放。在人类及其他脊椎动物中，LPS对牙周组织有很高的毒性和抗原性，可引发强烈的免疫炎症反应，在牙周病的发展进程中起着重要作用。20世纪六七十年代，Daly等人研究表明，患牙周病时患牙根部牙骨质表面存在内毒素，认为只要牙骨质表面存在内毒素，即使去除根面的牙石和菌斑，仍会影响牙周治疗的预后效果。这一理论导致了"根面平整"的出现，且这一时期根面平整术经常与刮治术联合应用，称之龈下刮治和根面平整（scaling and root planing，SRP）。SRP一度成为牙周治疗的理念，认为只有通过大幅度的根面平整去除病变的牙骨质，方可清除内毒素，从而获得牙周组织的健康。

二、牙周病发病机制的现代观点

Löe等人在印度洋斯里兰卡岛上对茶农进行了一项经典的实验研究，选择没有接受过传统口腔卫生保健且没有接受过牙周治疗的480名茶农，让他们在15年内定期接受牙周检查评

 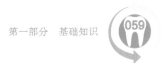

估。研究发现，尽管几乎所有的受试者牙面上布满了菌斑牙石，但并不是所有人都患牙周炎。这项研究表明，菌斑微生物虽无处不在，但并不是所有人都会患牙周炎。这一发现使得研究者更加深刻地理解现代牙周病发病机制，也继续影响着后续牙周炎的治疗方法。

（一）牙菌斑生物膜——牙周炎症的始动因子

口腔内的生存环境与其他体内生存环境相似，拥有特征性的微生物群，可支持不同微生物的生长，包含病毒、细菌、真菌、支原体等。生物膜是由高分子细胞外基质包裹的微生物所构成。口腔中的微生物像自然界中绝大多数的微生物一样，都会附着在宿主表面形成生物膜。牙菌斑生物膜是指口腔中不能被水冲去或漱去的细菌性斑块，是由基质包裹的互相黏附或黏附于牙面、牙齿间或修复体表面的软而未矿化的细菌性群体，也是构成较多有序排列生长的建筑式样生态群体，是口腔细菌生存、代谢和致病的基础。牙菌斑生物膜的形成可以分为以下三个阶段。

1. 获得性薄膜的形成

获得性薄膜是指覆盖在口腔软硬组织表面的有机物，含有蛋白质、碳水化合物和脂多糖等成分。其包含的分子主要来源于唾液、龈沟液及细菌本身所分泌的有机物。它形成的速度很快，在牙齿萌出或清洁后数分钟内便可形成，可以改变牙齿表面的生物化学性质。获得性薄膜不仅能为细菌提供营养，而且还能为细菌黏附提供特殊的受体，选择性吸附细菌至牙面，促进早期定植细菌的黏附定植，决定细菌附着的顺序等，因而获得性薄膜是牙菌斑生物膜形成的基础。

2. 细菌的黏附和共聚

获得性薄膜形成后，由于细菌表面与宿主组织表面之间存在高度选择性，因此最初只有少数细菌可以黏附到获得性薄膜上。细菌可以通过获得性薄膜覆盖的表面与其表面上所带分子电荷间微弱的、远距离的吸附力可逆性地吸附于牙面。这种可逆性吸附为随后建立更强大稳定的吸附创造了可能。早期附着的菌群主要是革兰氏阳性球菌，附着机制比较复杂。例如，某些链球菌、乳杆菌等可将食物中的碳水化合物转化为胞外多糖，形成黏性糖液，构成菌斑基质、黏合细菌；还有些细菌主要是链球菌，如口腔链球菌、轻型链球菌等通过其上的黏附素（adhesin）蛋白样大分子物质与获得性薄膜上的受体结合，形成了更为强大的吸附力。革兰氏阳性菌中，一些表面蛋白家族如富含丝氨酸、菌毛等家族可充当黏附素；革兰氏阴性菌中，细胞外基质蛋白等发挥着黏附素的功能。

早期菌的定殖不仅因其代谢改变了菌群居住的环境，使环境变得更加厌氧，而且为晚期菌的黏附提供了表面。不同种属细菌表面分子间的特异性识别黏附被称为共聚。生物膜的

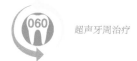

组分变得多样化，这一过程称为微生物演替。核梭杆菌是牙菌斑生物膜形成的一个重要的成分，其可黏附至大部分口腔细菌上，在早晚期常驻菌间发挥着重要的桥梁作用。共聚有助于确保不同菌属定植过程中代谢功能的互补。

3. 菌斑生物膜的成熟

当多种细菌定植、黏附至菌斑生物膜上的菌斑团块上时，菌斑生物膜变得成熟复杂。随着菌斑生物膜的成熟，细菌的种类逐渐增多，菌斑大小和厚度也逐渐增加，革兰氏阴性厌氧菌、能动菌和螺旋体数量也增加。大量研究表明，早期菌斑生长较快，成熟时则生长较慢。在刚清洁后的牙面上数分钟内即有新的细菌黏附，8小时后细菌数可达$10^3 \sim 10^4$个/毫米^2，24小时后细菌数增加100～1000倍。菌斑一般在12小时便可被菌斑显示剂着色（图3-1），9天后可形成比较复杂的生态群体，10~30天成熟达高峰。

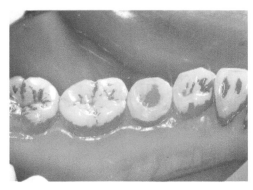

图3-1　被菌斑显示剂着色的患牙（黄永玲医师提供）

在激光共聚焦显微镜下观察发现，菌斑生物膜有着类似三维开放式立体结构，是由许多不同种细菌共栖在细菌产生"黏液"基质里的复杂环境。这些基质不仅可作为菌斑生物膜的支架，而且还可以和包括酶等的分子结合，维持菌斑生物膜的稳定，并且可以阻碍带电分子渗入菌斑生物膜。菌斑生物膜不仅是有组织结构的，不同种细菌之间通过"黏液"基质存在着相互作用，而且其内部多样化的环境还可诱导细菌基因的表达。细菌之间的相互作用包括两个方面：①菌斑生物膜内细菌之间存在许多代谢关系，某一菌种的代谢产物可作为另一菌种的营养物质；②菌斑生物膜内细菌之间也发生信号交流，当细菌数量达到一定阈值时，细菌就会产生某种信号分子，当这些信号分子局部累积后，就会产生一系列反应，如某些特定基因的表达等。这种生物间的生理协作的独特性，使得细菌快速增殖且菌斑生物膜在宿主体内具有较高的抵抗力，降低抗菌药物的敏感性，抵抗流水冲刷。

大量研究证据显示，菌斑生物膜是引发牙周病的始动因子，是造成牙周组织破坏的必要因素，证据有以下几个。①流行病学调查显示，牙周炎的分布、患病率及严重程度与该人群中口腔卫生情况和菌斑堆积量呈正相关，口腔卫生情况差、菌斑堆积多者，牙周病的患病率高；反之，牙周病的患病率较低。②实验性龈炎观察及动物实验研究结果显示。③机械除菌和抗菌治疗效果：大量的临床观察表明机械除菌可明显减少牙周袋内细菌的数量，使牙龈炎症消退，促进牙周修复；抗菌药物的治疗也有一定的疗效，可缓解症状。④宿主免疫反应：通常可在牙周患者的血清或龈沟液内检测到牙周致病菌的高滴度特异性抗体，牙周治疗后这种抗体反应下降。当某些患者的这种特异性抗体形成不足或亲和性过低时，则容易形成严重而广泛的牙周炎。

（二）菌斑生物膜的分类

牙菌斑生物膜根据其所在部位，分为龈上菌斑生物膜和龈下菌斑生物膜。龈上菌斑生物膜位于龈缘以上，主要分布在近牙龈的1/3的牙冠处和其他不易清洁的窝沟、邻接面等部位，以革兰氏阳性兼性球菌占优势，主要与龈上牙石形成和龋病形成相关。位于龈缘以下的菌斑生物膜被称为龈下牙菌斑生物膜，主要分布在龈沟和牙周袋内，又分为附着性龈下菌斑生物膜和非附着性龈下菌斑生物膜。附着性龈下菌斑生物膜位于牙根面，由龈上菌斑延伸而成，结构与龈上菌斑相似，但细菌种类增多，主要为革兰氏阳性球菌、丝状菌及杆菌，还可见螺旋体和革兰氏阴性短杆菌等；与龈下牙石的形成、根面龋、根面吸收及牙周炎相关。非附着性龈下菌斑生物膜位于附着性龈下菌斑表面或直接接触龈沟及袋内上皮，结构松散，主要为革兰氏阴性厌氧菌，还包括许多能动菌和螺旋体，是牙周炎快速"进展前沿"，与牙槽骨快速破坏和牙周病的发生发展密切相关。

（三）菌群失调学说

随着对菌斑生物膜本质研究的不断深入，研究者重新评估了菌斑在牙周炎病因作用中的早期认识，意识到非特异性菌斑学说和特异性菌斑学说中的不足。非特异性菌斑学说无法解释以下情况：有些人口腔卫生差却不发生牙周疾病，有些人口腔卫生较好却易发生牙周疾病，有些患者病变只局限于局部，有些患者病变却大面积累及。特异性菌斑学说虽然能较好地解释侵袭性牙周炎，但是对慢性龈炎及慢性牙周炎的解释尚不充分。

1986年，Theilade 等人提出看似折中的观点，认为牙周炎是一种机会性感染，即菌群失调学说（dysbacteriosis hypothesis）。该学说认为牙周组织在健康状态下，菌斑构成稳定，与宿主稳定的低水平的免疫炎症反应处于动态平衡状态；当正常的菌群中某些非特异性菌群数量增加，所占比例增大时，便可干扰宿主的免疫防御系统，或者是宿主因素（或环境因素）的改变，使得这种动态平衡被打破，导致牙周组织产生炎症。因此，牙周组织感染能否形成，

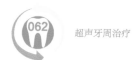

是由细菌、宿主和环境三个方面决定的，此外还有一些促进因素，如牙石、色素、不良修复体等。

（四）牙周微生物的致病机制

1.在牙周病发病中的直接作用

牙周病相关的致病微生物主要为革兰氏阴性的专性厌氧菌和兼性厌氧菌，其在牙周病发病中的直接作用包括以下几个方面。

（1）在牙周组织定植、存活和繁殖：致病菌选择性吸附、定植在宿主适当的部位，并在营养环境中生长繁殖，引起宿主组织遭到破坏。

（2）入侵宿主组织：致病菌附着后，通过其抗原成分和毒性代谢产物引发白细胞趋化、吞噬以及炎症反应，造成宿主表面组织损伤，细菌及其代谢产物可通过上皮细胞或细胞间隙入侵宿主表层下组织。

（3）致病菌具有抑制或逃避宿主防御功能的能力：致病菌的生长和繁殖除了需要营养物质，还必须能抑制或逃避宿主的防御功能，主要逃避宿主的非特异性免疫功能，特别是吞噬细胞、唾液和龈沟液中含有的多种杀菌因子。口腔内的有害细菌常常对这些杀菌因子具有抵抗力，有的具有降解 IgA 和 IgG 的蛋白酶，有的还可以抑制白细胞的吞噬功能等。

（4）损害宿主牙周组织：细菌即使本身尚未侵入牙周组织，但其抗原成分、各种酶、毒素及代谢产物可进入，直接损害宿主牙周组织或引起牙周组织的免疫反应及炎症反应，造成组织损伤。

（5）菌斑矿化成牙石，牙石又成为菌斑滞留因素，且牙石表面永远有未钙化或未完全钙化的菌斑。

2.引发宿主免疫反应在牙周病发病中的间接作用

宿主免疫反应的复杂性和牙周微生物的复杂性是一致的，机体在阻止微生物入侵或扩散时产生的免疫反应，会损害宿主的牙周组织。宿主免疫的保护－破坏机制是牙周病发展进程中非常重要的环节。

（五）内毒素松散地附着于牙骨质表面

20世纪70年代，一些研究者的研究表明，内毒素紧密地黏附于牙根面，若不去除则不利于创面愈合；治疗中需行根面平整术清除掉被感染的牙骨质，清除内毒素，才能恢复牙周健康。然而，也有大量研究结果与此相反，因此大家开始质疑使用根面平整术去除内毒素的必要性。Hughes 等人的研究表明内毒素与牙根表面的细菌和软垢相关，其位于牙骨质表面，没有完全渗入牙骨质。Moore 等人通过一项对重度牙周炎拔除的离体牙研究显示，用水轻轻冲洗1分钟可去除牙骨质内39%的内毒素，刷牙1分钟即可去除牙骨质内60%的内毒

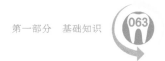

素。Cheetham 等人的研究结果显示，仅用手动器械刮治15次即可明显减少根面内毒素的量。Nakib 等人进行了进一步的体外实验，将离体牙浸泡在内毒素中2~12周后进行观察，结果显示无论是健康的还是患牙周炎的牙齿，内毒素都松散地附着在牙根表面，没有渗入牙骨质内。

简而言之，虽然内毒素存在于牙周炎患牙的牙骨质内，但是大多数只松散地附着在牙根表面，并未浸透至牙骨质内，这主要和龈下菌斑生物膜相关。内毒素可以通过用水冲洗或根面抛光的方法去除，而过度的根面平整去除是没有必要的。

（六）牙周炎是一种炎性疾病

研究者曾认为牙周炎是由菌斑内的细菌毒性代谢产物而引起的牙周组织降解破坏，但现在的研究认为组织降解多少的主要决定因素是宿主炎症反应。这就可以解释为什么有些人口腔卫生很好却易患牙周炎，为什么有些人口腔卫生不好却不易患牙周炎，为什么牙周炎似乎具有家族遗传性，等等。

1976年，Page 和 Schroeder 根据临床和组织学的观察资料，将牙周炎的发展过程分为初期病损（initial lesion）、早期病损（early lesion）、确立期病损（established lesion）、晚期病损（advanced lesion）四个阶段。初期病损即龈炎的初期，尽管在临床上表现为正常健康的牙龈，但有持续少量的龈沟液及少量嗜中性粒细胞从牙龈组织毛细血管迁移进入龈沟内。当菌斑数量增多或其他环境发生改变时，则进入早期病损阶段，此阶段临床上牙龈表现为发红及探诊出血；病理上出现血管扩张、血管通透性增加、龈沟液增加、淋巴细胞和浆细胞浸润、胶原破坏、结合上皮和沟内上皮基底细胞增生出现上皮钉突。当进入确立期病损阶段即龈炎确立时，菌斑进一步堆积，临床上牙龈炎症进一步加重，当炎症不断向深部及根方延伸时，组织深处发生胶原丧失和白细胞浸润，沟内上皮和结合上皮继续增生并向根向移位以保证上皮屏障的完整性，但上皮附着的位置未发生改变。当发展到晚期病损阶段即牙周破坏期时，临床上出现牙周袋，附着丧失，牙槽骨吸收；病理上出现上皮向根方生长并从冠方与牙面剥离，形成牙周袋，牙槽骨吸收，牙龈结缔组织内胶原纤维破坏加重，出现广泛的炎症和免疫病理损害。在牙周炎的发生及发展过程中，细胞因子间复杂的相互作用，降解性酶及其他炎症介质发挥着重要作用。有研究认为，长时间过度的宿主炎症反应失调是造成大多数患者组织损伤的原因。

早期的研究认为，牙周炎在人的一生中是以缓慢、稳定、持续的速度进展，在不同人群中可能存在不同。后来的研究表明这是错误的，Löe 等人的研究结果表明，不同人的牙周病的进展速度是不相同的。Haffajee 和 Socransky 的进一步研究表明，同一个体牙周炎的进展速度也不相同，牙周炎的活动期和静止期是交替发生的。研究认为，这些临床表现取决于细菌的侵袭攻击能力与宿主的防御修复能力之间的相互作用，结果可以是细菌征服宿主，也可以

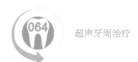

是宿主征服细菌，或者是介于二者之间的多种多样的情况，因此牙周炎的活动期和静止期是相互交替发生的。

第二节　牙骨质在牙周组织再生中的重要性

牙周炎是一种炎症性疾病。早期研究者认为牙周炎患牙根部牙骨质表面存在内毒素，认为只要牙骨质表面存在内毒素，即使去除根面的牙石和菌斑，仍会影响牙周治疗的预后效果。这一理论使得 SRP 一度成为牙周治疗的理念，认为只有通过大幅度的根面平整去除病变的牙骨质，才可清除内毒素。早期的治疗理念可能导致的极端后果是清除了根面所有的牙骨质。临床上常发现过度的 SRP，导致根面龋及根面敏感等问题。而且，对于组织再生而言，缺乏牙骨质不利于后期牙周膜与牙骨质形成新的埋入式结合，不利于牙周组织再生。

一、牙骨质的结构

牙骨质是硬度和密度与骨组织相似的一种高度矿化的组织，色黄，包绕在牙根表面，偶尔也可覆盖小部分牙冠表面，也可能会扩展到根管内。与骨组织不同的地方在于其内不含血管、淋巴管及神经，也不出现生理性吸收和改建，但可以发生不断的沉积。其中，无机盐成分占45%~50%，主要是钙和磷，以羟基磷灰石的形式存在；有机物和水占50%~55%，有机物主要成分为胶原和蛋白多糖。牙骨质是牙体组织的一部分，也被视为牙周组织的一种组成部分，具有多种不同的功能，可以使牙齿稳固于牙槽窝内，具有承受和传递咬合力的生理功能，参与牙齿位置的调整以适应新的环境，还参与牙周病变的发生与修复。

牙骨质有以下几种类型：①无细胞无纤维牙骨质，主要存在于牙颈部釉质区域；②无细胞外源性纤维牙骨质，多存在于牙根的冠部及中部；③有细胞混合性分层牙骨质，存在于牙根的根尖约1/3及根分叉区域，含有外源性纤维、内源性纤维和牙骨质细胞；④有细胞有纤维牙骨质，主要见于牙骨质吸收缺陷区，含有内源性纤维和牙骨质细胞。

正常情况下，牙骨质不易吸收，但有不断形成、增厚的特点，主要分布于根分叉区和根尖区，以代偿咬合面的磨耗和继续萌出。牙骨质明显增厚的区域被称为牙骨质增生，可发生

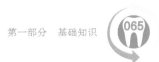

于一颗牙或整个牙列中，原因各异。牙骨质吸收可能是由局部或系统的原因造成的，或者无明显的病因。局部因素中，牙骨质可由咬合创伤、正畸治疗、再植牙、移植牙及牙周炎或其他根尖病变而发生吸收。

二、牙骨质在牙周组织再生中的作用

牙周组织再生的目的是使已暴露的根面形成新的牙骨质，使新形成的牙周膜纤维能够埋入其中，形成新的附着。由于早期研究认为，根面病变的牙骨质内包含大量的内毒素，需进行根面平整术将其彻底清除，同时具有光滑根面、阻止菌斑黏附、减缓菌斑堆积的作用。因此，常规传统的牙周治疗采取手用刮治器在去除根面菌斑牙石的同时，对病变牙骨质进行大量机械性去除。在20世纪六七十年代，研究者们认为，虽然超声刮治可以大大提高医生的工作效率，但是使用超声刮治后的根面较使用手用刮治器刮治后的根面粗糙，不利于阻止菌斑堆积，因此认为超声刮治不能完全替代手工刮治，提出仍然需要使用手用刮治器械进行根面平整术的结论。但是，在20世纪80年代，研究者研究比较了手用刮治与超声刮治后牙周病患者的临床指标及龈下菌斑的变化，结果显示二者无明显差异，说明与光滑根面比较，粗糙根面并非更容易堆积菌斑。大量研究表明，内毒素只是松散地黏附于牙骨质表面，且根面内毒素的量在超声刮治后即可降至极小，过分强调去除病变牙骨质只会造成根面牙骨质不必要的丧失，导致牙根敏感不适且易患龋病。因此，现较多主张基础治疗过程中尽可能保留牙骨质。目前，人们已研究出各种不同于传统治疗的微创治疗方法，在彻底清除菌斑的同时能够最大限度地保留牙骨质。例如，将Er: YAG激光用于龈下菌斑牙石的微创去除；通过牙周内窥镜在可视情况下进行牙周的微创治疗；用无痛超声牙周治疗仪和龈下喷砂机抛光微创治疗牙周炎（图3-2），不仅对软硬组织创伤较小，也有利于保留牙骨质等。

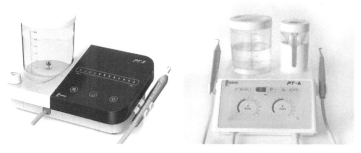

图3-2　啄木鸟压电陶瓷无痛超声牙周治疗仪（左）和龈下喷砂机（右）
（啄木鸟医疗器械有限公司林剑华提供）

牙周组织再生是指将牙周炎所造成的牙周缺损组织重建，从而获得新的牙周膜、牙槽骨和牙骨质。而牙骨质是获得牙周附着的关键，在牙周再生中发挥着不可替代的作用。牙骨质的新生依赖于牙周膜细胞分化成为成牙骨质细胞，在原有的牙根表面形成新的牙骨质，同时新形成的牙周膜纤维被埋入其中，在新形成的牙骨质中建立功能性关系。在牙周炎病变的愈合过程中，这种生理功能是牙周新附着所必需的。虽然在活髓牙和死髓牙上均可发生牙骨质再生，但是其再生需要具备有活力的结缔组织，若上皮增殖进入牙骨质吸收区域，牙骨质的再生将停止。

第三节　现代牙周刮治的目标及超声牙周刮治和手工牙周刮治的差异

一、现代牙周刮治的目标

在过去的几十年，随着科技的发展及研究的深入，研究者已经对牙周病的发病机制及微生物的认识有了很大的提高，这些认识有助于在临床上为患者提供最佳的治疗方案。既往的研究认为，牙石是牙周病的病因，且研究表明内毒素似乎嵌入牙骨质内，因而治疗时需采用SRP方法，在最大限度清除牙石和病变牙骨质的同时进行平整根面。但是，现在的研究认为，牙周病的病因是细菌生物膜和宿主的炎症反应之间复杂的相互作用，从而引起牙周炎的症状和体征；牙石只是菌斑的滞留因素，其本身并不引起牙周炎。并且大量深入研究显示，内毒素只是松散地黏附在牙骨质表面，治疗过程中不需要去除牙骨质平整根面。因此，在为患者提供牙周病最佳治疗方案之前，需考虑现代牙周治疗的目的，必须和现代牙周病发生及发展的进程理论相符合，包括以下几点。

1.清除和破坏龈下菌斑生物膜

大量的研究、流行病学资料和临床观察证明，菌斑生物膜是牙周炎症的始动因子，是造成牙周病破坏的必需因素。龈下菌斑生物膜特别是非附着性龈下菌斑生物膜可引发牙周组织的慢性炎症反应，并使之持续化。牙周炎是菌斑生物膜和宿主炎症反应之间复杂的相互作用，从而引发牙周组织的溶解破坏等炎症反应。然而，由于细菌在体外致病性强，宿主反应

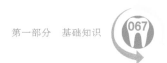

受限，不可能被完全清除，细菌的持续存在会引发牙周炎症反应。牙周治疗的目标是破坏和尽可能清除菌斑生物膜，减少细菌入侵，减轻炎症，改变牙周袋内环境，减少致病菌。

2.去除菌斑滞留因素

治疗过程中凡是能促进菌斑堆积的因素都应尽量消除和纠正，如粗糙的牙石或修复体表面、牙体解剖异常、未充填的龋齿及不良修复体等。其中，牙石为临床上较常见的菌斑滞留因素。

牙石是指矿化的牙菌斑，分为龈上牙石和龈下牙石（图3-3）。龈上牙石是附着于龈缘以上的牙冠表面，肉眼可见。龈下牙石则附着于根尖到牙龈缘之间，通常肉眼不可见。二者的表面都不断地聚集有活性的菌斑团块，为细菌的附着提供了理想的位点。牙石的形成起始于牙菌斑生物膜形成之后，龈上牙石是由唾液中矿物盐的沉积而形成，龈下牙石则是因为牙周袋内的炎性渗出物中的矿物盐沉积而存在。因此，龈下牙石是感染的副产物，而不是引起牙周炎症的主要原因。

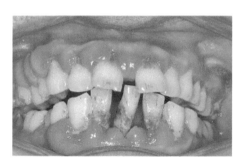

图3-3　龈上牙石和龈下牙石（黄永玲医师提供）

牙石表面总是覆盖一层未矿化的活性牙菌斑。虽然牙石表面粗糙，可进一步促进菌斑的堆积和矿化，但是单独的粗糙表面并不会引发牙周炎症反应。Listgarten等人进行的猴体内实验证明经灭菌后的牙石并不会引起牙周炎症反应。Allen等人的实验证实了经灭菌后的牙石可包裹在结缔组织内，而不引起明显的炎症及脓肿形成。

总之，由于牙石是矿化的牙菌斑，其表面是被未矿化的牙菌斑覆盖，因此牙石不是牙周炎的主要致病因素。然而，由于牙石的存在，妨碍了菌斑的去除，不利于患者进行有效的菌斑控制，因而牙石是最主要的菌斑滞留因素，再加上其存在影响美观，因此清除牙石是进行完善牙周治疗和预防的基础。但由于牙石下方的菌斑生物膜发生钙化，因此牙石通常紧密地附着在牙齿表面，特别是当根面的牙骨质暴露时，在不牺牲根面硬组织的情况下完全地去除牙石是极为困难的，牙石并不能被完全地去除，这也不是治疗的最终目的。

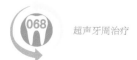

3. 保存牙体组织

传统的牙周治疗，采取根面平整术对根面的菌斑牙石进行机械性的清除。早期的研究认为根面病变的牙骨质内包含大量的内毒素，需进行根面平整将其彻底清除，同时以根面达到光滑坚硬为治疗标准，原因是光滑的根面有利于阻止菌斑黏附，减缓菌斑堆积速度。但目前大量研究表明，根面内毒素只是松散地附着于牙根表面，根面内毒素的量在超声刮治后即可降至极小，过量去除病变的牙骨质，只会造成不必要的牙体组织的丧失，导致牙齿敏感不适，增加龋病的风险，且手工根面平整后引起的划痕易导致菌斑滞留。因此，现代治疗技术应该将对根面的损伤降到最低，尽量保留牙骨质。目前，随着科技的发展和研究的深入，人们已研究出各种不同于传统治疗的微创治疗方法，在彻底清除菌斑的同时能够最大限度地保留牙骨质。如使用 Er：YAG 激光、牙周内窥镜、龈下喷砂抛光等方法进行牙周微创治疗，这样不仅对牙周软硬组织创伤较小，而且也有利于保留牙骨质等。再加上牙周维护治疗是一个终生的过程，患牙周炎的患者可能终生要接受多次牙周治疗，因此非常有必要在治疗过程中尽可能地保存牙体组织。

4. 创建一个具有生物相容性的根面

创建一个具有生物相容性的根面主要是指治疗后的牙根表面不应阻碍牙周炎症消退和牙周组织再生。例如，根面应相当光滑，没有明显牙石等菌斑滞留因素。由于内毒素松散地附着在牙骨质表面，且容易被去除，因此不需要专注于清除内毒素。现代治疗技术如超声牙周刮治、Er：YAG 激光、龈下喷砂抛光和牙周内窥镜等几乎附带清除了内毒素，有助于进一步创建具有生物相容性的根面，有利于牙周组织再生。

5. 消除炎症

牙周病的临床表现为牙龈色呈鲜红或暗红，质地松软，可有不同程度的肿大甚至增生，探诊出血，牙齿松动移位，甚至脱落等。牙周治疗的最终目的是建立一个健康的牙周环境，恢复牙周正常解剖结构，其中包括控制菌斑和消除炎症，使牙周袋变浅和改善牙周附着水平，有利于牙周组织再生。这是通过破坏生物膜和减少细菌侵入实现的，同时也需要患者较好地进行菌斑控制。

现代牙周刮治的目标是彻底清除和破坏龈下菌斑生物膜，尽可能去除菌斑滞留因素如牙石等，消除牙龈炎症，尽可能保存牙体组织并创建具有生物相容性的根面，促进牙周组织的再生。当确定患牙周病时，牙周治疗的目标除刮治的目标外，还应把消除易感因素列入治疗计划中，针对不同患者的具体情况制订个性化治疗方案，并根据患者对治疗的反应及时做出相应的调整和补充。

 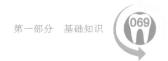

二、超声牙周刮治和手工牙周刮治的差异

现代牙周刮治的目标是破坏菌斑生物膜并保存牙骨质。菌斑生物膜的破坏可通过机械和激光设备完成，机械设备包括手动器械和超声器械。基于对现代牙周刮治术目标的认识，下面将比较使用超声牙周刮治和手工牙周刮治实现该目标的效率、优势和局限性，以便为患者提供最佳的治疗方案。

（一）沉积物去除效率

牙周炎是菌斑生物膜引起的宿主炎症反应，从而导致牙周组织的降解破坏。治疗牙周疾病必须降低龈下菌斑生物膜和牙石的存在水平，使其与牙周健康相适应。但沉积物去除水平因人而异，其与宿主的免疫系统，以及是否存在牙周病危险因素相关。因此，与致力去除沉积物相比，使用可靠措施尽量去除病原菌、充分降低患者牙周沉积物的方法更为可靠。

1.清除牙石

大量研究显示，非手术治疗虽然可以去除大量牙石，但是通常无法完全去除。一些研究尝试比较手动器械和超声器械去除牙石的能力，但由于去除牙石的方法及治疗前后牙石探查方法等无法标准化，因此比较较为困难，研究者对不同器械清除牙石的能力的差异未能取得共识。但大多数研究结果显示，手动器械去除牙石的能力与超声器械去除牙石的能力相当。Breininger 等人通过对 60 颗计划拔除的患牙分组进行手动器械和超声器械处理，拔除后并检查根面沉积物及其含量。结果显示，手动器械与超声器械在牙石清除率上相同，二者残留牙石中无活细菌，表明两种器械方法处理后虽然不能完全去除牙石，但都能有效去除龈下根面细菌。Marda 等人通过扫描电镜方法比较两种器械处理后根面残留牙石水平，结果显示两种器械处理后根面残留牙石水平无显著差异。

综上所述，手动器械与超声器械虽然都不能完全去除牙石，但是二者都能充分地去除牙石，且去除牙石的能力相当，均可达到消除牙周炎症的效果。

2.清除菌斑生物膜

早期研究显示，手动器械和超声器械都可有效去除牙周致病菌，但在清除根分叉区域的细菌时，超声器械更具优势。近期一项较新的研究通过应用 DNA 杂交技术评估手动器械和超声器械治疗后根面微生物的变化，研究结果与早期研究结果相符，表明二者在减少牙周细菌的能力上有可比性。

为了达到破坏菌斑生物膜的最佳效果，无论使用何种器械进行治疗，都需要工作尖的末端与牙面广泛地接触。在此方面，与手动器械相比，超声器械特有的尖端设计可以很自然地

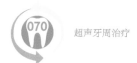

与牙面贴合，对清除菌斑生物膜具有更好的传导性，同时加上空穴作用和微声流的生物物理力使得对生物膜的破坏扩大到直接接触点以外。与手动器械相比，超声器械在牙菌斑破坏方面有显著优势。以上优势在根分叉区刮治表现得尤为明显。Hou 等人的研究表明根分叉入口常常小于手动器械工作刃的宽度，这严重影响了手动器械进入根分叉区域的便捷性。Leon 和 Vogel 比较了手动器械和超声器械在根分叉区刮治效果，结果显示虽在 I 度根分叉区二者无显著差别，但在 II 度和 III 度根分叉区域，超声器械刮治占明显优势。

总之，大量研究显示手动器械与超声器械都可以充分破坏菌斑生物膜，但超声器械特有的尖端设计可提供较好的贴合性，结合超声刮治（空穴作用和微声流的生物物理力）的机制，在根分叉或牙根形态异常区域刮治时优势明显，可更彻底地破坏菌斑生物膜，让其达不到引起疾病的水平。

（二）临床症状的消除

牙周炎是由菌斑生物膜引起的感染性牙周疾病，可引起牙龈红肿出血、附着丧失、牙槽骨吸收、牙齿松动甚至脱落。临床上评估牙周炎存在和进展的典型指标包括探诊深度（probing depth，PD）、附着水平（attachment level，AL）及探诊出血（bleeding on probing，BOP）。虽然将所涉及患牙牙根的形态、根面沉积物的类型、具体器械类型及治疗者操作水平等这些标准化是比较困难的，但是仍可以使用一些通用的标准来比较不同刮治方式的有效性。已有大量研究用于比较手动器械和超声器械两种刮治方式对临床疗效改善的效果。

探诊深度是指龈缘至袋底的距离，与龈下菌斑生物膜和牙周炎症状况密切相关，是牙周治疗的重要依据。探诊深度变浅，医师和患者比较容易清洁龈下区域，降低了牙周病复发的可能性。无论是早期还是近期的研究，比较手动器械和超声器械治疗后平均探诊深度变化量的结果显示，二者效果几乎相同。但在临床上很少有龈缘刚好和釉牙骨质界相一致的情况，仅依靠探诊深度评估临床牙周炎症情况是不够的，临床上通常通过附着水平反映牙周附着丧失情况。

附着水平是指龈沟底或牙周袋底至釉牙骨质界的距离，可以比较客观准确地反映出牙周组织的破坏程度。与探诊深度相比，附着水平是更准确的指标。和探诊深度一样，大量研究显示，手动器械和超声器械刮治效果的附着水平相当。但临床上存在着影响附着水平探测精确性的干扰因素，如龈下牙石的干扰，邻面接触区及牙根角度过大所致的阻挡，复杂牙周袋及上颌磨牙腭侧根分叉过大的妨碍等。临床医师还应根据具体情况判断牙周组织的破坏程度。

如前文所述，龈下菌斑生物膜是牙周病的始动因子。牙周组织有炎症时毛细血管扩张增

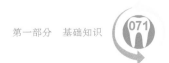

第一部分　基础知识 071

生，临床表现为牙龈颜色变得暗红或鲜红，质地松软无弹性，牙龈肿胀，牙龈缘边缘增厚，甚至肥大增生。牙龈增生促进菌斑堆积，加重炎症，探诊时牙龈容易出血。减轻炎症是牙周炎治疗的目标之一，探诊出血已被视为牙龈有无炎症的较客观的指标，并被临床医师普遍接受作为评估龈下炎症的方法。与探诊深度、附着水平等牙周病活性临床指标相似，大量研究也比较了使用手动器械和超声器械治疗后探诊出血的改善效果，结果显示二者探诊出血改善效果相当。

（三）牙体结构的保存

虽然研究显示手动器械刮治和超声器械刮治在探诊深度降低、临床附着获得、炎症减轻方面效果相当，但是牙周治疗的目标是消除疾病并尽量保存牙体组织，牙周病临床症状消除只是治疗的一部分，除此之外，还应考量何种治疗方式在治疗过程中能尽量保存牙体组织，避免过度治疗。

1.根面损伤

由于测量技术存在差异、器械尖端的完整性不一、刮治动作的幅度及所用时间无法统一等，因此评估不同刮治方法对根面的损伤程度是比较困难的。尽管存在困难，但是许多研究结果已经日趋接近。

多年来，手动器械在工作尖上的设计并没有大的改变，有一个刃状边缘，主要用于去除根面沉积物和污染的根面牙骨质，并进行根面平整来达到治疗的目的。但是使用刃状器械在做到去除根面沉积物的同时，不去除根面牙骨质是比较困难的。在治疗过程中，需要操作者不断地调整手动器械工作端的角度使得刃状边缘与牙面贴合，但是最终只能破坏接触点上的生物膜，且工作刃与所治疗的牙面、沉积物或修复体表面在显微水平上会产生空隙，导致某些部分接受极少量的刮治而某些部分接受过量的刮治。手动器械工作端的设计及去除沉积物的机制决定了其在治疗过程中可能去除大量牙骨质（也包含部分牙本质），因此使用手动器械进行牙周刮治的最大缺陷在于会导致牙体组织被过度去除，引起牙本质敏感。

已有大量研究比较了手动器械和超声器械在治疗过程中牙骨质的去除量。许多结果一致显示，与使用超声器械相比，使用手动器械进行龈下刮治时会去除更多的牙骨质。Ritz 等人在评估不同的刮治方法研究中，选用合适的力对90颗拔除的下前牙360个位点刮治12下后进行比较，结果显示使用超声器械刮治时平均牙骨质去除量为11.6 μm，而使用手动器械刮治的牙骨质去除量为108.9 μm，远远超过了使用超声器械的。Zappa、Vastardis 等人的研究结果与此类似，都表明使用手动器械刮治时牙骨质去除量远远大于使用超声器械的。牙骨质去除量大会导致牙本质敏感，并使得细菌更易侵入牙本质小管中，刺激牙髓。

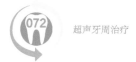

2.种植牙的刮治

当前种植修复已经成为牙列缺损修复的一种重要的手段，也是牙周炎患者失牙后进行修复的重要方法，应用越来越广泛。但种植体和天然牙一样，当菌斑生物膜聚集在种植体表面，也会引起种植体周支持组织的炎症，牙槽骨吸收，引起种植体周围组织病变（peri-implant disease）。种植体周围组织病变包括可逆的种植体周围黏膜炎（peri-implant mucositis）（图3-4）和不可逆的种植体周围炎（peri-implantitis），前者只涉及软组织，后者不仅累及软组织还累及支持种植体的牙槽骨，若不及时治疗将导致持续的骨吸收，骨结合失败，种植体最终松动、脱落。

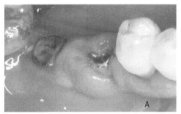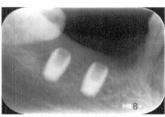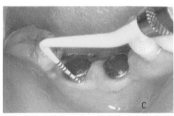

A. 46、47植入后，修复戴牙之前，出现种植体周围黏膜炎　B. X线片显示，46、47植体周围未见牙槽骨吸收，骨高度和密度尚可
C. 经过简单的机械菌斑清除后，46、47植体周围黏膜炎症完全消退，探诊深度处于正常水平

图3-4　种植体周围黏膜炎（钟泉医师提供）

种植体周围组织病变的发生与菌斑生物膜相关，去除菌斑生物膜对于治疗和控制种植体周围炎症感染是必要的。研究显示，与天然牙相似，种植体表面的粗糙程度也会影响细菌的定植吸附，刮治时所造成的种植体表面的损伤也会影响种植体的生物相容性。与天然牙一样，希望在不损伤种植体表面的前提下，高效并尽可能多地去除种植体临床水平及显微水平上的菌斑生物膜。由于许多研究表明，金属手动刮治器及超声器械都会导致种植体或种植基台钛面发生不可逆的损伤，因此金属手动刮治器械和超声刮治器械不适用于种植体钛面的维护，这一观点已得到临床医师的广泛认可。近年来，已经研发了专用于种植体表面刮治的由碳纤维或带一次性塑料套制作的超声尖等（详见本书第七章）。

（四）工作效率

与手动器械相比，超声器械的另一个优势是可减少治疗时间，提高治疗工作效率。影响治疗时间的因素包括所治疗患牙牙根的形态、根面沉积物的特性、所用器械的类型及临床医师的治疗技术水平。因此，对于一颗牙刮治治疗所需时间的长短是无法确定的。然而，现在许多有关比较手动器械与超声器械所需时间（治疗取得成功）的研究发现，为获得较好的临床可接受的结果，应用超声器械刮治每颗牙时所用的时间可能较少。

（五）其他清创方法

目前，随着科技的发展、研究的深入，人们已研究出各种不同于传统治疗的微创治疗方法，在彻底清除菌斑的同时能够最大限度保留牙骨质。如将 Er：YAG 激光用于龈下菌斑的微创去除；通过牙周内窥镜在可视情况下进行牙周的微创治疗；使用龈下喷砂抛光治疗牙周炎，对软硬组织创伤较小，也有利于保留牙骨质；等等。

当今，仍有许多医师倾向于使用手动器械和超声器械相结合的方式进行牙周刮治。一方面的原因可能是由于长期以来的治疗经验使他们认为使用两种器械进行牙周刮治均各有优缺点，超声器械容易达到一些手动器械无法达到的部位，而手动器械能够将部分软组织的感染清除，二者可以相互补充。另一方面的原因可能是缺少针对超声器械的训练和指导资源。因此，可认为二者结合的疗效优于单独使用的疗效。从前文可知，超声治疗的优点和有效性可满足牙周刮治的需要，系统而规范化的超声治疗指导与训练不可或缺，可充分利用超声治疗的优点，从而实现现代牙周治疗的最终目标。

（黄永玲　钟泉　葛颂　闫福华）

参考文献：

［1］　Dentino A，Lee S，Mailhot J，et al. Principles of periodontology ［J］. Periodontol 2000，2013，61（1）：16-53.

［2］　孟焕新. 牙周病学 ［M］.4 版.北京：人民卫生出版社，2012.

［3］　George M D，Donley T G，Preshaw P M. 超声牙周刮治原理与技术 ［M］.闫福华，李厚轩，陈斌，译.沈阳：辽宁科学技术出版社，2015.

［4］　Löe H，Silness J. Periodontal disease in pregnancy. I. Prevalence and severity ［J］. Acta OdontolScand，1963（21）：533-551.

［5］　Löe H，Theilade E，Jensen S B. Experimental gingivitis in man ［J］. J Periodontol，1965（36）：177-187.

［6］　Loesche W J. Chemotherapy of dental plaque infections ［J］.Oral Sci Rev，1976（9）：65-107.

［7］　Daly C G，Seymour G J，Kieser J B. Bacterial endotoxin：A role in chronic inflammatory

periodontal disease？［J］.J Oral Pathol, 1980, 9（1）：1-15.

［8］ Löe H, Anerud A, Boysen H, et al. Natural history of periodontal disease in man. Rapid, moderate and no loss of attachment in Sri Lankan laborers 14 to 46 years of age［J］. J Clin Periodontol, 1986, 13（5）：431-445.

［9］ 李德懿. 牙周病微生物学［M］.天津：天津科技翻译出版公司，1994.

［10］ Costerton J W, Lewandowski Z, Caldwell D E, et al. Microbial biofilms［J］. Annu Rev Microbiol, 1995（49）：711-745.

［11］ Socransky S S, Haffajee A D. The bacterial etiology of destructive periodontal disease：current concepts［J］.J Periodontol, 1992, 63（S4）：322-331.

［12］ Marsh P D. Dental plaque: biological significance of a biofilm and community life-style［J］. J Clin Periodontol, 2005, 32（S6）：7-15.

［13］ Hannig C, Hannig M, Attin T. Enzymes in the acquired enamel pellicle［J］. Eur J Oral Sci, 2005, 113（1）：2-13.

［14］ Bos R, Van der Mei H C, Busscher H J. Physico-chemistry of initial microbial adhesive interactions-its mechanisms and methods for study［J］. FEMS Microbiol Rev, 1999, 23（2）：179-230.

［15］ Busscher H J, Norde W, Van der Mei H C. Specific molecular recognition and nonspecific contributions to bacterial interaction forces［J］. Appl Environ Microbiol, 2008, 74（9）：2559-2564.

［16］ Nobbs A H, Jenkinson H F, Jakubovics N S. Stick to your gums：Mechanisms of oral microbial adherence［J］.J Dent Res, 2011, 90（11）：1271-1278.

［17］ Kolenbrander P E, Palmer Jr R J, Rickard A H, et al. Bacterial interactions and successions during plaque development［J］. Periodontol 2000, 2006（42）：47-79.

［18］ Allison D G.The biofilm matrix［J］. Biofouling, 2003, 19（2）：139-150.

［19］ Marsh P D, Devine D A. How is the development of dental biofilms influenced by the host ［J］.J Clin Periodontol, 2011, 38（S11）：28-35.

［20］ Kuramitsu H K, He X, Lux R, et al. Interspecies interactions within oral microbial communities［J］. Microbiol Mol Biol Rev, 2007, 71（4）：653-670.

［21］ Aleo J J, De Renzis F A, Farber P A, et al. The presence and biologic activity of cementum-bound endotoxin［J］.J Periodontol, 1974, 45（9）：672-675.

 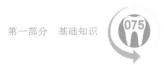

[22] Aleo J J, DeRenzis F A, Farber P A. In vitro attachmentof human gingival fibroblasts to root surfaces [J] . J periodontol, 1975, 46 (11) : 639-645.

[23] Assad D A, Dunlap R M, Weinberg S R, et al. Biologic preparation of disease root surfaces. An in vitro study [J] . J Periodontol, 1987, 58 (1) : 30-33.

[24] Jons W A, O' Leary T J. The effectiveness of in vivo rootplaning in removing bacterial endotoxin from the roots of periodontally involved teeth[J] . J Periodontol, 1978, 49(7): 337-342.

[25] O' Leary T J. The impact of research on scaling and root planning [J] . J Periodontol, 1986, 57 (2) : 69-75.

[26] Hughes F J, Smales F C. Immunohistochemical investigation of the presence and distribution of cementum-associated lipopolysaccharides in periodontal disease [J] . J Periodontol Res, 1986, 21 (6) : 660-667.

[27] Hughes F J, Auger D W, Smales F C. Investigation of the distribution of cementum-associated lipopolysaccharides in periodontal disease by scanning electron microscope immunohistochemistry [J] . J Perodontol Res, 1988, 23 (2) : 100-106.

[28] Hughes F J, Smales F C. The distribution and quantitation of cementum-bound lipopolysaccharide on periodontally diseased root surfaces of human teeth [J] . Arch Oral Biol, 1990, 35 (4) : 295-299.

[29] Ito K, Hindman R E, O' Leary T J, et al. Determination of the presence of root-bound endotoxin using the local Shwartzman phenomenon (LSP) [J] . J Periodontol, 1985, 56 (1) : 8-17.

[30] Moore J, Wilson M, Kieser J B. The distribution of bacterial lipopolysaccharide(endotoxin) in relation to periodontally involved root surfaces[J] . J Clin Periodontol, 1986, 13(8): 748-751.

[31] Cheetham W A, Wilson M, Kieser J B. Root surface debridement: An in vitro assessment [J] . J Clin Periodontol, 1988, 15 (5) : 288-292.

[32] Nakib N M, Bissada N F, Simmelink J W, et al. Endotoxin penetration into root cementum of periodontally healthy and diseased human teeth [J] . J Periodontol, 1982, 53 (6) : 368-378.

[33] Maidwell-Smith M, Wilson M, Kieser J B. Lipopolysaccharide (endotoxin) from

individual periodontally involved teeth［J］. J Clin Periodontol, 1987, 14（8）: 453-456.

［34］ Wilson M, Moore J, Kieser J B. Identity of limu-lus amoebocyte lysate-active root surface materials from periodontally involved teeth［J］. J Clin Periodontol, 1986, 13（8）: 743-747.

［35］ Kinane D F, Preshaw P M, Loos B G. Host-response: Understanding the cellular and molecular mechanisms of host-microbial interactions-consensus of the Seventh European Workshop on Periodontology［J］. J Clin Periodontol, 2011, 38（S11）: 44-48.

［36］ Preshaw P M, Taylor J J. How has research into cytokine interactions and their role in driving immune responses impacted our understanding of periodontitis［J］. J Clin Periodontol, 2011, 38（S11）: 60-84.

［37］ Löe H, Anerud A, Boysen H, et al. The natural history of periodontal disease in man. The rate of periodontal destruction before 40 years of age［J］. J Periodontal, 1978, 49（12）: 607-620.

［38］ Haffajee A D, Socransky S S. Attachment level changes in destructive periodontal diseases ［J］. J Clin Periodontol, 1986, 13（5）: 461-475.

［39］ Socransky S S, Haffajee A D, Goodson J M, et al. New concepts of destructive periodontal disease［J］. J Clin Peridontol, 1984, 11（1）: 21-32.

［40］ Listgarten M A, Ellegaard B. Electron microscopic evidence of a cellular attachment between junctional epithelium and dental calculus［J］. J Periodontal Res, 1973, 8（3）: 143-150.

［41］ Allen D L, Kerr D A. Tissue response in the guinea pig to sterile and non-sterile calculus ［J］. J Periodontol, 1965（36）: 121-126.

［42］ Cobb C M. Non-surgical pocket therapy: Mechanical［J］. Ann Periodontol, 1996, 1（1）: 443-490.

［43］ Hunter R K, O' Leary T J, Kafrawy A H. The effectiveness of hand versus ultrasonic instrumentation in open flap root planning［J］. J Periodontol, 1984, 55（12）: 697-703.

［44］ Breininger D R, O' Leary T J, Blumenshine R V. Comparative effectiveness of ultrasonic and hand scaling for the removal of subgingival plaque and calculus［J］. J Periodontol,

 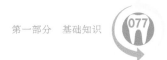

1987, 58（1）：9-18.

［45］ Kepic T J, O'Leary T J, Kafrawy A H. Total calculus removal: an attainable objective？［J］. J Periodontol, 1990, 61（1）：16-20.

［46］ Thornton S, Garnick J. Comparison of ultrasonic to hand instruments in the removal of subgingival plaque［J］. J Periodontol, 1982, 53（1）：35-37.

［47］ Apatzidou D A, Kinane D F. Nonsurgical mechanical treatment strategies for periodontal disease［J］. Dent Clin North Am, 2010, 54（1）：1-12.

［48］ Marda P, Prakash S, Devaraj C G, et al. A comparison of root surface instrumentation using manual, ultrasonic and rotary instruments: An in vitro study using scanning electron microscopy［J］. Indian J Dent Res, 2012, 23（2）：164-170.

［49］ Oosterwaal P J, Matee M I, Mikx F H, et al. The effect of subgingival debridement with hand and ultrasonic instruments on the subgingival microflora［J］. J Clin Periodontol, 1987, 14（9）：528-533.

［50］ Leon L E, Vogel R I. A comparison of the effectiveness of hand scaling and ultrasonic debridement in furcations as evaluated by differential dark-field microscopy［J］. J Periodontol, 1987, 58（2）：86-94.

［51］ Renvert S, Wikström M, Dahlén G, et al. Effect of root debridement on the elimination of Actinobacillus actinomycetemcomitans and Bacteroides gingivalis from periodontal pockets［J］. J Clin Periodontol, 1990, 17（6）：345-350.

［52］ Socransky S S, Haffajee A D, Cugini M A, et al. Microbial complexes in subgingival plaque［J］. J Clin Periodontol, 1998, 25（2）：134-144.

［53］ Hou G L, Chen S F, Wu Y M, et al. The topography of the furcation entrance in Chinese molars. Furcation entrance dimensions［J］. J Clin Periodontol, 1994, 21（7）：451-456.

［54］ Badersten A, Nilvéus R, Egelberg J. Effect of nonsurgical periodontal therapy. I. Moderately advanced periodontitis［J］. J Clin Periodontol, 1981, 8（1）：57-72.

［55］ Copulos T A, Low S B, Walker C B, et al. Comparative analysis between a modified ultra-sonic tip and hand instruments on clinical parameters of periodontal disease［J］. J Periodontol, 1993, 64（8）：694-700.

［56］ Boretti G, Zappa U, Graf H, et al. Short-term effects of phase I therapy on crevicular

cell populations［J］. J Periodontol, 1995, 66（3）: 235-240.

［57］ Kocher T, Konig J, Hansen P, et al. Subgingival polishing compared to scaling with steel curettes: A clinical pilot study［J］. J Clin Periodontol, 2001, 28（2）: 194-199.

［58］ Ioannou I, Dimitriadis N, Papadimitriou K, et al. Hand instrumentation versusultrasonic debridement in the treatment of chronic periodontitis: A randomized clinical and microbiological trial［J］. J Clin Periodontol, 2009, 36（2）: 132-141.

［59］ Ritz L, Hefti A F, Rateitschak K H. An in vitro investigation on the loss of root substance in scaling with various instruments［J］. J Clin Periodontol, 1991, 18（9）: 643-647.

［60］ Vastardis S, Yukna R A, Rice D A, et al. Root surface removal and resultant surface texture with diamond-coated ultrasonic inserts: An in vitro and SEM study［J］. J Clin Periodontol, 2005, 32（5）: 467-473.

［61］ Zappa U, Smith B, Simona C, et al. Root substance removal by scaling and root planning［J］. J Periodontol, 1991, 62（12）: 750-754.

［62］ Rimondini L, Farè S, Brambilla E, et al. The effect of surface roughness on early in vivo plaque colonization on titanium［J］. J Periodontol, 1997, 68（6）: 556-562.

［63］ Fox S C, Moriarty J D, Kusy R P. The effects of scaling a titanium implant surface with metal and plastic instruments: An in vitro study［J］. J Periodontol, 1990, 61（8）: 485-490.

［64］ Louropoulou A, Slot D E, Van der F. The effects of mechanical instruments on contaminated titanium dental implant surfaces: A systematic review［J］. Clin Oral Implants Res, 2014, 25（10）: 1149-1160.

［65］ Dahiya P, Kamal R. Ultra-morphology of root surface subsequent to periodontal instrumentation: A scanning electron microscope study［J］. J Indian Soc Periodontol, 2012, 16（1）: 96-100.

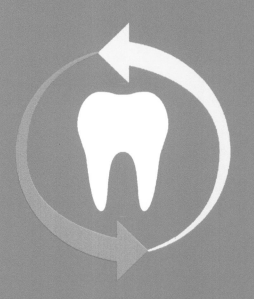

第二部分
治疗前准备

第四章
病史和医患沟通

牙周刮治和外科手术一样，术中可能产生出血和疼痛等反应，有时需要局部麻醉，而且有不同程度的损伤和菌血症现象。因此，可能引发不同程度的全身反应，并可能激发某些全身系统疾病加重或诱发严重的全身并发症。同时，牙周刮治还可能对患者的心理产生影响，部分患者会产生恐惧和精神紧张，医师在制订牙周治疗计划时应当对患者局部和全身状况做出充分的评估，对牙周刮治可能引发的各种并发症要有深入了解。

牙周病的患病率很高，但就诊率很低。牙周基础治疗后，能定期维护治疗的比例低于30%，除了与医疗保险制度、科普等因素有关，跟医患沟通也有密切关系。牙周诊疗的医患沟通与其他学科的医患沟通有共性，但也有其特殊性。

第一节　有全身疾病患者的牙周刮治

一、原发性高血压

根据 WHO 的界定，在未使用降压药的情况下，血压小于 120/85 mmHg 为正常血压，大于 140/90 mmHg 为高血压，介于二者之间为临界血压。无心、脑、肾等器官并发症的单纯性高血压，一般对牙周刮治有良好的耐受性。但术中要监测血压的波动，以防血压的骤然升高可能导致高血压脑病或脑血管意外等危象。如血压高于 180/100 mmHg，则应先接受内科治疗，等血压降到正常水平才能进行牙周刮治。同样重要的是既往血压最高值、血压的波动情况和自觉症状，如患者血压存在既往最高水平、近来血压波动较大或有头痛头晕等症状，即使在牙周刮治当日血压未达 180/100 mmHg，也应暂缓牙周刮治。

牙周刮治时必须确保无痛，局部麻醉药多使用利多卡因注射液。如使用含有肾上腺素的局部麻醉药，肾上腺素一次剂量必须低于 0.04 mg。有研究表明，术前将血压控制在小于 160/90 mmHg，采用复方阿替卡因注射液对高血压患者进行局部浸润麻醉不会对血压和心率

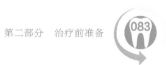

产生明显影响。

二、心功能

美国纽约心脏病学会的心功能分级方法：

Ⅰ级：心脏病患者日常活动不受限制，一般活动不引起乏力、呼吸困难等心衰症状。

Ⅱ级：心脏病患者日常活动轻度受限，休息时无自觉症状，一般活动会出现心衰症状。

Ⅲ级：心脏病患者体力活动明显受限，低于平时一般活动即可出现心衰症状。

Ⅳ级：心脏病患者不能从事任何体力活动，休息时也会出现心衰症状。

在确保镇痛完全，让患者安静、不激动、不恐惧或不紧张的前提下，心功能为Ⅰ级或Ⅱ级的心脏病患者可以耐受牙周刮治术。

三、冠状动脉粥样硬化性心脏病（冠心病）

冠心病是冠状动脉发生粥样硬化，引起管腔狭窄或闭塞，导致心肌缺血缺氧或坏死而引起心脏病，临床上分为慢性冠心病和急性冠状动脉综合征两大类。前者包括稳定型心绞痛、缺血性心肌病和隐匿性冠心病等，后者包括不稳定型心绞痛、ST段抬高型心肌梗死、非ST段抬高型心肌梗死。

不稳定型心绞痛患者可能会在休息或睡觉时发作，疼痛症状变化突然，疼痛的持续时间和强度增加，有较高的心肌梗死风险。这些患者需要立即就医，不应接受牙周刮治。没有心肌梗死病史的稳定型心绞痛患者，且过往治疗没有对心血管系统施加过大的压力，牙科治疗期间很少发生心血管并发症。进行牙周刮治术前要准备好口服硝酸异山梨醇酯（消心痛），或必要时含硝酸甘油类扩张冠状动脉药物，以防不测。

四、菌血症对心脏的威胁

牙周刮治可能使细菌进入血液循环，引起一过性的菌血症。菌血症严重程度与牙周组织状况、刮治牙齿数目等有关。大多情况下，不会引起严重不良后果，但对身体极度虚弱、患有心血管瓣膜受损类疾病（包括风湿性心脏病和其他获得性瓣膜功能不全、先天性心脏畸形、人工心脏瓣膜和瓣膜手术后）的患者，冠状动脉支架植入和有细菌性心内膜炎病史的患者，

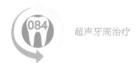

可能造成严重威胁。在牙周刮治术前，这类患者必须预防性使用抗生素，常用的是阿莫西林胶囊（成人2 g，儿童50 mg/kg），在术前1小时口服。阿莫西林是甲型溶血性链球菌的杀灭剂，具有胃肠道吸收好，有较高和持久的血药浓度等特点。但术前近14天内使用阿莫西林胶囊者，则不得使用阿莫西林胶囊预防心内膜炎。对阿莫西林胶囊过敏的患者可以使用大环内酯类抗生素，如红霉素、克林霉素、阿奇霉素和克拉霉素等。

五、心律不齐

偶见的过早博动，无症状的Ⅰ度或Ⅱ度房室传导阻滞，右束支传导阻滞而心功能良好，可以耐受牙周刮治术。但在行牙周刮治术前，应咨询患者的内科或心脏病专科医师。手术中常需要监测与合并用药。

频发性室性早搏、Ⅲ度房室传导阻滞、左束支传导阻滞、房颤者，行牙周刮治术易发生并发症。

六、心脏病患者的局部麻醉

心脏病患者使用的局麻药物以2%利多卡因注射液为宜，如有Ⅱ度以上传导阻滞不宜使用利多卡因。血管收缩剂去甲肾上腺素能提高局部麻醉效果，延长麻醉时间，但要关注可能产生的心率加快、血压升高、心肌供血减少等不良反应。因此，应控制去甲肾上腺素的剂量，总剂量应控制在0.04 mg以内。

七、呼吸系统疾病

给肺部疾病如慢性支气管炎、肺气肿、支气管气喘等的患者行牙周刮治术时，不应进行双侧神经阻断（下齿槽神经和大腭孔），因为这可能引起患者咽喉反射或窒息。此外，应避免使用有呼吸抑制作用（镇静剂、患者仰卧姿势）的治疗措施。

八、肝功能受损

急性肝炎患者不得进行牙周刮治。慢性肝病也可能伴随着代谢药物的功能不足和凝血因

 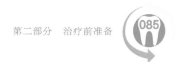

子合成不足。局部麻醉剂阿替卡因在组织中几乎可以完全水解成无毒的代谢物，即使在有严重肝衰竭的患者身上也不会累积。因此，阿替卡因注射液是肝功能受损患者局部麻醉时的首选药物。此外，患者术前要做凝血功能检查。

在治疗任何一种类型的病毒性肝炎患者的牙周时，应使用个人防护装备（如护目镜、面罩、手套），必须要严格遵守所有的感染控制要求，因为这类患者有潜在的传染性。

九、肾功能受损

慢性肾脏衰竭常见的治疗方法是血液透析和肾脏移植，这两种方法对牙周治疗的影响较大。在尚未咨询治疗这些患者的专科医师之前，不能在这些患者身上行牙周刮治术。肾脏移植及血液透析的患者必须预防性使用抗生素后才能进行牙周刮治。透析的患者会接受抗凝血剂治疗，因此有较高的出血倾向，在血液透析当天不应该进行任何的牙科治疗，最佳时机是透析翌日。局部麻醉药物最佳选择是阿替卡因，因其在组织中可以水解成无毒代谢物并具有较高的血浆蛋白结合能力。

十、糖尿病

糖尿病是一组由多病因引起的以高血糖为特征的代谢性疾病，是由于胰岛素绝对性或相对性缺乏所引起。糖尿病有两个基本类型：幼年发病型糖尿病（1型糖尿病）与成年发病型糖尿病（2型糖尿病）。

糖尿病患者的微血管病变和大出血血管病变会使得组织的血流量减少，以致局部免疫能力受损。因此，建议在行牙周刮治术前预防性使用抗生素。

牙周治疗时，空腹血糖值以控制在小于 8 mmol/L 及餐后血糖值小于 10 mmol/L 为宜。未控制而严重的糖尿病，应暂缓牙周治疗。糖尿病患者接受胰岛素治疗者，牙周治疗最好在早餐后 1~2 小时进行，因此时药物作用最佳，术后不影响正常进食时间。

如果胰岛素或其他降血糖药物过量使用，糖尿病患者最常见的并发症是低血糖，主要症状表现为颤抖、出汗、饥饿、心悸、紧张、血压轻度升高、四肢冰凉等。相反，如果糖尿病患者使用的胰岛素过少，术中因内源性或外源性肾上腺素的浓度增加时，就可能发展成血糖过高或糖尿病昏迷。因此，给有糖尿病史的患者进行牙周刮治时，应使用低浓度肾上腺素的局部麻醉剂。丙酮呼吸、疲劳、食欲不振、恶心、呕吐、极度口渴和尿频等都可能是糖尿病

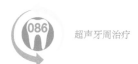

昏迷症的早期征兆,一旦发现有糖尿病昏迷的迹象时，应该立即联系内科医生。

十一、甲状腺功能亢进症

甲状腺功能亢进症的特征为甲状腺肿大、基础代谢率增加和自主神经系统失常。

手术刺激及感染可能引起甲状腺危象，有危及生命的可能，甲状腺危象的死亡率在20%以上。牙周刮治应选择在甲状腺功能正常、静息脉搏在100次/分以下、基础代谢率在+20%以下方可进行。注意减少对患者的精神刺激，努力使之清除恐惧、紧张感。麻醉药物中勿加肾上腺素。注意预防术后感染。

十二、贫血

贫血是指外周血红细胞数量减少、低于正常范围的下限、不能运输足够的氧气到组织而产生的综合征。在我国海平面地区，成年男性的血红蛋白浓度低于130 g/L，成年女性的血红蛋白浓度低于120 g/L，孕妇的血红蛋白浓度低于110 g/L，即可诊断为贫血。如果再生障碍性贫血、巨幼细胞性贫血、缺铁性贫血不严重，血红蛋白浓度在80 g/L以上，血细胞比容在30%以上，一般可进行牙周刮治。老年人或动脉硬化者，血红蛋白浓度应保持在100 g/L左右，以防止术中、术后出血。

溶血是红细胞遭到破坏、寿命缩短的过程。溶血超过骨髓的代偿能力引起的贫血即为溶血性贫血。慢性溶血性贫血有贫血、黄疸、肝脾肿大三大特征。溶血性贫血患者，术中或术后可能发生溶血危象或肾上腺皮质危象，应与有关专家合作方可进行牙周刮治。

十三、白细胞减少症和粒细胞缺乏症

成人外周血白细胞计数低于4×10^9/L，称为白细胞减少症。中性粒细胞绝对计数持续低于2×10^9/L，称为粒细胞减少症；如低于0.5×10^9/L，称为粒细胞缺乏症。

中性粒细胞计数如低于1×10^9/L时，易导致严重感染和创口愈合缓慢，应避免牙周刮治。如中性粒细胞绝对计数在（2~2.5）$\times 10^9$/L，或白细胞计数在4×10^9/L以上，患者方可耐受牙周治疗。

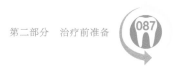

十四、白血病

白血病是造血系统的恶性肿瘤，各型白血病均可出现牙龈病损。

急性白血病常有发热和感染，约1/3以上患者起病时伴出血倾向，出血的主要原因是血小板减少；约2/3患者有贫血史。白血病细胞浸润口腔黏膜可引发牙龈及舌肿胀，甚至牙龈出血并继发感染。急性白血病为牙周刮治的禁忌证。

慢性白血病以慢性粒细胞白血病（简称"慢粒"）多见，主要见于中年人。多数慢粒患者经治疗而处于稳定期者，可以进行牙周刮治，但牙周刮治应与专科医师合作，并预防感染及出血。

十五、恶性淋巴瘤

恶性淋巴瘤为原发于淋巴结或淋巴组织的恶性肿瘤。典型者有无痛性、进行性淋巴结肿大，并多见于颈部；常见发热及肝脾肿大；晚期有恶病质、贫血等表现。

恶性淋巴瘤低度恶性者经合理治疗可有较长生存期，可与有关专家合作拔牙；高度恶性者预后差，为牙周刮治的禁忌证。

十六、出血性疾病

出血性疾病为止血功能缺陷引起，表现为自发性出血或损伤后出血不止。

原发性血小板减少性紫癜属于并无特殊病因引起的血小板减少的一种出血性疾病，发病机制与免疫有关。急性型常见于儿童，突然发生广泛，有严重的皮肤及黏膜出血，此时不可进行牙周刮治。慢性型较常见，约80%为青年女性，起病慢，可有持续性出血或反复发作，有皮肤出血、牙龈及口腔黏膜出血，牙周治疗最好在血小板计数高于100×10^9/L时进行。

血友病为一组遗传性凝血功能障碍的出血性疾病，共同特征为活性凝血活酶生成障碍、凝血时间延长、轻微创伤后就出血倾向。血友病患者进行牙周治疗前，应补充凝血因子Ⅷ。当血浆因子Ⅷ的浓度提高到正常水平的30%时，可进行牙周治疗。

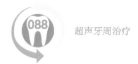

十七、人类免疫缺乏病毒感染

人类免疫缺乏病毒感染的急性期会持续数周并产生类似流行性感冒的症状。急性期之后是无明显症状的临床潜伏期，可能持续数月至数年。潜伏期的持续时间也取决于患者是否接受治疗。咨询人类免疫缺乏病毒感染患者的主诊内科医师后，在潜伏期时可以进行牙周刮治。由于这些患者的免疫能力受损，因此必须预防性使用抗生素。当血液中的 CD4+T 细胞数量低于 200 $/\mu L$ 时，即有全面爆发后天免疫缺乏症候群的可能。在爆发后天免疫缺乏症候群期间，牙周刮治是禁忌。

十八、怀孕和哺乳

在患者怀孕的第4~6个月期间，进行牙周刮治较为安全。如果患者正值哺乳期，巨环类抗生素和可待因会进入母乳，因此不应给正在哺乳的妇女使用这类药物；阿替卡因是首选的局部麻醉剂。

第二节　主诉和医患沟通

一、主诉

牙周病患者的常见主诉有刷牙出血、唾液中有血丝、枕巾上有血迹、吃过的水果上有血迹、口臭、牙齿松动、咀嚼无力和散在间隙，急性期往往有牙龈肿痛的主诉。牙周病早期，患者没有意识到上述症状是牙周疾病的表现。也有患者在牙周病早期并没有上述症状，这类牙周病患者往往由医生在做口腔检查时发现。

二、医患沟通的含义

狭义的医患沟通，是指在日常诊疗过程中，为使医患双方达成共识并建立信任合作关系，将医学与人文结合，医患双方围绕病情、诊疗、服务、健康及心理和社会等相关因素进行交流，为患者提供优质的医疗服务，使患者和社会满意。

广义的医患沟通，是指为了维护健康和促进医学发展，医务工作者、卫生管理人员、医学教育和科研工作者围绕医疗卫生和健康服务的法律法规、政策制度、道德与规范、医疗技术与服务规范、医学人才培养等方面，以非诊疗服务的各种方式与社会各界进行的沟通交流。

三、医患沟通的背景和意义

在医学的发展过程中，生物医学模式占主导地位。生物医学模式有较为严谨的科学实证思维，为人类的生命和健康做出巨大贡献。

随着社会的繁荣和进步，城市化趋势日益明显，公共卫生和社会保健的作用日益明显，越来越多的疾病和健康问题必须采取社会化的措施才能治愈和解决。健康是一项基本人权，健康利益是人类的共同利益，这已成为全人类的共识。共同保护生态环境，共同预防全球性高发病和严重传染病，医学社会化的趋势日益明显。1974年布鲁姆提出的环境健康医学模式包括环境、遗传、行为与生活方式和医疗卫生服务四个刺激因素。德威尔在环境健康医学模式的基础上，阐述了卫生服务和政策相结合的综合健康医学模式。

随着疾病谱发生显著变化，恶性肿瘤、心血管疾病、呼吸系统疾病发病率显著提高。1977年，美国医学专家恩格尔在综合健康医学模式的基础上提出社会心理生物医学模式。现代医学不得不面临最棘手的人的心理和社会无形的因素对疾病和健康的影响，这些因素既能治病又能致病，心身疾病成为现代医学不易攻克的堡垒。

随着经济体制改革的进展，在经济上，医疗机构被要求独立生存于市场经济环境中，以市场经济的方式服务患者和社会，医方的思想行为和职业行为不得不随之改变。而患者和社会仍然对医务人员怀着"看病归国家管"的期望，以往无条件"救死扶伤"的人道主义精神被"经济"这只无形的手掌控，导致医疗机构不得不关注经济效益，以谋求生存和发展。因此，计划经济时代的医患"天然盟友"的传统关系受到强烈撼动，医患纠纷时有发生，医患关系变得不那么和谐了。据某省卫生行政部门对省内医疗机构抽样调查和统计分析，1993—1995年，该省每年发生医疗纠纷约700起；1998年，该省发生的医疗纠纷陡然增至6000多起，增幅之大，令人吃惊，并且不少医患矛盾激化为对医务人员的人身伤害案件。

美国和德国的医疗技术在世界上名列前茅，但美国每年发生医疗事故死亡人数依然在4.4万～9.8万。人口只有8200万的德国，每年发生的医疗事故也在10余万起。但这些西方

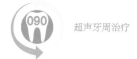

国家的医患关系和谐，这与医生在民众中公信力比较强，医疗保险制度、医疗法律和相关配套措施较为完善有关。

研究表明，影响医患关系的因素包政治、经济、意识形态、文化、教育、法制、风俗习惯等。因此，减少和防范医疗纠纷的发生不能仅仅依赖一种方法或一门学科，而是要把哲学、政治经济学、医学伦理学、医学心理学、社会学、法学等相结合进行理论研究和实践探索。因此，在我国逐渐健全医疗法律体系、提高医疗经费投入、深化卫生体制改革和提高医院管理水平的同时，医务工作者要提高自身的人文素养，以社会－心理－生物医学模式为导向，改变自身观念和医疗实践的方法。

四、医患沟通的基本原理

医患沟通本质上是一种人际沟通，因此，医患沟通的基本原理与人际沟通是一致的。沟通过程由信息、信息背景、发送者－接收者、反馈、渠道、干扰和环境等七大要素组成。信息是指沟通者所要传递给别人的观念、思想和情感的具体内容。信息背景是指引发沟通的理由，一个信息的产生常受发出信息者过去的经验、对目前环境的领会感受及对未来的预期等影响，这些内容共同构成信息的背景因素。参与沟通的双方既是信息发送者，也是信息接收者，即发送－接收者。反馈是指发送者－接收者相互之间的反应过程和结果。渠道是指信息由一方传递给另一方所经过的路线。一般来说，采用的沟通渠道越多，沟通双方越利于更好、更快地理解信息。干扰是指妨碍信息发送者－接收者准确理解和传递信息的自身或外部因素。环境是指沟通发生的地方和周围条件。信息传递并不是沟通的最重要目的，沟通的最重要目的在于让信息接收者理解信息，说服信息接收者，并采取相应的行动，或者根据自己的经验和感受提出自己的看法和建议。

要进行有效的医患沟通，就必须遵守医患沟通的基本原则。一般而言，医患沟通的基本原则包含以下五个方面的内容。

（1）诚信。诚信是沟通的基础，只有真诚地与他人沟通，才能让对方有安全感，从而产生感情的共鸣。

（2）尊重他人。每个人都有得到别人尊重的愿望，在尊重自己的同时更要尊重他人。在医疗服务中，要给予患方平等、尊重、关爱、同情等精神慰籍。患方自愿是医疗行为的必备条件（特殊患者除外）。

（3）连续性。有时间、沟通内容和方式上的连续性是有效沟通的前提。沟通主体做出反

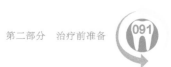

馈的依据是自己的经验、情绪和期望。只有了解患方的社会史、病史等，才能较好地预测患者当下或将来的行为。

（4）明确表达信息。当沟通中所传递的信息能被对方理解时，就可以认为信息是明确的。明确的信息才有可能达到预期的沟通效果。发布信息时用接收者能够理解的文字、语言、语气来表达是发送者的责任。医方要用通俗易懂的语言传递信息，必要时采用画图、动漫和视频等手段表达明确的信息。

（5）理性，避免情绪化。医患沟通中传递的信息是以医学科学为基础，在人文关怀的前提下，要客观真实地传递诊断、治疗、风险及预后的事实，即理性传递科学信息。

五、医患沟通的功能

从本质上而言，医患沟通是信息的传递和反馈过程，具有以下几种功能。

（1）信息传递功能。掌握信息有助于消除医患双方认识上的模糊性和不确定性，有助于了解和预测事物发展的状态和趋势并做出反应。信息是否被充分认知，主要取决于医患双方的主观能动性。由于认识的个体差异，医患双方对同一信息的认识程度不同，有效沟通有助于解决这一问题。

（2）情感交流功能。在沟通过程中，医患双方可以了解彼此的喜怒哀乐、对待事物的态度和个人意愿，为良性互动起到很好的铺垫。

（3）控制功能。通过沟通，医患双方相互之间传递了信息，交流了感情，并根据这些信息对实践做出决定，使实践过程符合双方的期待和愿望，防止事情发展的自发性和任意性。

六、医患沟通的基本方法

（1）医方有效表达善意。医疗活动中，医护人员要主动有效表达善意。医护人员首先要使用和善的肢体语言和亲切的口头语言，让患者及其家属感受到温馨、安全、舒适的氛围。遇到急症患者，动作要迅速。口头语言要根据患者的职业、身份、年龄、文化背景等具体情况，恰当称呼，应避免直呼其名或昵称。

（2）善于倾听患者的诉求。了解患方信息主要通过倾听，倾听时要"三到"：眼到，和患者要有目光接触，不仅可以获得信息，也是对患者的尊重；耳到，准确理解患者信息，多使用"要点反馈"技巧，适时附和；心到，医方的表情要与沟通的内容和患者的感受相一致，

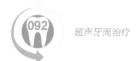

力争达到感情的共鸣。

（3）医患谈话。医患谈话是医患沟通的重要环节。在尊重医学科学和人文关怀的基础上，医患谈话要充分应用语言技巧，展现医学的艺术和医患的和谐。

（4）医患合作。现代医学模式要求医患双方不仅是服务与被服务的关系，而且是平等的合作关系，甚至是朋友关系。和谐的合作关系，是取得满意的治疗结果的前提。

七、医患沟通的语言技能

在医患沟通中，医生是否有得体的语言对沟通的效果起到很重要的作用。医患言语沟通要符合言语交际的一般交际规律，如过程性、行为性等，但医患沟通中交际要素和交际过程有其特殊性。语言包括口头语言、肢体语言和书面语言等三种表现形式。

多用亲切平缓的语气。多数患者心理比正常状态下更脆弱。同样的句子，伴随不同的表情和动作，会让信息接收方产生不同的反馈。有时，语气比语言的内容更重要。在整个医疗过程中，杜绝使用伤害性语言，如"你怎么这么迟才来医院"，它通过大脑皮层与内脏相关机制可引起病情加重。对预后不良的患者可以先与其家属沟通，以期得到患者家属的配合。同时，如果患者在其他地方就诊过，也不要说伤害同行的语言。多数情况使用开放式提问，使患者有主动、自由表达自己的想法、感受的可能，便于全面获取患者病情和心理状况等信息。少数情况下，为快速了解病情，可以采用封闭式提问。乐观向上、轻松幽默的语言有时能让患者驱散心中的乌云，取得患者的配合，使患者增强战胜疾病的信心，更加坚定同疾病做斗争的决心。

肢体语言是指非词语性沟通，包括目光、表情、身体姿势和动作行为等方面。在会谈信息总效果中，词语占7%，音调占38%，面部表情和肢体动作占55%，后两者是非词语沟通方式。在医患沟通中，医生如能准确理解、认识并应用肢体语言，对提高医患沟通效率有重要的价值。肢体语言要注意以下几个方面。

（1）仪表举止。仪表是人容貌、体形、发型、姿势、神态、服饰等的综合表现。面对患者，体现出职业化的状态，对初次交往来说极为重要，并且还会影响以后的交往。医患沟通中，患者首先感受的是医生的举止、风度等外在表现，和蔼可亲的言谈举止可使患者产生尊重和信任的心理，增强其战胜疾病的信心。医生必须养成举止谦和、文明礼貌的行为习惯。

（2）目光和表情。对医生来说，一方面要善于识别和解读患者目光中所传递的信息；另一方面要善于应用目光接触，反作用于患者，即使遇到重病患者，也要控制好自己的情绪，要有举重若轻的表情，让患者在目光中得到信任和支持，促进双方良好的交往与关系的发

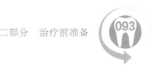

展。临床上，医生和患者交谈时要用短暂的目光接触检验信息是否被患者接受，从对方的回避视线、瞬间的目光接触等来判断对方的心理状态。

（3）身体姿势。身体姿势能传递个人情绪状态的信息，能反映沟通双方彼此的关系和态度。医患之间谈话时，双方要保持适当的距离——约一个手臂的长度，以避免面对面的直视，这种距离便于医患双方的目光可以自由接触和分离，而不至于尴尬和产生压迫感。医护人员对患者表示安慰、安抚时，距离可以近一些。心理学家研究的结果表明，医患肢体接触的动作常常会对患者产生良好的效果。例如，患者在牙椅上从躺的姿势转为坐的姿势时，轻扶患者的背部以示支持；复杂治疗结束后，扶患者从牙椅上站起来，双手握住患者的手以示安慰或祝贺。这些都是医护人员明显善意的沟通方式。

书面沟通是双方借助文字、图表等符号进行的沟通，是医患交流的重要方面，也是维护医患双方权益的重要保障。虽然书面语言沟通效率低，用时长，但是书面沟通具有内容明确、证据有力、清晰可查等特点。

八、牙周治疗的医患沟通

牙周病是人类的常见病和多发病。牙周的健康不仅关系到咀嚼、食物的消化和吸收功能，而且与胃、肠、肺、心脏、肾脏等器官的健康关系密切。中重度牙周炎还可能对言语、表情、容貌、味觉及心理状态产生影响。

牙周病的患者常常具有以下特点。

（1）依从性差。首先，根据健康信念模式的理论，能否实施健康行为，取决于个人对疾病不治疗的后果严重性的认知程度。他认为后果越严重，就越可能及时治疗以防止疾病进一步恶化。牙周病主要以局部症状为主，病程可长达几年甚至几十年，多数情况下没有严重的全身症状，不直接危及生命，不容易引起人们的重视。因此，一些错误的观点和说法仍然根深蒂固，如牙龈肿痛是"上火"造成的，会自然消退；人到一定年龄牙齿自然会脱落，不需要到医院去治疗。中国不少地方有妇女坐月子期间不刷牙的风俗，理由竟然是女性坐月子刷牙，以后牙齿容易松动。怀孕期间，孕妇的牙龈容易发炎，如果坐月子不刷牙，对牙周更是火上浇油。对于有侵袭性牙周炎的患者，坐月子不刷牙对牙周的危害特别严重。其次，取决于对自己特定健康行为易感性的认识。如果一个人越认为自己易患上某种疾病，就越可能采取相应的预防措施。如果患者家族中多人有重度牙周炎导致的牙齿松动脱落，医生稍微提醒牙周问题或隐患时，患者往往会很重视，甚至主动要求医生重点检查牙周情况。此外，一个人所

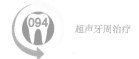

处的环境因素，如健康教育的方式可以使人认识到以前所不知道的一些危害健康的因素。

（2）有牙科焦虑症。牙科焦虑症的发病率为4%~30%。我国高度牙科焦虑症人群占18.7%，挪威高度牙科焦虑症人群占16.7%，澳大利亚高度牙科焦虑人群占18.1%。在即将进行牙周治疗的患者中，约有71%的患者感到焦虑及恐惧，而且在治疗期间会加重这种焦虑心理。牙周病患者相比其他患者更容易具有高度焦虑状态。压力、抑郁和焦虑虽然未被定义为牙周病的危险因素，但是越来越多的证据显示，焦虑情绪是牙周炎的相关致病因素之一。

（3）重度牙周炎患者常有口臭，前牙散在间隙或移位，严重影响美观，与人交往时容易出现自卑的心理，对职业、交友、配偶选择、工作等可能造成不利影响。

（4）不少患者不了解牙周病的治疗效果与治疗时机密切相关，不懂中重度牙周炎治疗的复杂性，不懂牙周治疗长期效果与自身口腔卫生维护密切相关，症状稍有反复就不能接受，盲目认为是由于医生的技术问题造成不理想的治疗结果。

（5）牙周病的高发病率还与社会因素有关。目前，我国对牙周病的预防保健和治疗的知识宣传不足，口腔医疗的资源总体比较匮乏，分布不均衡。人民群众对口腔疾病了解较少，对口腔健康保健要求不高，这些已经影响到牙周病防治的普及与推广。中重度牙周炎牙周治疗疗程长，同一颗牙短期内可能要重复治疗多次，医保报销或保险公司只能赔付一次，其余要自费。因此，许多患者不愿意在牙周治疗上花费更多的资金。以上现象说明社会对牙周病缺乏正确的认识和了解，我国的经济发展水平与人民群众口腔健康需求尚有差距。

我国内地口腔医师人口比仅为1：（35000~40000）、台湾地区约为1：4000、香港地区约为1：3500，而其他国家如美国约为1：1200、日本约为1：1000、北欧约为1：800。我国牙周病学专业起步相对较晚，牙周病学专业委员会于1999年才成立，多数省级口腔医院牙周科直到20世纪90年代或21世纪初期才成立。口腔专业人才中从事牙周病专业的少之又少，因此，我国至今仍是牙周专业人力资源比较缺乏的国家之一。

九、诊断中的医学信息沟通

诊断时的医学信息沟通，不仅要注意牙周诊疗的相关内容，而且要注意人文关怀，在接诊的前3分钟尤为重要。如果患者坐在牙椅上出现紧张、焦虑，要采取必要措施，减轻或消除患者的不利心理影响，为后续沟通创造积极的条件。

与牙周病诊疗的相关内容包含三个部分。第一，询问牙周病的现病史和治疗史，牙周病相关的症状和行为习惯，如刷牙出血、口臭、牙龈肿痛、牙周治疗史、洁牙习惯、刷牙习惯、吸烟情况等。第二，还要询问牙周病或牙菌斑可能危及或加重的全身性疾病，如幽门螺旋杆菌检测呈阳性的胃炎、胃溃疡、胃癌，冠状动脉粥样硬化，肾病，呼吸系统疾病，糖尿病和类风湿等。如果患者有以上疾病，在沟通中，增加一些牙周病对全身疾病影响的信息，往往能显著提高患者的依从性。对于已婚育龄妇女，还要询问是否有备孕计划。第三，询问一些可能影响牙周治疗的全身性疾病，如心血管系统疾病、呼吸系统疾病、内分泌系统疾病、消化系统疾病、传染性疾病和血液病，以及女性的妊娠、哺乳和月经情况。

术前牙周摄影不仅有利于医生保存资料（图4-1），而且有利于患者对自己的牙周状况有更直观和清晰的认识，强化对牙周问题严重性的认识。

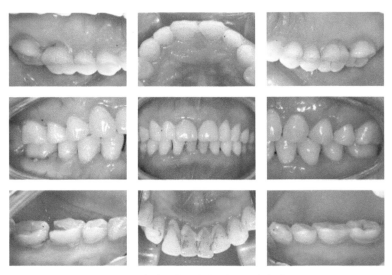

图4-1　术前口内照片（马守治医师提供）

展示根尖片和全景片有利于跟患者解释牙槽骨吸收的严重程度和预后。

采集龈下菌斑标本涂片，在暗视野或相差显微镜上观察细菌大小、形态、数量和运动性是菌斑检测的最简单方法。牙周健康位点的细菌以非可动菌为主，牙周炎症位点的螺旋体和可动的弯曲杆菌比例大。让患者在显示屏上清晰看到牙菌斑中的细菌形态学特点，有利于跟患者解释牙周病的病因，有利于提高患者维护口腔卫生的依从性，有利于治疗和维护中的菌斑监测。

十、牙周治疗中的积极医患沟通

牙周治疗是在非直视状态下进行，尖锐的牙周治疗器械直接与患者牙龈或根面接触，大

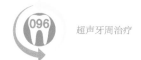

部分患者在治疗过程中会产生不适甚至酸痛感。疼痛可能使患者在治疗过程中不能很好地配合治疗，影响治疗效果，加剧其焦虑及恐惧感，降低依从性。而且，部分患者害怕注射针头，拒绝接受局部麻醉注射，导致患者在治疗中的疼痛感增强，更加惧怕牙周治疗。因此，在牙周治疗过程中实施局部麻醉时，尽可能使用无痛麻醉技术，辅以心理安慰，避免因治疗过程中的疼痛加重患者的牙科畏惧症。

牙周治疗的疗程长，复诊次数多。如果初次进行牙周治疗就产生牙齿酸软不适，患者容易对牙周治疗产生焦虑心理，就会逃避或拖延就诊，错过最佳治疗时机。

为减轻或消除牙科畏惧症对牙周治疗产生的不利影响，术中要加强医患沟通，创造轻松、舒适的治疗氛围。比如，在诊室内播放轻柔的音乐，采取分散患者注意力的方法，医生可以问患者一些患者感兴趣的话题，让患者注意力转移到别处。将无痛观念始终贯穿于牙周诊疗的各个环节，包括探诊用力要轻、无痛麻醉和无痛治疗。对严重畏惧症者还可以采用下列方法减轻或消除牙科畏惧症。

（1）脱敏治疗。对第一次就诊的患者，要先简单介绍治疗过程，消除其因陌生而产生的恐惧感；对有过不愉快治疗经历的患者，要改变其想法，就需要医生有很高超的技能，告知患者有很多相似症状的患者治疗过程都很顺利，从而让其在情绪上放松。

（2）催眠疗法。催眠是一种人为诱导的类似睡眠又非睡眠的意识恍惚心理状态，其特点是被催眠者自主判断、自主意愿行动减弱或丧失，感觉、知觉发生歪曲或丧失。在催眠过程中，被催眠者遵从催眠师的暗示或指示并做出反应。这种方法如果顺利进行，可以使患者在心理上放松，减少焦虑情绪。但是，并不是所有牙科医生都掌握此技术，而且此技术可能耗时较长，降低了就诊的效率。

（3）镇静疗法。治疗前，使用镇静剂或抗焦虑的药物（如巴比妥类），并在此基础上进行局部麻醉，在一定程度上会减轻患者的焦虑情绪。目前比较常用的是保留患者意识，镇静与局部镇痛药联合的方法，这一方法对部分中重度的牙科恐惧患者确定有效。根据给药方式的不同，可以分为吸入镇静、口服或黏膜给药镇静、肌肉注射镇静、静脉注射镇静等。

十一、牙周维护中的积极沟通

牙周维护治疗也被称为牙周支持治疗，旨在巩固临床疗效。如果常规口腔宣教和维护治疗效果不好，可以尝试采用动机式访谈牙周维护方法。

动机式访谈是20世纪由 Miller 与 Rollnik 建立的一种以访谈对象的动机为目标的一种访

 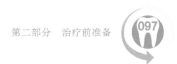

谈方式。这种访谈的基本精神包含接纳、关怀、合作、唤起。具体而言，接纳即创设一个让人感觉受接纳的环境，让访谈对象有安全感，这是访谈的基础；关怀是指一位优秀的访谈者不仅表现在访谈中熟练应用访谈技巧，更重要的是内心的真诚和关怀；合作是指访谈双方要建立一种地位平等的合作关系；唤起是指相信访谈对象拥有完成改变的能力，要激发访谈对象沉睡着的改变能力。将上述访谈技巧应用于口腔卫生维护，可以称为口腔卫生访谈，其基本要求是指口腔医务工作者要乐于接纳患者的口腔卫生现状，对口腔卫生维护不到位及牙周现状要真诚地关怀；更重要的是，要坚信患者拥有改变口腔卫生现状的能力，并尽力激发对方改变口腔卫生维护习惯的能力。

口腔卫生访谈包括以下四个步骤。第一步，建立"盟友"关系。访谈者与访谈对象（即患者）相互尊重，地位平等，建立"盟友"关系，从而能够更好地引导访谈对象表达自己固有的观点及信念。第二步，明确访谈目标。口腔卫生访谈的总目标是让牙菌斑的量远远低于宿主能够耐受的水平。患者口腔卫生维护水平欠佳的主要原因是访谈对象固有的口腔卫生维护观点和信念，还可能与口腔卫生维护的技术有关。通过访谈，找出原因，从而明确访谈目标。第三步，激发改变口腔卫生现状的动机。通过访谈，引导患者发现目前的行为与目标的冲突，让患者集中于这样的冲突并强化，让患者意识到目前的行为可能导致的结果，从而引发患者思考自身行为的改变。第四步，执行改变计划。国内外研究表明，改变一个患者的口腔卫生维护习惯不能一蹴而就，需要一年左右的时间，因此，要实施一个具体的个性化的口腔卫生访谈计划，才能达到最佳的口腔卫生维护效果。

口腔卫生访谈常用的技术有以下几种。一是开放式提问。相比闭合式提问，开放式提问更能了解患者固有口腔卫生维护的观念和习惯，更有利于激发患者改变现状的动机。二是反应性倾听。访谈者要积极倾听访谈对象的诉说，并给予有效回应。三是肯定。访谈过程中避免争论，要肯定访谈对象的努力和成绩，让他们确信自己的能力，并且能够坚持改变行为。四是告知。在适当的时候向访谈对象提供其需要的信息。判断访谈对象是否被激发而改变动机，其中很重要的一条标准是，访谈对象是否主动询问有关改变现状的信息。直接说服不利于访谈对象的行为改变，甚至会适得其反。五是总结。总结干预进程，推动访谈进行。

（马守治　李艳芬　钟泉　姜涵）

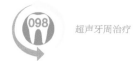

参考文献：

［1］ 张志愿.口腔颌面外科学［M］.7版.北京：人民卫生出版社，2017.

［2］ 葛均波，徐永健.内科学［M］.8版.北京：人民卫生出版社，2013.

［3］ Otto Zuhr，Marc Hürzeler.牙周整形美容与植牙手术［M］.陈亮州，陈柏坚，主译.台湾：日毅企业有限公司，2012.

［4］ 曹采方.临床牙周病学［M］.北京：北京大学医学出版社，2006.

［5］ 王青松.我国医患沟通的现状、问题及对策研究［D］.南昌：南昌大学，2013.

［6］ 王锦帆，尹梅.医患沟通［M］.北京：人民卫生出版社，2013.

［7］ 鲍喆煊.影响牙周炎患者依从性因素分析［D］.济南：山东大学，2008.

［8］ 蔡明星，姚远，柯丽娜.动机式访谈法对提高牙周支持治疗依从性的效果研究［J］.中国医学创新，2017，14（26）：33-36.

［9］ 邓云龙，赵曼，王骞.悦纳访谈：健康适应不良行为的纠治艺术［J］.医学与哲学，2014，35（1B）：73-75.

［10］ Kopp S L，Ramseier C A，Krüger P R，et al. Motivational interviewing as an adjunct to periodontal therapy-A systematic review［J］. Front Psychol，2017（8）：279.

［11］ Brand V S，Bray K K，Mac Neill S，et al. Impact of single session motivational interviewing on clinical outcomes following periodontal maintenance therapy［J］. Int J Dent Hyg，2013，11（2）：134-141.

［12］ Arnett M，Korte D，Richards P S，et al. Effect of faculty development activities on dental hygiene faculty perceptions of and teaching about motivational interviewing: A pilot study［J］. J Dent Educ，2017，81（8）：969-977.

［13］ Curry-Chiu M E，Cattey D，Voelker M A，et al. Dental hygienists' experiences with motivational interviewing: A qualitative study［J］. J Dent Educ，2015，79（8）：897-906.

 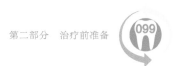

第五章
临床检查

临床检查包括全身检查、口腔检查和牙周专科检查。

第一节　全身检查

在进行超声牙周治疗前及治疗期间，医生应注意患者的全身情况，尤其是全身性疾病患者和心理疾病患者，需要仔细询问相关病史，并做一些常规的血液检查。常见的血液检查项目包括血常规检查、凝血功能检查、传染病筛查。

一、血常规检查

血常规检查是了解人体的基本健康状况首选的评估检查系统，可以检测血液中的红细胞、白细胞、血小板的数目，了解人体的营养状况（红细胞、血红蛋白），是否有贫血，是否正经历着感染及免疫应答机能（白细胞），是否可能存在出血、凝血障碍、血管通畅（血栓）及血管壁完整性（血小板）等问题。如果医生发现某些指标严重偏离正常值或者细胞成熟度存在问题，应暂缓超声牙周治疗，并请血液科或者检验科等相关科室会诊后，再做进一步转诊或者超声治疗。

二、凝血功能检查

凝血功能检查可以直接观察了解患者的止血功能有无缺陷，有效防止患者在超声牙周治疗中及治疗后出现出血不止等意外情况。只有凝血功能正常，才可以保证在超声牙周治疗出血之后，在可接受的时间内止血。某些患者可能长期服用阿司匹林、波立维、华法林等抗凝或抗血小板聚集药物，在超声牙周治疗前，需要咨询内科医生能否暂时停药一段时间。

 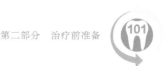

三、传染病筛查

以往传染性疾病的筛查主要是在外科手术前进行，包括艾滋病、梅毒、乙肝病毒、丙肝病毒、结核病等，因为这几种疾病的病原微生物都可能通过血液传播，筛查的目的主要是预防交叉感染或者医源性感染。超声牙周治疗是一项有创操作，可能导致牙龈出血，这些传染病的患者血液中含有的相关病毒和病菌会通过牙龈出血暴露在口腔中，当超声治疗仪工作时，会产生大量的气溶胶，夹杂这些病毒或病菌时会污染整个诊疗间，医生与诊疗间其他患者均有被交叉传染的风险。

第二节　口腔检查

口腔一般检查应按先口外、后口内的顺序进行，以免遗漏。

一、口外检查

（1）观察颜面部是否对称、有无肿物或凹陷。

（2）观察颜面部有无外伤、畸形或缺损。

（3）观察颜面部皮肤有无瘢痕、窦道，皮肤的颜色及光滑度。

（4）对疑为面神经损伤者，应观察双眼的眼裂大小，两侧是否对称、变小或变大；鼻唇沟是否变浅、消失或加深等。

（5）观察淋巴结有无肿大。

（6）颞下颌关节检查。

①耳屏前扪诊：医生的双手食指分置于患者的两侧耳屏前，即髁突的外侧面，请患者做下颌开闭口运动，医生通过手指的指腹和指尖来感受患者髁突的活动度，有时能感受到关节的弹响与摩擦。

②外耳道指诊法：医生的双手小指末端伸进患者的两侧外耳道内，小指的指腹轻贴着患者的外耳道前壁进行触诊检查，同样地让患者做下颌开闭口运动和侧方运动，以了解髁突的

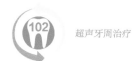

活动度及撞击感。

③下颌运动检查：通过让患者做下颌的主要运动方式，如开闭口运动、下颌前伸运动、侧方运动，检查颞下颌关节的运动功能是否异常。主要检查的内容有下颌开闭口运动时有无偏斜，开口度和开口型是否正常，两侧关节活动度是否一致，在开闭口运动时是否出现关节绞锁等异常现象。如果关节或者相关肌肉有不适感，如疼痛、弹响或杂音，则需要明确疼痛的性质、部位、出现时间，对关节弹响和杂音要明确发生时间、性质、次数和响度。

临床上张口受限可分为4度（以切牙的切缘间距为标准）：

轻度张口受限：上下切牙切缘间只可容纳两横指，距离2~2.5 cm。

中度张口受限：上下切牙切缘间只可容纳一横指，距离1~2 cm。

重度张口受限：上下切牙切缘间容纳不到一横指，距离不超过1 cm。

完全张口受限：完全不能张口，亦称为牙关紧闭。

④咀嚼肌检查：最后检查颞肌、髁突附近组织的情况（如髁突前后方、乙状切迹及各组肌群的肌肉等部位）。

临床要点：当颞下颌关节有异常时，行超声牙周治疗时应及时让患者闭口休息，尤其是要注意有关节习惯性脱位病史者。对一些口腔外科围手术期且伴张口受限的患者，应及时判断其颞下颌关节本身是否有异常，或者及时请口腔外科医生会诊，以顺利完成超声牙周治疗的转诊任务。

二、口内检查

（1）病变部位（尤其是牙周病变）的描述：如病变的准确部位、周界、大小、性质等。对于唇、颊、舌、口底、颌下的病变，可双手口内外合诊检查，以便准确地了解病变的范围和性质。

（2）牙列情况：包括现存牙、缺失牙、多生牙、阻生牙及牙合关系等的检查，还有各种修复体、义齿、正畸托槽、种植体、充填体等。

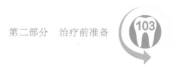

第三节 牙周专科检查

牙周病患者的检查和沟通中必须要尽可能详细地了解其口腔健康意识、口腔卫生习惯、日常所采取的口腔卫生措施等，这对牙周病的诊断、治疗计划和预后判断等均具有重要的参考价值。如刷牙习惯、方法、工具、牙膏、牙线和漱口水等均是必须涉及的内容，以了解其是否应用、每天次数、自我感觉效果等情况，使临床医师对疾病的发展过程及对治疗的反应做到心中有数，更有针对性地制订该个体必要的治疗措施，并进一步指导菌斑控制方法。

一、口腔卫生状况检查

口腔卫生状况检查主要是对牙菌斑进行检查，通常采用直接观察法和牙菌斑染色法检查。

1.直接观察法

通过肉眼或用口镜反射观察，或使用探针尖的侧面划过牙面，来判断牙面及龈缘附近的菌斑和软垢量。菌斑量少时薄而无色，应使用气枪将牙面吹干后仔细观察。

2.牙菌斑染色法

用菌斑显示液（2%碱性品红溶液）对牙菌斑进行染色，以便于观察。患者先用清水漱口，然后用棉签或小棉球蘸取药液涂于龈缘附近的牙面上，再次漱口后，牙面被染色的区域即是附着的菌斑（图5-1）；观察并记录软垢和菌斑的量及分布。检查的结果可用菌斑指数来表示，记录于牙周检查表。菌斑检查结果的记录也可用于菌斑控制记录卡，每个牙分为4个面（即近中颊面、正中颊面、远中颊面和舌面）记录，记录每个牙面有无菌斑，然后计算有菌斑牙面的百分率。牙菌斑染色法主要检查患者自

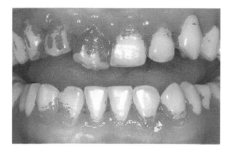

图5-1 菌斑染色（附着在牙面的菌斑被染成红色）（林敏魁医师提供）

我菌斑控制的措施是否有效，以及临床观察某些抗菌斑剂的效果。同时，患者自己也能对着镜子检查，并自我监测刷牙效果。

菌斑百分率 = 有菌斑的牙面数 ÷ 受检牙面 × 100%

（1）菌斑指数（plaque index，PLI）。

根据牙面菌斑的厚度记分而不是根据菌斑覆盖面积记分，用于评价口腔卫生状况和衡量牙周病防治效果。可用菌斑显示剂辅助检查菌斑量。从牙周病的病因角度来说，应该特别重视牙龈缘附近的菌斑和软垢量及其成分变化。菌斑指数的简明记忆见表5-1。

表5-1　菌斑指数的简明记忆表

菌斑指数	有无菌斑	视诊	探针刮出
0	–	–	–
1	+	–	+
2	+ +	+	+ +
3	+ + +	+ + +	+ + +

表5-1中，各菌斑指数的分级标准如下：

0：龈缘区无菌斑。

1：龈缘区的牙面有薄的菌斑，但视诊不可见，若用探针尖的侧面可刮出菌斑。

2：在龈缘或邻面可见中等量菌斑，肉眼可见。

3：龈沟内或龈缘区及邻面有大量软垢。

菌斑指数问世以来，一直被临床医生、科研人员、流行病调查人员广泛应用于临床实践、科研、流行病学调查。

（2）软垢指数（debris index，DI）。

软垢指数分级标准如下：

0：无碎屑、软垢。

1：软垢覆盖未超过1/3牙面，或其他牙面无染色着色。

2：软垢覆盖超过1/3牙面，但未超过2/3。

3：软垢覆盖超过牙面的2/3。

（3）牙石指数。

牙石指数分级标准如下：

0：无牙石。

1：龈上牙石覆盖面不超过1/3。

2：龈上牙石覆盖牙面介于1/3~2/3，或牙颈部有斑点状龈下牙石，或二者兼有。

3：龈上牙石覆盖牙面超过2/3，或在牙颈部有片状连续龈下牙石，或二者兼有。

（4）出血指数。

出血指数采用 Mazza 的标准分5级，检查时将钝头的牙周探针轻探至龈缘下约1 mm，取出探针30秒后，观察有无牙龈出血及出血量，适用于观察牙龈炎症较重的人群治疗前后效果的临床研究，以0~5级记分。分级标准如下：

0：龈缘和龈乳头外观健康，轻探龈沟后不出血。

1：龈缘和龈乳头呈轻度炎症，轻探龈沟后不出血。

2：牙龈呈轻度炎症，有颜色改变，无肿胀或血肿，探诊后点状出血。

3：牙龈呈中度炎症，有颜色改变和轻度水肿，探诊后出血，血沿牙龈缘扩散，但在龈沟内。

4：牙龈呈中度炎症，不但有色的改变，并且有明显肿胀，探诊后出血，血溢出龈沟。

5：牙龈有色的改变，明显肿胀，有时有溃疡，探诊后出血或自动出血。

（5）探诊出血。

将牙周探针轻轻插入龈袋或牙周袋的底部，沿着牙面（根面）慢慢地移动，然后取出探针，根据探诊后有无出血，记为探诊出血呈阳性或呈阴性，可用于初步评估患者的牙周状况。如果探诊出血呈阳性，则存在炎症，表明对龈沟的内壁有某种破坏和侵蚀，或龈上皮出现溃疡，血液来自牙龈的固有层。可用出血部位的数量用于计算牙龈出血指数。据研究表明，在4 mm 以上的牙周袋，探诊出血呈阳性者多于浅袋，表明深袋的炎症较严重，需要随访和进一步的治疗。但检查探诊出血的操作者须要经过严格的训练，掌握正确的操作方法或者使用牙周压力敏感探针等，所得的结果才可能有意义。虽然探诊出血并不能作为疾病活动期或预测牙周附着丧失的可靠的客观指标，因为造成探诊出血的相关的因素很多，如牙龈感染、糖尿病、特发性血小板减少性紫癜、白血病营养不良、使用阿司匹林和抗凝血剂（如华法林和肝素）、青春期和怀孕期间的荷尔蒙分泌不平衡等，但是如果探诊出血的阳性位点比例很高，则表明牙周袋的炎症并未得到有效控制，疾病仍在进展，其临床附着丧失的可能性就会增加。反之，探诊不出血却是一个优异的阴性预测因子，即虽然探诊出血呈阳性存在可能与牙周炎关系密切程度不高，但是持续探诊出血呈阴性是保持牙周健康的强预测因子。

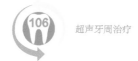

二、牙周探诊

（一）牙周探诊的检查工具

牙周探诊的检查工具主要是牙周探针（图5-2）。

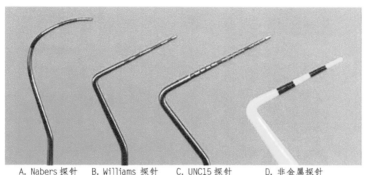

A. Nabers 探针　　B. Williams 探针　　C. UNC15 探针　　D. 非金属探针

图5-2　牙周探针

牙周探针顶端圆钝，有一个钝的、杆状的工作末端，其横截面是圆形或者矩形，顶端直径约0.5 mm；探针上有刻度，一般用毫米做标记单位。牙周探针是获得关于牙周组织健康状况信息最重要的临床工具。除了测量牙周袋深度，牙周探针在牙周评估中还有许多其他作用，如测量临床附着丧失、测量牙龈退缩的程度、测量附着龈的宽度、测量口内病灶的尺寸、评估探诊出血、确定膜龈关系及监测牙周组织对治疗反应的纵向数据。

（二）探诊技术要点

（1）握持探针的方法为改良握笔法。

（2）探诊时要有支点，可以是口内支点，也可以是口外支点。

（3）当探针工作端插入牙周袋底时，探针应与牙体长轴平行，顶端紧贴牙面，其尖端要尽可能保持平靠在根面上，避开牙石，直达袋底。

（4）探入力量要轻，力量为20~25 g（0.20~25 N）。

（5）以提插方式移动探针，如"走步"样围绕每个牙的每个牙面进行探查，以发现袋最深的部位及袋的形态。走步式探诊：当探针每向前移动1 mm时，上下短促提拉，每次向下探诊，探针重复接触到结合上皮；每次向上运动时，探针都不离开龈沟或牙周袋。如果探针多次离开牙龈后再插入，可能会造成龈缘组织的损伤。

（6）在探查邻面时，轻轻地倾斜探针，使探针尖端可以接触到接触区域下方，同时要紧靠接触区探入，探针保持这个位置，轻柔、缓慢地向下施加压力，接触到龈谷处的结合上皮。

（7）全口牙齿探诊时，要按一定顺序进行。

（三）探诊的目的、内容及注意事项

1.探诊深度

测量袋底至龈缘的距离，即为探诊深度，以毫米为单位记录。

2.牙周探诊的目的

牙周探诊的目的主要是弄清楚下列情况。

（1）牙周袋的深度，袋的形态和范围，根分叉有无受累。

（2）龈下牙石的多少及分布。

（3）有无根面龋。

（4）探诊出血情况及脓性分泌物。

（5）龈缘的位置、附着龈宽度及龈退缩情况。

3.牙周袋探诊的注意事项

（1）支点要稳，探针要紧贴牙面。

（2）用力要适当，不能引起疼痛和损伤。

（3）探针要与牙体长轴一致，检查邻面牙周袋时，牙周探针要靠着接触点。

（4）按一定的顺序进行。每个牙测定6个点：颊侧近中点、中央点、远中点及舌侧近中点、中央点、远中位点。也可根据条件和需要，只记录每个牙最深的位点。

（四）影响探诊的准确性的因素

临床上，有诸多因素可能会影响探诊的准确性，包括牙石的阻挡、探针末端的粗细、局部解剖条件（如釉质突起）的限制、探针刻度间隔的不同、探诊压力、牙周组织炎症程度、检查者的主观因素等。

三、牙龈情况检查

观察游离龈、附着龈和龈乳头的正常及病理性临床表现，主要观察其色泽、形态、质地、龈缘位置、牙龈出血情况、附着龈宽度及龈沟溢脓情况。

（一）色泽

正常牙龈为淡粉红色，游离龈色泽较附着龈略深。注意检查牙龈有无充血发红、瘀血暗红等病理性变化，发生颜色变化的位置分布，并观察牙龈上是否有色素沉着。炎症状态时颜色变暗红色或鲜红色。

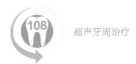

（二）形态

正常游离龈包绕牙颈部，菲薄并贴于牙面，但不与牙附着，与牙面之间有间隙为龈沟。炎症状态时，牙龈肿胀，边缘厚钝甚至肥大增生。

（三）质地

牙龈质地坚韧而富有弹性，炎症状态时牙龈组织张力减小，失去弹性，质地松软。

（四）龈缘位置

龈缘位置与生理、病理的改变有关，可随年龄的改变而改变。检查时应注意观察有无牙龈退缩，或龈缘因肿胀、增生而移向冠方，此时若结合上皮位置不变，则形成假性牙周袋（即龈袋），并无附着丧失。

（五）牙龈出血情况

牙龈出血可作为牙周组织炎症的标志之一，也可作为验证超声牙周治疗的疗效及口腔卫生状况的指标。

探诊出血方法：探针置于龈缘下约1 mm，轻轻沿龈缘滑动后观察片刻，看有无出血，若出血则记录为阳性。当探针置于牙周袋底时宜用"走步"样的探诊方法探测其他位点。

（六）附着龈及其宽度

附着龈紧附于牙槽骨，表面有橘皮样凹陷小点的点彩，其宽度因人、因牙位而异，正常附着龈的宽度为1~9 mm。

（七）龈沟溢脓

随着牙龈组织炎症的加重，龈沟或牙周袋内壁的炎症有大量多形核白细胞浸润并变性、坏死，形成脓性渗出物，由牙周袋口渗出，有的在牙周探诊时才有脓液溢出。

四、根分叉病变探查

根分叉病变（furcation involvement，FI）是指牙周炎发展到较重的程度后，病变累及多根牙的根分叉区，在该处出现牙周袋、附着龈丧失和牙槽骨破坏，可继发于牙周炎、牙髓炎和根尖周的病变，可发生于任何类型的牙周炎。由于根分叉部位解剖结构的复杂与多变，如根分叉开口处的宽度、分叉角度、根面凹陷、牙颈部的釉质突起等情况，致病因素复杂，病变破坏程度也不同，给临床治疗工作带来较大的挑战。不同牙位的根分叉病变程度和出现概率不同，一般来说，下颌第一磨牙患病率最高，上颌双尖牙患病率最低。可根据探诊和X线片来判断病变的程度（图5-3）。

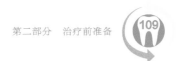

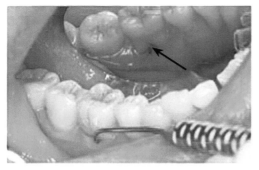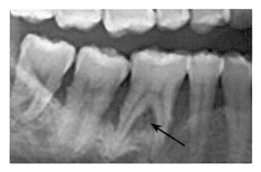

A.根分叉病变口内照，"→"所示右下第一磨根分叉病变

B.根分叉病变X线表现，"→"所示右下第一磨牙根分叉处牙槽骨吸收影像

图5-3　根分叉病变（林敏魁医师提供）

Glickman将根分叉病变分为4度。

Ⅰ度：属于病变早期。根分叉区发生轻微的骨质吸收，从牙周袋内已能探到根分叉的外形，但尚不能水平深入根分叉内，牙周袋属于骨上袋。

Ⅱ度：在多根牙的1个或1个以上的分叉区内，骨吸收分叉区骨吸收仅限于颊侧或舌侧，或颊舌侧均有吸收但尚未与对侧相通，根分叉内尚有部分牙槽骨和牙周膜存在。临床探查时探针可从水平方向部分地进入分叉区内，但与对侧不相通，X线片一般仅显示分叉区牙周膜增宽，或骨质密度有小范围的降低。

Ⅲ度：根分叉区的牙槽骨全部吸收，探针能水平通过分叉区形成贯通性病变，但它仍被牙龈组织覆盖而未直接暴露于口腔。下颌磨牙的Ⅲ度病变在X线片上可见完全的透影区，但有时会因牙根靠近或外斜线的重叠而使病变不明显，上颌磨牙一般不够明显。

Ⅳ度：牙根间的骨间隔完全破坏，且牙龈退缩而使病变的根分叉区完全暴露于口腔。X线片所见与Ⅲ度病变相似。

临床要点：上颌磨牙的颊侧及下颌磨牙的颊侧、舌侧根分叉一般较易探查，但上颌磨牙邻面的根分叉病变较难探测，可用专门的根分叉探针从上颌磨牙的腭侧进入，分别探测近中腭分叉及远中腭分叉。总的来说，X线片所见的根分叉病变总是比临床实际要轻些，这是由于投照角度、组织影像重叠所致。

五、牙齿松动度检查

牙齿松动，指的是牙齿松动程度超过正常生理范围。牙齿在健康状态有一定的活动度，

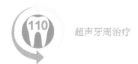

主要是颊（唇）舌（腭）方向，垂直方向相对来说非常微小。不超过0.25 mm的生理牙齿移动性不易被察觉，但晨起时较为明显，这是因为牙齿没有与颌骨直接相连，而是通过牙周韧带连接到牙槽窝，这种轻微的活动性可以缓冲咀嚼过程中对牙齿施加的力量，避免牙齿损伤。患牙周炎时，由于牙槽骨吸收、咬合创伤、急性炎症及其他牙周支持结构的破坏而使牙的活动度超过了生理性活动度的范围，出现了病理性牙松动。一般临床上可以通过在镊子的末端施加压力，并在颊舌、近远中方向轻轻摇动牙齿来对松动度进行分度（前牙加持切缘，后牙镊子抵在骀面），按Ⅰ度、Ⅱ度、Ⅲ度记录，同时应检查有无牙倾斜或移位（图5-4）。

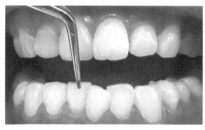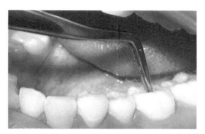

A. 前牙松动度检查，夹持切缘　　　　　　B. 后牙松动度检查，镊子抵在骀面

图5-4　松动度检查（林敏魁医师提供）

（一）临床上常用的牙松动度记录方法

1. 以毫米为单位计算牙松动度

Ⅰ度松动：超过生理性活动度，但幅度在1 mm以内。

Ⅱ度松动：松动幅度在1~2 mm。

Ⅲ度松动：松动幅度超过2 mm。

2. 以松动方向判断牙松动度

Ⅰ度松动：发生颊（唇）舌（腭）方向松动。

Ⅱ度松动：发生颊（唇）舌（腭）方向松动，伴有近远中方向松动。

Ⅲ度松动：发生颊（唇）舌（腭）方向松动，伴有近远中方向松动和垂直方向松动。

1943年，Miller提出了上述传统的松动度检查方式。这些用常规镊子测量的方法有很大的主观性，同时因每次摇晃力度没有被量化，而使结果有所偏差，重复性差。数字化仪器的发展和应用增加了咬合检查的便捷性和准确性，进行性增加的松动度是咬合创伤的临床指征之一，因此准确测量松动度的变化对于咬合创伤的发现与监测至关重要。

测量松动度的仪器主要分为两类：一类直接测量松动位移，代表仪器有1951年Muhlemann报道的Periodontometry。该仪器采用口内附着式，测量时需要固定仪器及患者头位，操作繁琐，因此未能在临床使用。另一类是测量牙齿阻抗型，Periotest 牙动度自诊断系统以及国内 FX-1 型牙动度测量仪均属于此类产品，多采用叩击牙齿的方式来测量振动频率、振幅值和衰减系数等相关数据，从而推测牙齿的松动情况，但牙齿松动位移没有得到直接、准确的体现。Periotest 结果以读数（periotest value，PTV）表示，松动度越大读数越高，牙周健康时 PTV 多在 -8~+9 之间。因仪器难以测量后牙，加上测量时对牙齿产生的力量较大，限制了其在临床上的使用。

还有一种测量牙齿在功能状态下松动度的方法。根据 Pihlstrom 等人的方法将牙齿功能性松动度分成 3 度：0 度为正中及非正中殆时均未感觉牙齿松动度，Ⅰ 度为仅正中或非正中殆时能感觉牙齿松动度，Ⅱ 度为正中和非正中殆时均有松动度。在此基础上，我国学者提出咬合创伤指数（trauma from occlusion index，TOI），即牙齿功能性松动度 Ⅱ 度，伴有 X 线牙周膜间隙增宽。

（二）影响牙松动度的因素

（1）最常见的原因是牙周炎。牙周炎逐渐破坏牙齿周围的骨质，使牙周支持组织减少，当牙槽骨被吸收超过根长的 1/2 时，冠根比例失调，从而出现牙齿松动。吸烟会加快炎症的发展过程。

（2）牙周脓肿可导致牙槽骨的吸收，乃至牙周附着的丧失。根据脓肿类型的不同，牙周脓肿得到治疗后，这种附着丧失可能会恢复或者可能发生永久性丧失。

（3）某些疾病，如朗格汉斯细胞组织增生症，可能导致永久或暂时的附着丧失和牙齿移动性增加。

（4）磨牙症等造成的牙齿上的力量异常增加。如果本身已经存在牙周炎，磨牙症（包括夜磨牙和紧咬牙）会加重附着丧失和牙齿移动。牙齿移动性通常是可逆的，一旦磨牙症得到控制，牙齿就会恢复到原有的活动水平。

（5）突发的牙齿创伤。常见于咬硬物不慎、口腔正畸，某些牙齿上的咬合力突然增加可导致牙齿松动度暂时增加；还有一种常见的情况是其他医源性因素影响，如修复体试戴、安装时，新的填充物或牙冠由于仍然存在咬合高点或者咬合干扰，造成在咬合过程中牙齿合面的这些位置出现早接触或干扰，导致该牙齿和（或）相对牙齿的牙周膜水肿甚至牙齿松动。

临床意义：超声牙周治疗之前，可根据患牙的情况先制订整个牙周系统治疗计划，对于Ⅲ度松动、没有急性炎症、保留无望的牙齿应尽早拔除，以免影响邻牙的治疗和预后及后期修复阶段的治疗。

第四节 殆关系及咬合功能检查

咬合关系与牙周炎的发生、发展关系密切，一直是学者们研究和争论的焦点，牙周治疗中的咬合问题常常由于牙周炎和咬合创伤两者混杂在一起而变得难以分辨与处理。因此，在牙周治疗之前，有必要对牙周炎患者的咬合进行详细的检查，并综合其他因素制订合理的牙周系统治疗计划。殆关系指按顺序检查殆、殆位、早接触、殆干扰等。

一、殆与殆位检查

下颌在各种功能运动中，上、下颌牙发生接触的现象，被称为殆或咬合。此时的上、下颌骨关系称为颌位。显而易见，殆关系随着下颌位置的不同而产生各种殆接触状态，表现出各种各样的变化。牙周病患者的殆检查主要包括以下几种情况。

（1）正中殆。正中殆（central occlusion）又称牙尖交错殆（intercuspal occlusion，ICO），是指上下颌牙尖相互交错、牙齿最广泛接触时的殆关系。正常情况下，在吞咽闭口时下颌处于正中位置，上、下牙应为最密切广泛的接触。

检查内容：下颌位置是否在正中位，上、下颌牙是否达到最广泛且密切接触的殆关系，属于何种殆类型；上、下前牙的中线是否一致，牙排列是否正常，有无拥挤或牙错位、扭转等错殆；覆殆及覆盖的程度是否正常，有无深覆殆、深覆盖或反殆、对刃殆、锁殆等。

（2）殆磨耗程度是否均匀。如前牙磨耗明显，多为内倾型深覆殆，如后牙呈杯状磨耗，可能有紧咬牙；如前牙的切缘成尖锐不齐，或后牙牙尖的功能斜面（如下牙颊尖的颊侧斜面）有光亮的磨损小平面，提示可能有磨牙症；等等。

（3）有无牙松动或移位、牙缺失或牙倾斜等。

二、殆检查的方法步骤

临床上最常用的殆检查方法则为咬合纸检查及咬合蜡片检查。在殆检查前必须先调整好椅位，使患者坐正，放松颌面部肌肉、韧带，两眼平视前方；还应先教会患者正确地进行各种牙齿咬合运动，以获得正确的检查结果。

（一）问诊

可以询问患者日常的咬合习惯，是否有偏侧咀嚼，是否有咬合不适。

（二）视诊

观察患者𬌗类型、缺损牙列修复情况、磨耗情况，𬌗关系、早接触或𬌗干扰等，均可先用视诊初步确定，然后再用其他方法进一步确定准确位置。

（三）扪诊

用食指的指腹轻按于牙的唇（颊）面近颈部，让患者做咬合动作，如果有早接触的存在并且发生中到重度牙周炎的患牙，则可能感觉到手指有较大的震动或有动度；但若早接触的牙不松动时，不一定有明显的震颤感。

（四）咬合纸

咬合纸是临床上应用最广的咬合检查方法，可根据牙面上着色情况判断接触面的咬合力分布，根据颜色深浅判断咬合力的大小。临床经验采用三种不同颜色的咬合纸，依次完成正中咬合时前伸𬌗和侧方𬌗的检查，根据不同颜色的咬合点的分布，特别是当三种颜色的重点相对集中在一处时，则考虑为咬合创伤点。使用咬合纸简单、方便、成本低，但精确度不高，检查结果常受到医生的主观影响，无法定量显示咬合力的大小，无法确定咬合接触的先后顺序。

（五）咬合蜡片

蜡片通常质地略硬，应选取薄的蜡片烤软放在上、下牙列之间，正中咬合时，紧咬住，待冷却后取出，观察透光程度（创伤点处可致蜡片穿透），可初步判断咬合情况，如咬合的部位及咬合力的大小。与咬合纸相比，蜡片可起到颌位记录的作用，但咬合蜡片脆性较大，不易保存。

（六）牙线

可以利用牙线检查有无𬌗干扰存在。以前伸𬌗为例，将牙线做成圆形放在被检查区的𬌗面，然后嘱患者做前伸𬌗运动，前伸咬合达到前牙切刃相对的过程中，如果有𬌗接触则牙线无法或者较困难地通过后牙。按前述检查法确定有𬌗干扰的牙位后，进一步用其他方法确定该牙𬌗干扰的具体部位。

（七）𬌗力计

Tekscan 公司于 2006 年发明了 T-Scan Ⅲ 数字化咬合分析系统。该系统将电脑的 USB 接

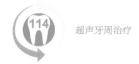

口与传感器连接，通过一个口内的咬合传感片获取患者咬合数据，并自动生成力学动态影像，直观地反映咬合过程，能精确记录咬合接触的时间、力量、面积和动态分析咬合接触情况。与其他咬合记录方法比较，该系统记录所用的咬合感应片材料不受唾液和记录体位的影响，且在临床和实验室研究中都表现了良好的压力敏感性、准确性和良好的稳定性。因此，该系统可对患者的殆关系进行诊断、分析，并能精确地发现咬合力异常增大的分布点和早接触点，指导医生对天然牙或修复体进行准确调殆。

（八）研究模型

对于咬合情况复杂、多个区都有或者复诊一次而不易查清的创伤殆，可先用弹性、流动性良好的水胶体印模材料（如藻酸盐）取上、下颌印模。硅橡胶虽然精确性高、稳定性好，但是由于其凝固后弹性显著下降，脱模时对松动的牙会产生较大的脱位力量，要慎用。大多数临床医师在制备研究模型时都会选择藻酸盐材料来制取口腔内印模，但是对牙齿松动度较大（如Ⅱ度），即便使用流动性和弹性均良好的藻酸盐印模材料直接取模，也可能导致牙齿偏离原来的位置，造成模型与口内的实际情况不一致。传统方法是把松动牙齿暂时稍微固定后再取印模，通过将殆关系转移到架上可以观察牙齿的解剖形态、磨耗或磨损情况、咬合接触情况，并做进一步的检查分析。现代的方法是使用口内数字化印模技术，即将探测器伸入患者的口腔内，直接对牙体和口腔其他软硬组织进行扫描测量，无须进行手工印模，减少了印模、制模及翻模多个影响精度的传统步骤，降低了材料和人工的消耗，避免资源浪费与产生过多的医用垃圾，做到了无模化、数字化。但是目前常用的扫描系统多用于单颗牙或者局部口腔区域，当应用于大范围或全口牙列扫描时，其精确度和准确度都会有所下降。

（九）其他

咬合创伤也可能造成口颌系统其他部分的损害，因此咬合检查时还应检查咀嚼肌功能有无紊乱及颞下颌关节等。

三、早接触及殆干扰的检查

（一）早接触的检查

当下颌从休息位置慢慢向上咬合时，个别牙比其他牙齿更快地接触到对颌牙，这意味着其余的牙齿咬合时稍迟接触或不能接触，不是广泛的密切接触，这种个别牙的接触称为早接触。例如，牙冠上新充填的修复体具有略微不同的形状，此外，牙周炎急性炎症或转成慢性改变了原有牙齿的位置可能会导致在咬合时过早接触。

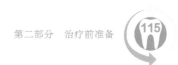

干扰正常咬合的路径问题，通常用于描述单个牙齿或一组牙齿的位置或形状的局部问题，具体体现在前伸咬合达到前牙切刃相对的过程中，后牙一般无接触，若后牙有𬌗接触，则称为𬌗干扰。侧向咬合时，工作侧牙接触，非工作侧牙一般无接触，若有𬌗接触，亦称为𬌗干扰。侧向𬌗干扰常见于过度伸长的上颌智齿，下颌后牙在其他牙齿之前先接触突出的上颌智齿，并且下颌必须向前移动以允许其余牙齿相遇。

早接触和𬌗干扰之间的区别在于后者意味着咬合中的下颌运动轨迹出现异常。𬌗干扰非很常见，正常牙周状况的牙齿通常不会引起任何问题，但对有牙周病的患牙则容易造成𬌗创伤，𬌗创伤是牙周病的促进因素。

四、𬌗创伤

𬌗创伤（occlusal trauma）是指当牙齿咬合时，因牙齿未正确对齐，如早接触、𬌗干扰等使牙承受的牙合力过大或产生侧向力，而使牙周组织损伤，牙齿出现压痛、损伤或移动，牙周组织发生病理性改变，如可能导致牙槽骨的颈缘增厚和牙周膜间隙增宽。𬌗创伤可分为原发性𬌗创伤和继发性𬌗创伤两类，前者指由过大的咬合力导致的牙周组织的损伤，后者指正常或异常的咬合力导致的原已受损的牙周组织的损伤。𬌗创伤可以加重牙周炎的发展，改变炎症的部位，是牙周炎的促进因素。

五、牙齿磨耗

广义的牙齿磨耗是指牙齿在没有菌斑、龋坏及外伤的情况下，牙体硬组织的损失，包括牙齿磨耗（狭义）、牙齿磨损和牙齿酸蚀。

狭义的牙齿磨耗也称咀嚼磨耗，是指正常咀嚼过程中牙齿与食物之间摩擦导致的牙体硬组织的缓慢丧失。少量的、逐渐的牙齿磨耗是伴随人牙一生的生理过程，属增龄性变化范畴，无明显危害，无须专门处理。生理性牙齿磨耗有助于实现更为稳定的牙尖交错𬌗。但当咀嚼频率过高，或食物过硬，则会导致牙齿过度磨耗。过度的病理性牙齿磨耗则会造成牙釉质缺损、牙本质甚至牙髓暴露，从而产生如牙齿过敏、疼痛，咬颌高度降低，颞颌关节紊乱，甚至影响患者面容。

根据𬌗面及边缘嵴的磨损情况将牙齿磨耗分为以下4度。

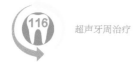

Ⅰ度：𬌗面和切缘少量釉质磨损，𬌗面或切缘形态轻度损伤。

Ⅱ度：𬌗面牙釉质磨平，牙本质暴露不超过2 mm，𬌗面或切缘形态改变。

Ⅲ度：𬌗面牙本质暴露超过2 mm，切缘牙本质磨损重但未露髓或未露继发牙本质，𬌗面或切缘形态局部或全部丧失。

Ⅳ度：𬌗面釉质全部丧失，已露髓或露出继发牙本质。

六、食物嵌塞的检查

在咀嚼食物的过程中，由于咬合压力使食物碎块或纤维嵌入相邻两牙的牙间内，称为食物嵌塞。根据食物嵌塞的方式可分为垂直型食物嵌塞和水平型食物嵌塞两类。垂直型嵌塞是指食物从咬合面垂直方向嵌入牙齿间隙内。水平型嵌塞是指食物由于唇、颊和舌的压力将食物水平向压向牙间隙。出现垂直型食物嵌塞时，患者能指出具体的牙位，并常见牙间隙内嵌有纤维性食物残渣，在嵌塞部位常可检查出嵌塞的原因；而水平型食物嵌塞时，嵌塞部位经常可检查到有牙龈乳头退缩，龈外展隙中有团块状食物残渣或有龈缘充血水肿。

患者主诉有食物嵌塞时，首先要确定牙位，在可疑患牙附近检查两相邻牙之间是否失去正常的接触关系而出现缝隙，对𬌗牙齿有无充填式牙尖或尖锐边缘嵴将食物压向两牙之间，食物在牙齿咬合面上的外溢通道是否顺畅（如牙齿的𬌗面及边缘嵴有无磨损、斜嵴是否有改向、邻面接触区是否增宽、颊舌外展隙是否变窄）。

相邻牙无接触，牙间隙的大小与食物嵌塞的关系如下。

0.04~0.09 mm：仅在后牙远中𬌗、对颌牙有充填式牙尖、边缘嵴高低不平时出现嵌塞。

0.10~0.15 mm：容易产生食物嵌塞。

0.20~0.25 mm：肯定产生食物嵌塞。

0.33~0.75 mm：食物残渣堆积，患者有不适感，漱口、刷牙时可以清除。

0.75 mm 以上：不会嵌塞。

牙线检查：取一段牙线放在𬌗面加压通过接触区压向龈缘，若牙线能无阻挡地通过邻面接触区，则表示接触区不紧密；若通过有一定的阻力，则表示接触区紧密。牙线还可检查邻面接触区的位置和大小。

 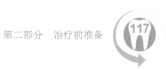

第五节　放射影像学检查

放射影像学检查是口腔临床应用最为广泛的检查方法之一。临床最常用于口腔影像检查的 X 线片，主要用于拍摄牙周组织的影像、观察牙周支持组织的变化，对牙周炎的诊断、疾病发展和疗效的评价有重要意义。X 线片检查包括根尖片、咬翼片及曲面断层片，临床上最常使用的是全口曲面体层片和根尖片。全口曲面体层片可以在一张片子中显示全口牙及牙周组织，但是显示的牙周组织的清晰程度不如根尖片。全口共拍牙根尖片14张，可以观察每颗牙的牙周组织的细微变化，分为分角线投照拍摄和平行线投照技术。平行线投照技术 X 线中心线始终与胶片垂直，用平行线投照产生的图像牙变形最小，可以精确地观察比较不同时间阶段的牙周组织（主要是牙槽骨高度）变化的情况，但是平行线投照时需使用专用持片器，费时，操作也有一定的难度。

一、正常牙周组织的 X 线影像

（一）牙槽骨

牙槽骨是上颌骨、下颌骨包围和支持牙根的部分，又称为牙槽突（alveolar process）。容纳牙根的窝称牙槽窝。位于牙根周围的固有牙槽骨，也称硬骨板，X 线片表现为连续阻射的致密的骨白线影像，硬骨板周围的牙槽骨密度稍低。上牙槽骨的密质骨薄，松质骨多，骨小梁数目多，在 X 线片呈颗粒状影像；下牙槽骨密质骨厚而松质骨少，骨小梁数目少，在 X 线片骨小梁结构呈网状。正常情况下，牙槽嵴顶边界清晰，与釉牙骨质界的距离为1.0~1.5 mm，不超过2 mm，这是确定有无骨吸收的重要参照标志。

（二）牙周膜

牙周膜间隙位于牙根和固有牙槽骨之间的空隙，在 X 线片上表现为宽0.18~0.25 mm 的连续的、均匀的线状低密度透射影像，其宽度的增加对牙周病的诊断有一定意义。

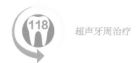
超声牙周治疗

二、牙周炎时的 X 线影像

炎症的牙周组织在 X 线片上主要表现为牙槽骨的高度和密度的变化，即出现牙槽骨的高度降低。在疾病未控制前或炎症活动期，牙槽嵴顶及硬骨板模糊、消失；待牙周治疗炎症得到控制后，硬骨板则又重新形成。定期拍片观察硬骨板的变化，可以间接判断病情的恢复状况及稳定性。牙周炎症时，牙周膜间隙也相应显示增宽，牙根可有吸收或出现牙骨质增生等改变。

（一）牙周炎引起的牙槽骨吸收类型

（1）牙槽骨水平型吸收（图5-5：A）：牙槽骨高度呈水平状降低，前牙区牙槽嵴顶由尖变平，而后牙区牙槽嵴顶由梯形变成杯状凹陷。

（2）牙槽骨垂直型吸收（图5-5：B）：为局部牙槽骨或牙槽间隔的一侧，沿牙体长轴方向向根尖吸收，X 线片显示骨吸收面与牙根间形成一个锐角，又称角形吸收，多发生于牙槽间隔较宽的后牙。如果同一牙齿的近中、远中均有垂直吸收，牙槽骨可呈弧形吸收。

（3）牙槽骨混合吸收：牙槽骨在广泛性水平吸收的基础上，伴有个别或多数牙牙槽骨的垂直吸收，多见于牙周炎晚期。

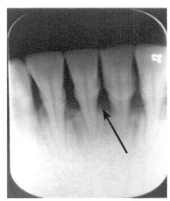 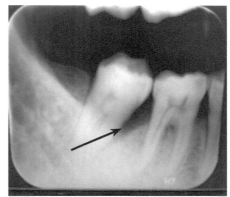

A.牙槽骨水平型吸收　　　　　　　　　　　B.牙槽骨垂直型吸收

图5-5　牙周炎影像表现（林敏魁医师提供）

牙槽骨吸收的程度可以通过吸收量的多少分成轻度、中度和重度，常以牙槽骨的高度占牙根长度的比例来描述。测定牙槽嵴高度，以被测牙邻面的釉牙骨质界为基础，X 线片上以牙颈部下 1 mm 处开始标记。

（二）牙槽骨吸收的程度

通常将牙槽骨吸收分为以下3度。

Ⅰ度：牙槽骨吸收在根长的1/3以内。

Ⅱ度：牙槽骨吸收超过根长的1/3，但在2/3以内。

Ⅲ度：牙槽骨吸收超过根长的2/3。

牙周炎时的X线检查是重要的硬组织评测指标，牙槽骨吸收方式和程度一般用X线片显示，但其重复性、准确性方面仍存在一些不足。临床上虽然有时可以看到牙槽嵴的高度已降低，但是骨吸收的边缘整齐，牙槽嵴顶、牙根周围重新出现致密的硬骨板，骨小梁致密且排列整齐，表明牙周炎症已经得到良好的控制，牙槽骨的破环已经停止或有修复。

单纯的X线片（包括根尖片和曲面体层片）的可靠性受多种因素的影响，仅对于邻面（即牙根近中、远中）的牙槽骨破坏显示得较为清楚。因为其本身只是以二维的图像来呈现牙体和牙周支持组织的三维图像，所以就难以全面观察硬组织的三维空间分布，比较常见的是颊舌侧牙槽骨因与牙根本身的重叠而显示不清；上颌颧突根部、外斜线等经常与上、下颌磨牙牙根重叠。鉴于上述原因，X线片观察结果必须结合临床检查进行综合分析判断，方能做出准确的诊断。当然目前有一些方法和新的设备可以提高和改进X线的检查准确度，如平行定位投照技术、数字减影技术（digital subtraction radiograph，DSH）、牙科锥形束CT（cone-beam computed tomograph）等，还需注意要始终兼顾对整个牙列的病情分析和对每个牙齿受累程度的判断相结合，才能做出更为准确和适用的诊断、预后判断和治疗计划。

第六节　牙周炎的辅助诊断方法

传统的牙周检查方法是牙周病诊断的基础，但牙周病的变化和发展是不规律的，并非一个持续的过程，既有快速进展期，又有静止期，甚至有治疗后复发的可能。此时，需要用一些牙周辅助诊断方法对牙周病进行诊断。

一、微生物学检查

牙周炎与多种细菌相关，迄今没有一种细菌被确认是牙周病的单一致病菌。由于牙周炎微生物不具个性化差异，资料显示多数牙周炎症部位牙周袋内龈下菌斑的细菌种类和比例

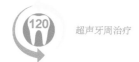

没有明显差别，且目前牙周炎的临床诊断并不需要微生物依据，因此一般牙周炎患者无须进行微生物学检查。牙周微生物检查多应用于难治性牙周炎或怀疑患牙处于疾病活动期者，或在某种治疗前后进行疗效评价或监测，可以在牙周专科的临床基本检查外同时进行牙周袋内的优势微生物的检测，判定可能的致病机制，指导共性化或可能的个性化的相应的治疗策略。牙周微生物的检测通常使用纸尖收集龈下菌斑，通过细菌培养、涂片检查、免疫分析、细菌酶分析、分子微生物检查方法进行微生物分析。

（一）细菌培养

细菌培养是传统微生物学检测的最基本、最可靠的方法，可以作为微生物学检查的"金标准"。通过对得到的细菌进行菌落和细菌形态学分析、生化检测、细菌代谢产物的分析等，可以检测出优势菌，还可以对获得菌进行抗生素的敏感试验，对指导临床合理用药有重要的参考价值。但细菌培养也有不足之处，一是培养结果受方法的影响，牙周袋内还有多种细菌难以培养获得；二是鉴定过程烦琐，耗时周期长，花费大；三是鉴定方法敏感度不高。

（二）涂片检查

取龈下菌斑细菌在载玻片上涂成薄层，直接在显微镜下观察，从微生物形态学或运动性方面初步了解牙周袋内细菌的组成及各自比例。常用的涂片镜检法有以下两种。

1.暗视野显微镜检查法

暗视野显微镜检查法可根据螺旋体和能动菌的百分比确定疾病的程度及判断疗效。要求自取样到观察在30分钟内完成。

2.刚果红负性染色法

刚果红负性染色法不能观察能动菌，但涂片可保存较长时间供继续观察。涂片方法相对简单快捷，缺点是不能检出特异性致病菌。

（三）免疫分析

免疫分析是利用特异性的单克隆抗体和细菌抗原的结合来鉴定细菌，主要方法有免疫荧光法及酶联免疫吸附试验。免疫荧光法是用荧光或显色物质标记抗体，抗体可与细菌抗原结合形成免疫复合物，通过观察标记物鉴定细菌。该技术敏感性和特异性均较高。酶联免疫吸附试验是将特异性抗体结合到固相载体上，加入待测样本和酶结合物反应后，底物被酶催化变为有色产物，产物的量与样本中受检物质的量直接相关，可根据着色密度对菌斑样本进行定性或定量分析。

以上两种技术的敏感性和特异性均较高，检测速度也较快，既可进行定性分析也可进行定量分析。由于每种细菌都有自己特异的表面抗原，因此需要使用特异性抗体以排除交

 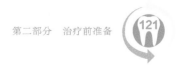

叉反应。

（四）细菌酶分析

Loesche等人检测40多种微生物，发现与牙周炎关系密切的红色复合体，即牙龈卟啉单胞菌（P.gingivalis，Pg）、福赛坦式菌（T.forsythia，Tf）和齿垢密螺旋体（T.denticola，Td）三种致病菌能产生一种胰蛋白酶样酶，可水解人工合成底物苯甲酰精氨酰萘胺（benzoyl-DL-arginyl-naphthylamide，BANA），通过检测菌斑样本对BANA的水解，可快速检测这三种菌及其菌量。该技术是在临床上快速筛选可疑致病菌并进行危险度判断的简单方法，缺点是不能区分这三种菌，且为半定量。

（五）分子微生物检查方法

基于DNA的检测技术的发展，最常见的分子微生物检查方法主要有以下两种。

1. 聚合酶链反应（polymerase chain reaction，PCR）

PCR是目前敏感性最高的微生物检查法，利用目标细菌某个特定DNA片段的寡聚核苷酸设计特异性的PCR引物，合成PCR产物，对待测的菌斑样本进行PCR反应，从而确定是否有目标微生物存在。随着PCR技术的发展，实时定量PCR技术的出现使PCR能够对微生物、病毒DNA或RNA进行绝对定量分析。缺点是设备较昂贵，而且需要在实验室才能进行。

2. DNA探针（DNA probe）

DNA探针是以病原微生物DNA特异性片段为模板，人工合成的带有放射性或生物素标记的单链DNA片段，通过核酸杂交技术来检测未知细菌的DNA，对样本细菌进行定性及定量检测。其中，棋盘式DNA-DNA杂交法（checkboard DNA-DNA hybridization）可以应用几十种DNA探针同时与多个样本的DNA杂交，利用棋盘式DNA-DNA杂交法可以快速检测多个样本。DNA探针测定技术敏感性和特异性均高，但制备DNA探针的方法较为复杂。

二、牙周内窥镜技术

目前牙周病的基础治疗方法仍主要是传统的闭合式刮治清创术。这些闭合式的方法虽有效，但仍存在明显弱点，治疗特点为较笨重、损伤大、不精细，医生治疗时无法直视术区，对牙石的感知和定位完全依赖于医生的经验和手感，对深的牙周袋和解剖外形复杂的位置（如根分叉区）容易造成牙石的残留（仍有10%~50%的残余牙石），损伤大，不精细，往往通过翻瓣手术直视术区才能除尽牙石。随着现代医学的发展，疾病的诊疗要求达到"微创、精准"，因此，未来牙周治疗的目标包括微创、准确，彻底去除病变，恢复原有的解剖结构和

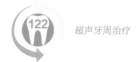

功能。近年来，内窥镜使牙周治疗的可视化成为可能，它将人的视力加以延伸，扩大了手术视野，是目前牙周可视化治疗最重要的辅助设备之一。

牙周内窥镜是目前牙周显微检查的最主要工具，是近年来牙周医学最先进的辅助检查和诊断的设备之一，结合了先进的影像技术、照明技术和放大技术。它首先由 DentalView 公司生产，近年来其所有权已由 Perioscopy 股份公司（美国加州）获得。整个内窥镜系统是由冷光源镜头、纤维光导线、图像传输系统、屏幕显示系统等多个部分组成的光学仪器，同时还包括了冲水部件。图像可放大3~48倍，可以让临床医师在无须翻瓣的情况下诊断和治疗龈下的病变，可以在清晰直观的图像的辅助下进一步发现患者牙周病变，进行刮治和根面平整，为患者提供了一种舒适的、非手术的牙周治疗（详见本书第八章"内窥镜辅助下的超声牙周治疗"）。

三、压力敏感探针

用牙周探针测量牙周袋深度及附着水平是目前临床评价牙周破坏程度的主要方法，也是判断牙周病情变化的临床依据。牙周探诊受许多因素的影响，如所用探针的设计、操作者的探诊力量、探诊方向、探诊位置、牙龈炎症、牙根外形及触觉误差、视觉误差、记录误差等。因此，需要有一种标准化的、公认程度高的探针系统。佛罗里达牙周探针系统是电子化的牙周检查软件系统，为压力敏感电子牙周探针，设置的探诊压力恒定为15 g（0.15 N）。恒定15 g（0.15 N）的探诊压力使探针精确度达到0.2 mm，比普通刻度探针的精确度提高10倍，有效地减少口腔医护人员的探诊误差，使其检测结果标准化。

佛罗里达牙周探针系统由探针手柄、15 g（0.15 N）恒定压力的光学解码器、根据医生习惯设计的脚踏控制器、数据转换盒、数据连接电缆、FP32中文数据应用系统（计算机存储设备、电子打印设备和移动工作站）组成。

佛罗里达牙周探针系统可以记录患者牙周袋深度、附着水平、附着龈宽度，并记录全口牙列情况、牙齿松动度、牙龈出血与化脓、根分叉病变、菌斑分布等可反映牙周疾病程度及预后的指标；同时，系统还自带风险因素评估。系统呈现的是完善的电子病历及纸质病历报告，有助于让患者直观地了解病情并积极配合医生进行有效的治疗。

佛罗里达牙周探针系统具有以下特点。

（1）可以在一名口腔医护人员的操作下自动测量完成。

（2）直径为0.4 mm的探针使患者在检查过程中基本感觉不到疼痛，有效地提高了患者的

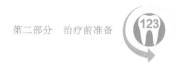

耐受度。

（3）系统自带的治疗效果对比图表有助于医生与患者的沟通交流，使患者的依从性有所提高，从而更好地接受牙周系统治疗。

（4）测量结果更精确、更客观，能减少设备和操作者探诊压力不同带来的误差。

（5）客观记录，易于保留病情变化和诊疗效果。

（6）缩短检查时间。

（7）更适于对牙周基础治疗后的维护期患者进行纵向监测。

佛罗里达牙周探针系统的缺点：佛罗里达牙周探针在进行牙周探诊时，因其探针头部设计较大，传递于手感觉的敏感性不如手持探针好，且龈下牙石能明显干扰压力敏感探针的继续深入，使口腔医护人员容易误将龈下牙石当作牙周袋底，而手持探针在触及龈下牙石时能调整方向绕过牙石到达袋底。建议经过龈下刮治后再进行电子探诊，这样结果才比较可靠。

四、龈沟液检查

龈沟液是来自牙龈组织的渗出液，其成分主要来源于血清和局部牙龈结缔组织，通过牙龈沟内上皮和结合上皮。正常情况下，龈沟内液量极小，当牙周致病菌产生的毒素和菌斑激活牙龈中的各种细胞，产生炎症，龈沟壁及结缔组织水肿，其产物渗透压增加，多种细胞因子进入龈沟液中，使龈沟液不但液量增加，其内容物如特异抗体、细胞因子、炎症介质等的水平也发生变化。龈沟液不同内容物水平的变化反映了牙周组织的不同病变情况，对牙周炎的诊断、疗效观察和预测疾病的发展及预后有重要意义。龈沟液取样简便无创伤，又能重复采样，易为患者所接受，可作为牙周炎诊治中的辅助手段。

1.龈沟液的采集方法

目前，龈沟液的采集方法包括龈沟液冲洗法、滤纸条法和微吸管法，其中滤纸条法是目前最常用的方法。

2.龈沟液的定量方法

龈沟液有茚三酮染色定量法、称重法和用龈沟液测定仪（periotron）测量三种定量方法。这三种方法都先要用一定宽度和长度的滤纸条放入龈沟中30秒，然后测定滤纸条上的龈沟液量。其中以龈沟液测定仪的测量最为精确和方便，但其检测范围小，如 Periotron 8000 检测的理想范围为 0.1~1.2 μL，并且相关仪器及其配套滤纸价格较贵，这些都限制了 Periotron 在临床研究中的应用。同时，市场上的滤纸种类繁多，众多对龈沟液的研究所选用的滤纸种类不

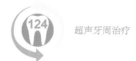

一，较为常见的有 whatman 1# 定性滤纸、whatman 3# 定性滤纸、whatman 3mm 层析滤纸等。有学者对 periopaper（Harco）、whatman 1# 层析滤纸、whatman 4# 层析滤纸和 whatman 3mm 层析滤纸进行比较，认为不同滤纸条对蛋白的洗提和回收的效率有所不同，其中 2 mm × 8 mm 大小的 whatman 3mm 层析滤纸条对血清蛋白的回收率最高。

3. 龈沟液的成分

龈沟液的成分众多，血清中的绝大部分成分均可在龈沟液中出现，如补体 – 抗体系统成分、电解质、蛋白质、葡萄糖、酶等，也含有白细胞（主要为通过龈沟上皮迁移而出的中性粒细胞）、脱落的上皮细胞等，还有细菌及其他微生物的菌体和细菌产物（如脂多糖内毒素、胶原酶、透明质酸酶、破骨因子和短链脂肪酸等），局部牙周组织和细胞的破坏产物（如天冬氨酸转氨酶、碱性磷酸酶、溶酶体酶、β – 葡萄糖醛酸酶等）也能在龈沟液中被检出。牙周炎发生时，龈沟液出现较多的各种细胞因子、炎症介质，如白细胞介素1、白细胞介素6、肿瘤坏死因子 α、前列腺素 E2 等，这些与牙周炎的程度和活动性有一定的关系。

某些药物通过全身给药途径进入体内后，也可参与龈沟液的组成。如口服四环素进入机体后，其对骨组织亲和力大，易渗透进龈沟液，龈沟液内的药物浓度可为血清的2~7倍，对抑制厌氧菌和螺旋体特别有效，可作为临床工作选择全身用药和局部用药的参考依据。

五、基因检测

传统观念认为，菌斑是牙周炎发生的始动因子，环境因素是牙周炎发病的主要病因之一。但近年来通过以下研究发现宿主的遗传因素与牙周炎的发生及发展存在密切联系：①牙周炎的家族聚集性特征；②牙周炎易感人群的相关基因研究；③某些遗传性疾病与牙周炎的相关性。越来越多证据表明，不同宿主间对牙周炎易感程度有很大差异，某些基因的遗传多态性影响着牙周炎的发生及发展。这些基因借助于其基因编码区的多态性，经过转录和翻译修饰，形成氨基酸多肽顺序、空间结构乃至最终功能不同的蛋白质，进而影响牙周炎的初始免疫、后天免疫反应和炎症过程，调节宿主对细菌攻击的反应，也可导致牙周结缔组织破坏和骨质吸收，从而影响牙周炎的类型、发展、治疗及预后等，最终导致不同个体的遗传素质不同，不同个体对牙周炎的易感性不同。常见的多态性基因有 IL-1、TNF、维生素 D 受体、雌激素受体等。

一般用聚合酶链式反应和限制性片段长度多态性（restriction fragment length polymorphism, RFLP）法完成基因的遗传多态性的检测，基因组 DNA 标本来自可疑患者的小量外周血或者颊黏膜拭子采样。

然而，基于目前的研究情况，对个体牙周易感基因多态性的检测尚处于初步研究阶段，对牙周病患者进行系统的基因筛查和确定治疗的候选基因可能还为时过早。

六、光学相干层析成像技术

光学相干层析成像（optical coherence tomography，OCT）技术是20世纪90年代初发展起来的一种三维层析成像技术。它利用弱相干光干涉仪的基本原理，检测生物组织不同深度层面对入射弱相干光的反射或散射信号，通过扫描可以重构出生物组织的二维或三维结构图像。1991年，美国麻省理工学院（MIT）的David Huang等人在《科学》杂志上首先报道了OCT技术。1996年Carl Zeiss Meditec Inc. of California把眼科的OCT系统做成临床医疗器械投放市场。OCT系统具有非接触、非侵入、成像速度快（实时动态成像）、探测灵敏度高等优点。目前，OCT技术已经在临床诊疗与科学研究中广泛应用，临床上常用于眼科、病理科，近年来也开始应用到口腔医学领域。

Mota等人利用两个OCT系统在傅里叶域中运行的不同波长为930 nm和1325 nm，用于猪颌牙周组织的结构分析，发现通过图像分析，可以识别游离牙龈和附着的牙龈，牙齿表面上的牙结石沉积，以及龈沟的龈下牙石。此外，可以非侵入性地测量牙龈厚度和龈沟深度范围为0.8~4.0 mm。更长的中心波长允许更深的组织穿透能力，因此在1325 nm下操作的系统显示出更好的可视化牙周结构的性能。今后，它可能与医学超声检查、光谱学等方法相互补充，并与传统的检查方法相互结合，能更好、无创性地诊断牙周疾病。

（林敏魁　黄永玲　钟泉　闫福华）

参考文献：

［1］ 孟焕新.牙周病学［M］.4版.北京：人民卫生出版社，2015.

［2］ 尼克劳斯·朗，扬·林德.临床牙周病学和口腔种植学［M］.6版.闫福华，陈斌，张倩，等，主译.沈阳：辽宁科学技术出版社，2020.

［3］ 程远，陈斌，闫福华.牙周探针及探诊技术的进展及临床应用［J］.中国实用口腔

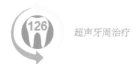

科杂志, 2018, 11 (7): 392-396.

[4] 罗宁, 闫福华, 李厚轩. 牙周治疗中的咬合分析 [J]. 中国实用口腔科杂志, 2018, 11 (7): 397-402.

[5] Kerstein R B. Articulating paper mark misconceptions and computerized occlusal analysis technology [J]. Dent Implantol Update, 2008, 19 (6): 41-46.

[6] 吉尔·S.格里希, 丽贝卡·苏达, 达琳·萨库兹. 牙周刮治基础与高级根面刮治 [M].8版.闫福华, 林敏魁, 骆凯, 主译.沈阳: 辽宁科学技术出版社, 2019.

[7] 谭葆春, 张鹏, 李厚轩, 等.数字化牙周诊疗: 内窥镜在牙周诊疗中的应用进展[J]. 中国实用口腔科杂志, 2018, 11 (7): 385-391.

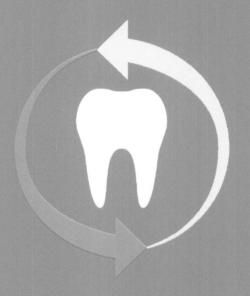

第六章

超声牙周洁治疗临床操作概述

牙周炎是最常见的口腔疾病之一，是以菌斑微生物为始动因子引起的慢性感染性疾病。目前，以清除和控制菌斑微生物为核心的基础治疗是控制牙周疾病的主要方法。对患者进行口腔卫生指导，实施专业的龈上洁治、龈下刮治、根面平整，并去除菌斑滞留因素是基础治疗的主要内容。随着牙周基础治疗研究的逐步深入，新技术、新设备为牙周治疗提供了更多高效、舒适、微创的治疗方法。超声设备作为手工器械的替代手段得到了广泛的接受与应用，在清除菌斑生物膜、龈下结石和内毒素方面被认为具有手工器械同等的效果。超声牙周治疗是在尽可能保存牙齿结构的前提下，利用超声器械的部件将电能转化为机械能，以水为介质，超声工作头机械振动且同时喷水，同时也利用水流产生的空穴作用、微声流力和冲洗作用为辅助，清除牙面及根面沉积物、破坏菌斑生物膜的一种治疗手段。超声牙周治疗以其操作简便性、高效性、减少医生体力消耗等优点，在口腔领域得到日益广泛的应用。

第一节　超声牙周治疗的概念、适应证和注意事项

一、超声牙周治疗的概念

超声牙周治疗主要包括超声龈上洁治术和超声龈下刮治术。超声龈上洁治术，是指利用超声器械清除牙齿表面或者修复体表面的龈上菌斑生物膜、牙石和色素的过程。在我国，业内默认"洁治术"指代"龈上洁治术"，因此，也可简称"超声洁治术"。超声龈下刮治术是指用超声器械清除龈下根面的菌斑生物膜和牙石的过程，同时注意保护根面牙骨质。关于这一概念，还有以下几个方面需要阐明。

（一）作用机制

超声器械包括磁致伸缩式器械和压电陶瓷式器械，其原理都是将电能转化为机械能，主要依靠机械力去除沉积物，而空穴作用、微声流力和冲洗作用是其区别于手工洁治器械的重

要特点，这些作用可以辅助洁治（图6-1）。（详细内容请参考本书第二章"超声洁牙机的工作原理和工作方式"）

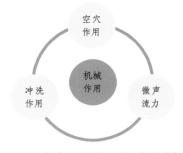

图6-1　超声洁治的核心作用机制是机械作用

在手工洁刮治向超声洁刮治逐步转换的特殊历史时期，学者们着重强调了超声器械的空穴作用。然而，事实上，超声洁刮治依然主要依靠机械作用，而机械作用离不开工作尖和沉积物的接触，这提示我们器械与沉积物正确且有效的接触是操作的核心。

（二）操作范围

超声龈上洁治术概念中提到"清除牙齿表面或者修复体表面的龈上菌斑生物膜、牙石和色素"，因此，无论是牙齿表面还是修复体表面，只要位于龈上部分的沉积物，都属于龈上洁治术的范围。还有学者指出，浅的龈沟内沉积物也应属于龈上洁治术的范围。笔者认为，应根据器械的不同来选择是否处理龈沟内沉积物，对于传统手用器械而言，建议仅清除龈上牙石及龈沟浅部大块龈下牙石；对于超声器械而言，不必严格限定其范围，在初次治疗时，应尽可能去除龈上洁治尖所能达到的范围。而超声龈下刮治主要是清除牙龈下根面的菌斑生物膜和牙石，从而减轻牙周炎症，促进牙周组织的愈合。无论是超声洁治还是超声刮治，在治疗过程中，最重要的原则是避免形成锐利的断面导致牙龈持续出血（图6-2）。

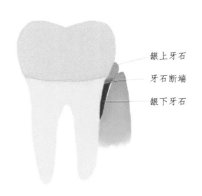

龈上牙石
牙石断端
龈下牙石

图6-2　在龈下形成锐利的牙石断端会导致术后牙龈出血
（常雅琴医师提供）

（三）作用目标

超声龈上洁治概念中提到清除菌斑生物膜、牙石和色素，其中，菌斑和牙石是必须去除的，色素则要根据实际情况决定是否去除。龈下菌斑生物膜可引发牙周组织的慢性炎症反应，并使炎症反应持续存在。超声龈下刮治的目标是破坏和清除龈下菌斑生物膜、去除龈下

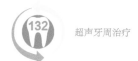

牙石，尽可能地保存牙体组织，创建一个具有生物相容性的根面，从而达到消除炎症和促进组织再生的目的。在去除牙面及根面沉积物的过程中，应注意保护牙周组织，尽量减少或避免组织损伤。

菌斑是牙周炎的始动因素，患者的自我菌斑控制和临床医生对生物膜的破坏是牙周治疗的基础，这是基于大量证据的非常明确的结论，因此，这里就不再赘述去除菌斑的必要性。

牙石是牙周病最主要的局部刺激因素，粗糙坚硬，对牙龈产生机械压迫作用，而且牙石的多孔结构也容易吸附大量细菌毒素，均可刺激牙龈引起炎症，但牙石本身并不会引起牙周病。牙石很不美观且表面常沉积未矿化的菌斑，因此应清除牙石。然而，在治疗过程中，并不能清除所有的龈下牙石。研究表明，非手术治疗能明显有效地减少根面的牙石。然而，彻底清除根面牙石很难实现，尤其是对深牙周袋而言，更是容易残留牙石，根面经治疗后大部分仍有牙石残留。但随着牙周内窥镜的引入，彻底清除龈下牙石成为可能，有关内窥镜辅助下的超声牙周治疗将在后文进一步阐述。

色素要根据实际情况决定是否完全去除，其原因是大而厚的色素沉积物能提供菌斑积聚和刺激牙龈的粗糙表面，继而造成或加重牙周组织炎症；而少量色素本身对牙龈刺激不大，主要影响美观，但是去除色素的过程会对牙釉质有轻度损伤，尤其是窄深釉质凹陷里的色素，去除时由于工作尖很难获得正确的角度而导致很容易损伤牙釉质。因此，对于某些非美观区域的色素，并不要求彻底清除；如确实需要去除，建议采用喷砂设备而非超声设备。

此外，在实现以上目标的同时，应当尽可能减少组织损伤。

二、超声牙周治疗的适应证和注意事项

超声牙周治疗的适应证较为广泛，通常牙周基础治疗主要就是龈上洁治、龈下刮治和根面平整。因此，牙龈炎、牙周炎及其伴发病变均为超声牙周治疗的适应证。此外，超声牙周治疗还常用于控制牙周炎，以利于牙体治疗（判断患牙预后，利于邻面窝洞充填）、修复治疗（判断患牙预后，利于确定后续修复方案）、正畸治疗（在避免菌斑生物膜存在的情况下正畸力促进牙周破坏的进展）、种植治疗（种植术前准备，预防和控制种植体周围炎症）、外科手术（保证术区清洁，预防感染）。总的来说，只要全身情况可以耐受超声牙周治疗，且存在菌斑生物膜、牙石或者色素的一种或者几种，都是超声牙周治疗的适应证。下面将重点阐述伴有全身性疾病，尤其是伴有常见的心血管疾病、糖尿病等系统性疾病患者超声牙周治疗的相关注意事项。

（一）心血管疾病患者

心血管疾病是人类的头号死因。每年死于心血管疾病的人数多于其他死因。据世界卫生组织报告，2015年约有1770万人死于心血管疾病，占当年全球死亡总数的31%。这些死者中，估计有740万人死于冠心病、670万人死于中风。

1.高血压患者

国家卫生部门报告显示，2012年我国18岁及以上居民高血压患病率为25.2%，并有逐年上升趋势；世界卫生组织数据显示，全球超过1/3的成年人患有高血压。因此，在进行超声牙周治疗术前应仔细询问患者病史，根据患者血压情况做出合理决策。

（1）一级高血压［收缩压140~159 mmHg和（或）舒张压90~99 mmHg］，超声牙周治疗同健康者，同时注意监测血压。

（2）二级高血压［收缩压160~179 mmHg和（或）舒张压100~109 mmHg］可选择性行超声牙周治疗，但需要每次治疗前测量血压。

（3）三级高血压［收缩压大于或等于180 mmHg和（或）舒张压大于或等于110 mmHg］禁行超声牙周治疗。

2.心脏植入式电子设备

心脏植入式电子设备（cardiac implantable electrical devices，CIEDs），包括心脏起搏器植入式心脏复律除颤器，是能够通过电刺激分析心律和调节心律失常的电子设备。CIEDs通常通过外科手术在左锁骨下区域皮下植入，并通过锁骨下静脉利用柔性电极导线连接。心脏起搏器监测心脏的电活动，通过电脉冲提供刺激和心脏传导。可植入的心复除颤器永久性地控制着心率，只有在特定的心律失常情况下，它们才会发电并放电。

尽管当今CIEDs具有保护机制，可识别和过滤大部分干扰，但仍有一些电磁电流可能会暂时影响它们的功能。因此，对于带有该类装置的患者，治疗前应明确其CIEDs是否有屏蔽装置。

此外，电磁设备与CIEDs的距离似乎也有一定的关系。当工作距离不小于20 cm时，一般认为干扰较小。因此，对带有该类装置的患者，治疗时应避免将工作中的超声设备放在患者胸口附近。

超声设备的种类与CIEDs也有一定的相关性，目前普遍认为压电陶瓷式超声设备对心脏起搏器无明显干扰作用，而磁致伸缩式超声设备对于部分心脏起搏器具有干扰作用。因此，对于带有该类装置的患者，治疗时应选用压电陶瓷式超声设备。

（二）糖尿病患者

糖尿病患者的牙周治疗应根据血糖控制情况及其健康状况实施。

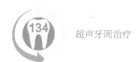

（1）血糖控制理想的患者（空腹血糖值为4.4~6.1 mmol/L，HbA1c 小于6.5%）和血糖控制良好的患者（空腹血糖值为6.1~7.0 mmol/L，HbA1c 6.5%~7.5%），超声牙周治疗同健康者。

（2）血糖控制差（空腹血糖值为7.0~11.4 mmol/L，HbA1c 大于7.5%）的患者，可行超声牙周治疗。但注意减少软组织损伤，必要时可分次、分区完成；可考虑预防性使用抗生素，慎用含肾上腺素的局麻药。

（3）血糖控制极差（空腹血糖值大于11.4mmol/L）的患者，禁行超声牙周治疗，待血糖控制理想后再行治疗。

（三）凝血功能障碍患者及接受抗凝治疗的患者

凝血功能障碍患者或服用抗凝药物、抗血小板药物，在口腔治疗过程中出血风险较高，且牙周治疗又属中高等出血风险，治疗时机的把握就更重要。

对长期口服小剂量阿司匹林（每天100 mg）的慢性牙周炎伴冠心病患者可以进行牙周机械治疗，在不停药的前提下，局部止血效果明显，没有出现术后出血不止等并发症。在大多数牙科治疗中，服用新型口服抗凝剂（达比加群酯、拜瑞妥、艾乐妥、依度沙班等）的不需要中断，当术后发生出血事件时，使用止血剂通常足以达到止血的效果；在考虑药物半衰期和肾脏清除率的基础上，建议在种植第一阶段、多颗牙拔除和龈下刮治的情况下，至少停药1天。常见的遗传性凝血障碍见表6-1。

表6-1　常见的遗传性凝血障碍

常见的遗传性凝血障碍		影响因素	出血严重程度和因素水平
血友病 A		凝血因子Ⅷ缺乏	重度：<1 IU/dL
			中度：1~5 IU/dL
			轻度：>5~<40 IU/dL
血友病 B		凝血因子Ⅸ缺乏	重度：<1 IU/dL
			中度：1~5 IU/dL
			轻度：>5~<40 IU/dL
血管性血友病	Ⅰ 型	VWF 抗原水平下降	可变的，通常轻中度
	Ⅱ 型	VWF 活性降低	可变的，通常中度
	Ⅲ 型	VWF 缺乏	重度（VWF：Ag undectable，factor：Ⅷ <10 IU/dL）

对于有遗传性出血性疾病的口腔卫生不良的患者，应立即制订治疗计划，以防止进一步损害牙周组织。由于担心牙龈出血，患者往往不愿刷牙，这可能导致牙周健康进一步恶化。对于轻度牙周病患者，常规的龈上洁治和预防不太可能引起长期出血，通常无须特定的干预措施来减少出血。如果牙龈状况不佳，或患者有中度或重度出血倾向，可能需要使用5%的氨甲环酸漱口水（500 mg的氨甲环酸片溶解在10 mL水中）来控制术后出血并咨询血友病治疗中心的血液学家。

（四）免疫功能障碍者及使用免疫抑制剂的患者

1. 白血病患者的牙周治疗

对于白血病患者，其治疗的核心是防止创伤和口腔感染。然而，白血病患者通常伴有牙周问题，大多需要行龈上洁治术，治疗方案应该根据患者健康状况及抗肿瘤治疗的阶段来制订。通常来说，龈上洁治术属非侵入性治疗，在白血病治疗的各阶段均可进行，需注意密切监测患者健康状况及血液情况，尽可能减小损伤，但一般不进行超声龈下刮治术。

对高风险患者（活动性或白血病骨髓抑制下），口腔干预仅限于急诊护理，且须通过使用漱口水和温和的抗菌溶液来维持口腔卫生。中度风险患者（处于维持期）通常在给药14天左右骨髓抑制最为明显，此时应避免牙科治疗，在化疗开始前或21天后可以进行治疗，但是应该先咨询血液科医生。如果白细胞计数低于3.5×10^9/L或血小板计数低于1.0×10^{11}/L，进行龈上洁治术时建议使用抗菌药物预防感染。接受造血干细胞移植前的患者，在口腔治疗前须进行全身用药。对于中心静脉系（易患心内膜炎）和粒细胞计数小于0.5×10^9/L的患者，10.8%的患者须接受预防性抗生素（治疗前1小时口服2克阿莫西林）。对于血小板减少性患者（血小板计数小于5×10^{10}/L），可将500 mg氨甲环酸溶于5 mL盐溶液制成漱口水使用，以最大限度地减少牙科治疗引起的牙龈出血。

2. 免疫功能缺陷患者和服用免疫抑制剂患者的牙周治疗

免疫功能缺陷病包括原发性免疫缺陷和继发性免疫缺陷（即获得性免疫缺陷病），致病原因主要包括遗传、感染、恶性肿瘤、服药及放射线损伤等。该类患者的牙周治疗难度在于免疫功能低下或缺失，术后易发生感染及严重并发症。

患者免疫力低下，应在充分控制炎症后进行超声牙周治疗。进行洁刮治前，应教会患者掌握自我菌斑控制措施，务必确保患者可以有效实施自我菌斑控制后，方可进行牙周治疗，必要时可辅助应用局部抗菌药物控制炎症。在部分欠发达地区，很多临床诊疗更重视洁刮治治疗本身，而忽略了口腔卫生宣教。事实上，无反复口腔卫生宣教的洁刮治治疗，其临床疗效十分有限。对于免疫功能缺陷的患者而言，情况可能会更糟一些。此外，应待炎症控制后

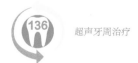

再行洁刮治，可分次进行，如分2~4次进行，以避免过大损伤。

（五）接受颌骨的放射治疗或者癌症化疗的患者

建议在肿瘤治疗前两周完成牙周基础治疗。当患者开始放射治疗或者化疗时，就不再适合进行牙周侵入性治疗。患者在化疗期间可出现暂时性白细胞计数降低，如有需要行牙周治疗，一般在上次化疗后2~3周且在下一次化疗前进行。

（六）是否预防性应用抗菌药物

超声龈上洁治术的损伤非常小。研究表明，无论是否预防性应用抗菌药物，洁治后5分钟和30分钟，患者的细菌负担并无统计学差异。因此，对于龈上洁治术而言，并不推荐预防性应用抗菌药物。Zhang等人比较了牙线清洁、刮治和根面平整引起的菌血症的发生率，结果表明二者导致的菌血症发生率间差异无统计学意义。对于未伴系统性疾病的常规患者的刮治和根面平整而言，也并不推荐预防性应用抗菌药物。

第二节　超声牙周治疗的医患体位和治疗分区

口腔医学的临床工作有以下特点：操作时间长，需要在视野狭小的口腔内做各种复杂精细的治疗和预防工作，常常使口腔医师不得不长时间强制在某种不良体位和姿势下操作。大量文献表明，口腔医生的职业病主要包括腰背疼痛、颈椎病、职业暴露等。有研究显示，在超过50%的工作时间里，牙科医生的躯干弯曲度至少达到了30°。持久的不良体位可导致肌肉疲劳、失衡、血供不足、疼痛、椎间盘突出，最终发展为骨骼肌肉系统失调综合征（musculoskeletal disorders，MSDs）。研究表明，合适的医患体位不仅可为治疗提供清晰的操作视野，便于医生操作，而且可以有效避免职业病。合适的医患体位包括正确的医生体位、患者体位和医患相对位置等。

一、医患体位

牙周治疗过程中，医生体位和患者体位都非常重要。以往很多教程都先强调患者体位，但是事实上，应该先调整医生体位，然后根据医生的舒适体位来调整患者体位。

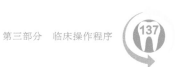

（一）医生体位

牙周治疗过程中，医生常保持身体上部分静止，前臂及手部的肌肉、肌腱长时间高强度工作状态，极易造成肌肉、肌腱及神经的损伤，导致患上职业病。研究显示，80%以上的牙科医生抱怨上半身和背部的疼痛，这种疼痛通常是由于牙科医生在日常工作中的运动和体位直接造成的，因此舒适且利于操作的姿势就显得尤其重要。

坐姿方面，座椅高度应适宜，双脚足跟可以舒适地平放在地面上支撑身体；上身与大腿呈90°角；大腿及前臂与地面平行；均衡分布体重（图6-3）。

颈部体位，头部屈曲角度应控制在0°~15°，使眼部与治疗区域的连线尽可能垂直，应当尽量避免头部过度屈曲或向一侧倾斜（图6-4）。

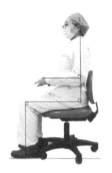

图6-3　医生坐姿
（房方方医师提供）

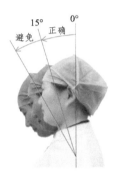

图6-4　颈部体位
（房方方医师提供）

治疗过程中，上半身略倾斜，与背部直立位呈0°~20°夹角。应当注意的是，背部应处于挺直的状态，避免弯腰驼背等姿势（图6-5）。

治疗过程中，双肩应放松，体重左右侧均衡分布，避免耸肩、塌肩、含胸及身体左右倾斜等姿势（图6-6）。

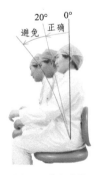

图6-5　背部姿势
（房方方医师提供）

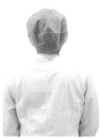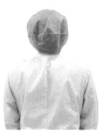

正确姿势　　　　　　　　　　错误姿势

图6-6　肩部姿势（房方方医师提供）

双侧上臂平行于躯干长轴，垂挂于身体两侧，尽可能保持放松姿势，肘部略微向外张开，上臂与躯干可有一定的角度，但不应超过20°，肘部高度不超过腰部水平。

前臂的理想位置是与地面平行，抬高或放低时以肘部为支点上下调节。应注意的是，前臂与上臂所成角度应大于60°。

手部应保持腕部与前臂位于同一直线上，避免向上或向下屈曲；手掌小拇指侧略低于大拇指侧，避免手掌与地面平行或大拇指侧低于小拇指侧（图6-7）。

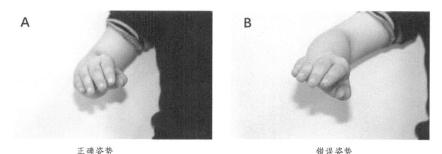

正确姿势　　　　　　　　　　　　错误姿势

图6-7　手部姿势（常雅琴医师提供）

（二）患者体位

患者的体位，尤其是头部位置，是决定临床医生是否能获得治疗区域理想的视野和入路的重要因素，在临床治疗中也极容易被忽视，导致很多医生常以不舒适的姿势工作，不仅难以获得治疗区域的清晰视野，而且也很容易引起骨骼肌肉系统的疲劳。因此，患者体位的调节非常重要。

常规治疗过程中，患者平躺于牙椅上，头顶应与牙椅头托上缘平齐，并使头部、颈部与躯干排列成一条直线。治疗上颌区域时，椅背应与地面接近平行，使患者张口，并保持头部自然放松，即下颌高位；治疗下颌区域时，椅背应略微竖起，患者张口，收紧下颌，即下颌低位（图6-8）。

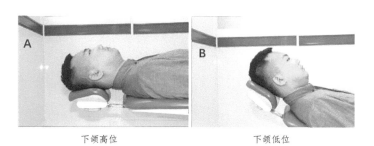

下颌高位　　　　　　　　　　　　下颌低位

图6-8　下颌位置（张家鼎医师提供）

另外，在针对不同区域的后牙洁刮治时，还应该使患者的头朝向医生或远离医生，所旋转角度通常呈45°。

（三）医患相对位置

调节医生与患者体位的目的是保证足够清晰的操作视野，避免不良姿势影响医生的身体健康，因此必须协调好医生和患者的体位及与灯光、治疗台等相对关系。

首先，按照前文调整医生椅位，调节患者椅位使患者鼻尖低于医生的腰部，当医生的手指接触治疗区牙齿时，肘部的夹角应呈90°。接下来进行灯光和治疗盘的调节。牙椅灯位置应尽量高，以医生可以轻松触及为原则。治疗盘位置应略高于患者身体，其位置越低，医生越容易看清上面摆放的治疗器械。进行下颌超声牙周治疗时，应将牙椅灯放置在患者头顶正上方的位置，使光束可以向下直接照进患者的口腔。进行上颌超声牙周治疗时，将牙椅灯放置在患者胸部上方，倾斜向前使光束照进患者口腔。

超声治疗仪放置的位置通常有以下两种：①置于牙椅左侧的移动边柜；②置于治疗盘方位（含牙椅内置超声治疗仪等）。当置于牙椅左侧移动边柜时，应注意手柄连接线的控制；当置于治疗盘方位时，对治疗影响较小。

当有四手护士辅助操作时，四手护士工作区为2点钟到4点钟方向；医生工作区为7点钟到12点钟方向；12点钟到2点钟方向为静止区，主要为移动边柜及四手操作台，超声治疗仪也可置于此处。在进行超声牙周治疗过程中，医生工作区主要位于9点钟到12点钟方向，四手护士对医生体位影响较小，此处不赘述。

注意：医生在患者一侧坐下，上臂紧贴身体，前臂环绕在腰部；患者张口时，其口腔应位于肘部水平线以下。当患者处于这个体位时，医生可以在肩部和手臂不承受压力的情况下很轻松地接触到患者的口腔。

二、超声牙周治疗的治疗分区和各区治疗时的体位

（一）超声牙周治疗的治疗分区

由于牙弓呈弓形，而非一个平面，因此治疗时将牙齿按位置进行分区，接近在一个平面的相邻牙齿分为一个区域，以便治疗时能保持较好的视野和体位。超声治疗时，根据全口牙形态及部位，通常将全口牙分为6个区段，并按照一定的顺序和规划逐一进行治疗。

在前、后牙的超声牙周治疗过程中，医生的体位需要变化。以1/6的区段进行操作，可以减少医生的体位改变，提高超声牙周治疗的工作效率。前牙区的超声牙周治疗常从远术者

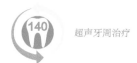

区向近术者区推进，后牙区则从后牙区向前牙区方向逐一进行治疗。

（二）超声牙周治疗时各区的标准体位及口镜的使用

下面按照超声牙周治疗推荐的一般顺序逐一讲解操作时医生和患者的相对体位。

1. 右侧上颌后牙颊侧和左侧上颌后牙腭侧体位

患者保持下颌高位，头部向远离医生的方向转动，使右侧上颌后牙颊侧面尽可能朝向上方，医生位于患者9点钟方向，中线正对患者口腔，其余体位同前（图6-9）。在此过程中，应注意口镜的镜面应朝向牙齿方向，从而在口镜的反光中间接观察手术区；推荐使用双面口镜，此时无须考虑镜面朝向问题。

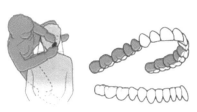

图6-9　右侧上颌后牙颊侧和左侧上颌后牙腭侧医患体位（保珺医师提供）

2. 左侧上颌后牙颊侧和右侧上颌后牙腭侧体位

患者保持下颌高位，头部向靠近医生的方向转动，使左上后牙颊侧面尽可能朝向上方，医生位于患者11点钟方向，身体中线朝向患者口腔（图6-10）。口镜的使用同右侧上颌后牙颊侧和左侧上颌后牙腭侧体位。

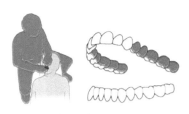

图6-10　右侧上颌后牙腭侧和左侧上颌后牙颊侧医患体位（保珺医师提供）

3. 上前牙区体位

患者保持下颌高位，稍抬头，医生位于患者12点钟方向（图6-11）。进行上颌前牙区腭侧的治疗时，口镜的主要作用为反光并提供间接视野，将口镜置于上前牙腭侧，通过调整口镜方向及放置位置实现。

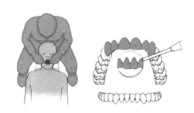

图6-11　上前牙区医患体位（保珺医师提供）

4. 下前牙区体位

患者保持下颌低位，医生位于患者12点钟方向（图6-12）。进行下前牙舌侧洁刮治时，口镜的主要作用是反光和推开舌体以提供操作空间。

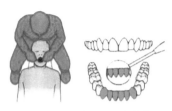

图6-12　下前牙区医患体位
（保珺医师提供）

5. 左侧下颌后牙颊侧和右侧下颌后牙舌侧体位

患者保持下颌低位，头部稍向右转动，使左侧下颌后牙颊侧区域尽可能向上，医生位于患者10-11点钟方向（图6-13）。进行右侧下颌后牙舌侧洁刮治时，可用口镜轻柔地牵开舌体，以获得充分的操作空间，同时可将镜面朝向牙齿，以取得良好的照明效果。

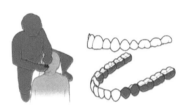

图6-13　左侧下颌后牙颊侧和右侧下颌后牙舌侧医患体位（保珺医师提供）

6. 右侧下颌后牙颊侧和左侧下颌后牙舌侧体位

患者保持下颌低位，头部稍向左侧转动，使右侧下颌后牙颊侧朝向上方，医生位于患者9点钟方向（图6-14）。进行左侧下颌后牙舌侧洁刮治时，可用口镜轻柔地牵开舌体，以获得充分的操作空间，同时可将镜面朝向牙齿，以取得良好的照明效果。

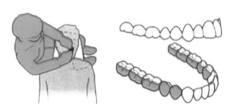

图6-14　右侧下颌后牙颊侧和左侧下颌后牙舌侧医患体位（保珺医师提供）

第三节 超声牙周治疗的临床操作流程

超声牙周治疗以其操作简便性、高效性、减少医生体力消耗和缓解医生精神紧张程度等优点，在口腔领域日益得到广泛应用。超声波水流在冷却工作尖的同时，可以通过空穴作用有效地清除组织内毒素和非附着性菌斑。然而，超声牙周治疗过程中产生的气溶胶会对诊室环境造成一定程度的污染，危害医务人员和患者的健康，因此，在治疗过程中应遵循正确的临床操作流程，在取得良好疗效的同时，减少空气污染，降低交叉感染的风险。

一、治疗前准备

（一）和患者确认病史，排除治疗禁忌证

治疗前应与患者再次确认病史，排除治疗禁忌。高血压患者在每次治疗前都应测量血压。血压测量应采用垂直坐位，在静息状态下进行。如果初次检查收缩压大于160 mmHg或舒张压大于100 mmHg，可让患者休息5~10分钟后再行检测。

超声牙周治疗过程中，只需对牙齿表面施加轻微压力，故仅极少数患者在行超声治疗时需要辅助麻醉。如需麻醉，请务必询问患者是否处于空腹状态。另外，对血压已控制的高血压患者进行治疗时，使用的局部麻醉药物中肾上腺素的浓度不应超过1∶100000，且肾上腺素的总量不超过0.036 mg。对正在使用非选择性 β－受体阻滞剂和洋地黄类强心剂的患者，应限制肾上腺素的使用量。

注意：部分患者尤其是年轻患者，可能来就诊前未进食早餐，较容易导致麻醉后晕厥或者低血糖晕厥，麻醉前请务必确认患者不是空腹。

（二）术前沟通及安抚患者

告知患者大概的治疗流程、治疗中可能出现的感受、治疗时间等，最重要的是安抚患者。尤其是对于伴有全身疾病的患者，术前沟通和安抚尤为重要。例如，对于心血管疾病患者而言，洁刮治术中患者高度紧张可能诱发突然的心绞痛或者充血性心力衰竭，有效的术前安抚有助于缓解或者消除患者的紧张情绪，减少意外发生。

 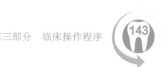

二、临床检查

（一）口腔颌面部检查

口腔颌面部检查内容见本书第五章"临床检查"。此外，对于患有颞下颌关节疾病的患者，请务必注意不能让其长时间地保持大张口状态，以免造成进一步的关节损伤。

（二）口腔内修复体检查

超声牙周治疗前有必要检查口腔内修复体，其原因如下。

1. 术前检查并记录修复体情况，有助于减少修复体损伤

洁刮治术可能会影响修复体的表面光滑程度。一项关于超声刮治术对颊侧和舌侧的V类洞的复合树脂与银汞合金修复体的影响的体外研究发现，超声刮治或者喷砂对修复体边缘的完整性和修复体的微渗漏没有不利的影响。然而，也有研究表明，超声工作尖无论是平行方向还是垂直方向，都会在复合树脂表面产生压痕，同时使材料碎屑四散。因此，在对存在修复体的区域进行洁刮治术时，应该遵循超声刮治术的基本原理（比如，利用非常小的侧压力多次轻柔刮除，保持工作尖移动，不要让工作尖垂直于修复体表面），把对修复体的损害降到最小。

另外，提前检查修复体也有助于准备合适的工作尖，因为超声工作尖的材质也是修复体损伤的重要影响因素。在对修复体表面进行洁治时，可考虑换用塑料、钛合金、碳纤维等材质的工作尖，以进一步减少损伤。

2. 术前检查并记录修复体情况，有助于减少医患间的误解

在龈上洁治过程中，常见的医疗纠纷是治疗过程中"楔缺充填物的脱落"。规范的术前检查和记录，有助于医生在操作时注意避开充填物和牙面交界部位，也有助于避免患者误将脱落的牙石认为是实际上早已脱落的充填物，从而避免不必要的医患纠纷。

（三）牙周检查

1. 检查的内容

治疗前的牙周检查，应重点关注沉积物的类型和量，也就是说，要关注牙面、根面、根分叉、修复体表面的沉积物主要是菌斑还是牙石。沉积量的多少，以便选择合适的工作尖、功率和水量等。

2. 检查方法

沉积物的检查方法主要有视诊和探诊，术前应当准确而全面地检查和记录患者的沉积物情况，详见第五章第三节"牙周专科检查"，但需要注意以下几点。

（1）检查沉积物前应吹干牙面，以便更加清晰地了解情况（图6-15）。

（2）龈上洁治术前可进行菌斑染色，以便更好地了解沉积物的位置和量，有助于医生在操作中更好地发现并去除沉积物，也有助于患者了解口腔卫生维护的不足之处（图6-16）。也可准备镜子，使用探针或者手工洁治器刮除菌斑，让患者了解菌斑的沉积情况。

（3）有条件时，尽量进行在首次治疗前拍照，以便更直观地和患者沟通，另外，和治疗后一段时间的照片进行对比，有助于医生和患者直观地了解治疗效果以及患者口腔卫生的变化情况。

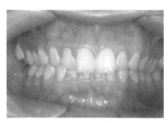 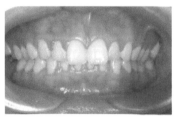

牙面吹干前　　　　　　　　　　　　　　牙面吹干后

图6-15　检查前吹干牙面（陈斌医师提供）

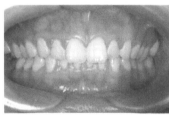 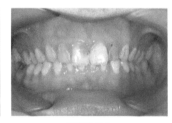

菌斑染色前　　　　　　　　　　　　　　菌斑染色后

图6-16　菌斑染色（陈斌医师提供）

三、超声牙周治疗设备的准备

超声牙周治疗的目标是去除沉积物，同时减少或者避免牙体和牙周组织的损伤。因此，超声设备要根据治疗目标进行选择。在治疗前，首先应根据沉积物的性质、量及局部的解剖条件选择合适的工作尖，其次选择合适的功率，最后选择合适的水量。

（一）选择合适的工作尖

1. 龈上洁治工作尖的类型

用于龈上洁治术的工作尖有宽扁形、圆柱形和球形，横截面较大，呈矩形、梯形或者圆形。用于龈下的工作尖有尖形、匙形和球形，横截面相对较小，多呈矩形或者圆形。

2.工作尖的选择依据

工作尖应根据沉积物类型（主要是牙石量预评估）和局部的解剖条件来选择。事实上，由于龈上部分的解剖限制非常少，因此更多地考虑局部沉积物的类型，而龈下工作尖的选择则还需考虑治疗位点的解剖形态。当治疗位点外形曲度较小（如前牙）时，多选择直线型的工作尖；当牙齿曲度较大时（如后牙根面），多选择弯曲型的工作尖。为了对后牙根面进行有效的刮治，常需要使用一对弯曲成对的弯形工作尖，两个工作尖的反角弯向相反的方向，这类弯曲型的工作尖还可用于较难进入的复杂的根面区域及根分叉等部位。此外，为了更好地清洁根分叉区，还有一对为根分叉病变特别设计的改良型左弯工作尖和右弯工作尖，其在螺旋的末端有一个直径为0.8 mm的圆球，以利于更好地进入根分叉凹面区。图6-17为临床常用的超声牙周治疗的工作尖。表6-2归纳了根据沉积物类型在超声牙周治疗时可选用的工作尖。

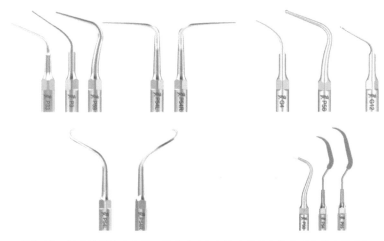

图6-17　超声牙周治疗各型工作尖（啄木鸟医疗器械有限公司林剑华提供）

表6-2　超声牙周治疗时超声工作尖的选择

菌斑量	牙石量	工作尖选择	工作尖推荐
少量—大量	无	仅喷砂	无
少量—大量	少量	细直径工作尖	细直径工作尖
少量—大量	中等量	标准直径工作尖	标准直径工作尖
少量—大量	大量	粗直径工作尖	龈上洁治术时前牙舌侧可选择球形工作尖，磨牙可选择大直径的圆柱形或宽扁工作尖

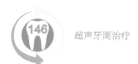

（二）选择合适的功率

在本书第二章"超声洁牙机的工作原理和工作方式"已详述了功率和水量的选择原则，这里特别强调一下超声牙周治疗的目标：①有效去除沉积物。基于这个目标，要求我们在解剖限制允许的范围内尽可能选择大的功率。②尽量减少治疗造成的牙体和牙周组织损伤。从这个目标而言，就需要选择小的功率。综上所述我们应该选择恰好可以清除沉积物的最小功率，也就是"最小有效功率"。应该注意"有效"是核心，在有效的情况下选择最小，而不是一味地强调"小功率"，由于过小的功率会导致效率变低，更容易形成"被抛光的牙石"，因此，沉积物的类型和数量仍是功率选择的基本依据。

当沉积物主要为菌斑时，并不推荐使用超声器械去除沉积物，因为喷砂可以有效去除菌斑，且患者的舒适度更佳。还有文献报道，相对于超声，喷砂对牙体硬组织的损伤更小。

当沉积物包含牙石时，根据牙石的大小、与牙面的结合程度等选择合适的功率。

（三）选择合适的水量

水量调节应该在功率调节之后，因为在不同的功率下，水雾的散开程度并不相同。无论是何种工作尖和功率，水量都应该调整至有喷雾且间断滴水的程度。

四、术区消毒、麻醉和感染控制

（一）术区消毒

牙周治疗术前，用含有抗菌药物的漱口水含漱30秒可以减少气溶胶产生的94%活菌水平。常用的术区消毒的方法包括患者自行含漱消毒剂和医生局部涂抹消毒剂。正常情况下，推荐患者自行含漱消毒剂消毒。常用的含漱药物有3%过氧化氢、0.2%葡萄糖酸氯己定含漱液或其他药物，推荐使用0.2%葡萄糖酸氯己定含漱液，因为大量文献确证了它在口腔含漱使用时的疗效。然而，长期使用葡萄糖酸氯己定含漱液，会导致舌面色素沉积及味觉改变，但停药后会自行好转。

（二）术区麻醉

无痛治疗是临床发展的趋势，但是并不意味着一定要使用麻醉剂。对于超声牙周治疗而言，选择合适的超声设备，再加上正确的操作方法，可以有效减少患者不适，使绝大部分患者可以耐受超声治疗带来的不适，没有必要使用麻醉剂。

临床上，可先选择右上后牙颊侧进行治疗，观察并询问患者反应，如患者可以耐受，则不考虑使用麻醉剂。患者不适最明显的通常是在下前牙区域，可能的原因如下：①下前牙牙

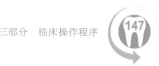

体硬组织相对薄，导致牙髓更容易受影响；②通常下前牙牙石较多，需要选择较大的功率；③很多患者对这个区域洁治的痛苦经历记忆深刻，导致紧张和焦虑。这也是笔者推荐从不太容易疼痛的位置——右上后牙颊侧开始洁治的原因之一。要关注患者反应，告知患者如果不能耐受就会立即使用麻醉剂，以缓解其紧张情绪，因为精神放松会提高患者的耐痛阈，为其他相对敏感区域的治疗做铺垫。

如果患者确实表示需要麻醉，可根据患者情况涂布局部用的凝胶类麻醉剂或者进行局部浸润麻醉。浸润麻醉通常选用阿替卡因、甲哌卡因和利多卡因等。鉴于神经阻滞麻醉的风险及治疗麻醉的必要性较小，笔者不推荐在超声牙周治疗过程中采用神经阻滞麻醉，尤其是对下牙槽神经阻滞进行麻醉。

（三）感染控制

1.遵循无菌操作

治疗前医生须用肥皂（皂液）和流动水洗手，同时应该有标准预防的概念，在治疗时要"四戴"，即戴手套、戴口罩、戴帽子、戴防护面罩（或防护镜）。操作过程中遵循无菌操作，一患一手套，尽量使用一次性治疗器械和防护物品。

2.治疗前漱口

治疗前患者采用3%过氧化氢、0.2%葡萄糖酸氯己定含漱液等含漱30秒。

3.强吸

虽然强吸可以减少超声器械使用过程中超过90%的气溶胶，但是吸唾器仅有一个小孔，不能有效去除气溶胶，并且只能吸去口腔中存积的水。特别需要强调的是，强吸时吸头应尽可能接近气溶胶的源头，但要避免碰到超声器械或者患者口腔内软组织。因此，推荐由四手操作护士来操作强吸，绝不能将强吸设备直接挂在患者口腔内，否则会造成黏膜和牙龈等软组织损伤。

4.杯状后缩

为尽量保持气溶胶在去除前留在口腔内，治疗区域的唇和颊应利用杯状技术进行牵拉。首先将患者的唇或颊拉开，然后牵拉上唇向下、下唇向上、颊部向前，形成一个杯状，使气溶胶反射回口腔内以防其播散。

五、手柄握持和尾线控制

手动洁治器械是以刃状边缘手动刮除牙石，机械地打破牙齿－牙石界面的连接；而超

声治疗器械通过一个钝金属尖端高频振荡产生的振动和生物物理力量使牙面沉积物破坏和脱落。对超声手柄多采取轻握笔式，有利于侧压力放大效应的最小化、医生触觉敏感性的最大化，且最符合临床医生人体工程学。但在轴角、根分叉、窄而深的牙周袋等区域可视需要选用改良握笔式。为了确定超声手柄上的正确握持位置，医生首先要保持手柄在拇指和食指间的平衡（图6-18：A），然后把拇指、食指和中指包绕成一个标准的握笔式（图6-18：B）。

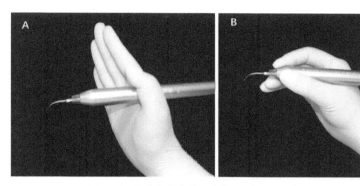

图6-18　标准执笔式的正确位置（常雅琴医师提供）

使用磁致伸缩式器械时，拇指、食指、中指要分布在插入的尖端和手柄之间，这三个手指仅仅握在磁致伸缩式插入尖端或握在压电式手柄非常接近工作尖端的位置都是错误的。接近工作尖的握持方式不利于医生采用合适的超声洁治方法维持手柄稳定。

此外，过重的尾线不但会影响操作时的手感和精确度，而且会使术者更容易感到手部疲劳。因此，尾线控制是必要的。常用的尾线控制方法如图6-19所示，A图中将尾线夹在小指和无名指之间，对尾线消毒的要求更高些；B图中将尾线缠绕在手腕上，适用于尾线较硬情况，因为过软的尾线会对手柄产生较为明显的牵拉力量。

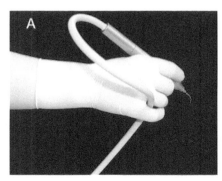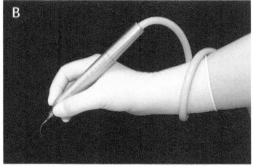

图6-19　常用的尾线控制方法（常雅琴医师提供）

六、工作尖的贴合方式和角度

（一）贴合方式

超声工作尖贴合牙齿时可以使用的方向包括垂直贴合、水平贴合和斜向贴合，垂直贴合通常用于颊舌面，水平贴合多用于邻面，斜向贴合并不推荐用于超声牙周治疗（图6-20）。

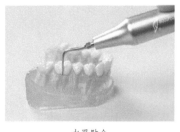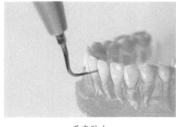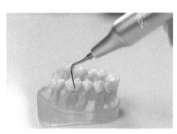

水平贴合　　　　　　　　　　垂直贴合　　　　　　　　斜向贴合（不推荐）

图6-20　压电陶瓷式洁牙机的超声工作尖的贴合方式（啄木鸟医疗器械有限公司林剑华提供）

斜向贴合是超声洁刮治过程中常见的错误手法，被广泛误用的原因在于在手工洁刮治过程中，为了确保刮治切割边缘位于手工洁刮治器的侧面，便于与牙齿充分接触，使得临床医生从这个切割边缘去除沉积物。换句话说，倾斜贴合应用了手用器械的去除牙面沉积物的原理。

然而，超声器械去除牙面沉积物的原理与手用器械是不同的，倾斜贴合在超声洁治术中并不被推荐，其原因是倾斜贴合限制了工作尖侧面的应用，工作尖的斜向贴合可能降低通过空穴效应和微声流对菌斑生物膜的去除能力；另外，倾斜贴合使每次震荡完成的刮治表面积最小。综上所述，不推荐在超声洁刮治术中使用倾斜贴合。

特别值得注意的是，无论是哪一种贴合方式，对于压电陶瓷式洁牙机的工作尖而言，贴合的位置应该是工作尖的侧面，不能使用工作尖的正面或者背面贴合牙面。

压电陶瓷式洁牙机的类线性运动特点，决定了使用工作尖的正面或者背面贴合牙面时会导致牙面损伤，尤其是对牙周炎患者，在其牙根暴露的情况下，可造成明显的牙骨质损伤。

工作尖与牙面的贴合，指的是工作尖的尖端1~2 mm的有效工作区域与牙面的贴合，而不是其他部分。在治疗过程中，大部分牙面并不是平坦的，工作尖的贴合应该随着位置的改变而改变，始终保持工作尖尖端的有效区域和牙面的贴合。常见的错误贴合方式如图6-21

所示，图A、B错误地采用压电陶瓷式洁牙机工作尖的正面接触牙面，图C工作尖的有效区域未能贴合牙面。

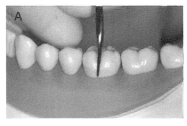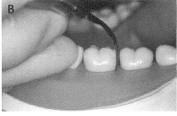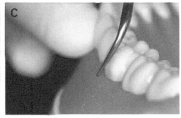

图6-21　常见的错误贴合方式（常雅琴医师提供）

（二）贴合角度

工作角度是指工作尖有效区域与治疗牙面的角度，而非整个工作尖与治疗牙面的角度。这个角度可以在0°～15°，尽量接近0°，但不能超过15°（图6-22）。

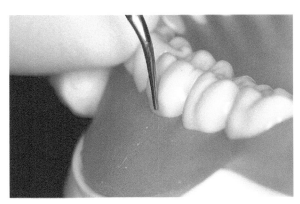

图6-22　工作尖的有效区域要和工作目标区域的牙面贴合
（常雅琴医师提供）

七、工作时的侧压力

侧压力的变化范围在0.5~2.0 N。一般来说，采用宽直径的工作尖来去除牙石时应使用最小的侧压力（0.5 N）以达到根面损伤最小化的目的。洁治时的侧压力应该小于探诊力量（0.5 N），为轻微小于或等于牙面探诊的力量（图6-23）。牙周洁刮治的侧压力从小到大依次为超声龈上洁治术、探诊（0.5 N）、超声龈下刮治术（1~2 N）、手工机械洁刮治术。

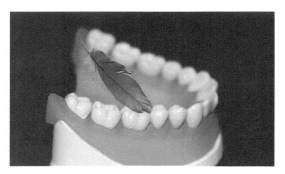

图6-23 超声牙周洁治时，工作尖对牙面的侧压力很小，
像羽毛拂过牙面的力量（常雅琴医师提供）

八、工作尖的运动方式

进行龈上洁治术时，由于操作空间较大，可允许工作尖在自牙龈缘到不超过前牙切缘和后牙咬合面的范围内运动。运动方式为往复运动，其幅度约为2 mm，可根据局部的解剖限制进行调整。进行超声龈下刮治术时，始于牙周袋的牙龈边缘，以在牙周袋内移动的方式来完成工作尖的运动。与手动器械使用的"拉"力不同，超声路径是重叠的（图6-24），即一系列短距的、重叠的水平或倾斜贴合移行到牙周袋底。一旦到达牙周袋底，工作尖便向牙龈边缘后退至完全退出牙周袋，在向邻面移动之前接着用同样的路径插入，以进行下一牙周袋内移动的刮治。为了保护牙齿免受物理损伤和热损伤，器械的尖端需要小幅不断地移动，禁止将工作尖停留在一点上振动。

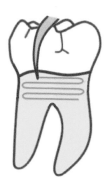

图6-24 超声工作尖在牙周袋内移动
（保珺医师提供）

超声牙周治疗应遵循的治疗流程总结如下。

（1）治疗前，在连接消毒手柄前空踩30秒，以排净管路中积水。

（2）向患者介绍治疗情况，嘱患者用0.12%~0.2%葡萄糖酸氯己定含漱液或3%过氧化氢溶液含漱30秒。

（3）调节体位。

（4）对治疗部位进行详细检查，了解牙周袋深度、探查牙石、根分叉或根面凹陷等根面的解剖和外形。

（5）选择适当的工作尖，连接入工作手柄，调节机器功率及水量。空踩30秒，待工作尖前段形成均匀的气雾再放入患者口内行超声治疗。

（6）多用放松的握笔式握持器械。但在轴角、根分叉、窄而深的牙周袋等区域，可视情况需要选用改良握笔式。支点与治疗位点保持一定的距离以保证稳定性，近工作区采用口内支点或口外支点。超声牙周治疗的操作顺序一般总是从后牙向前牙，从离医生最远的牙齿开始操作，朝着医生的方向进行。

（7）放置好吸唾器，将工作尖与牙面或根面轻轻接触，压电陶瓷式超声治疗设备工作尖的侧面与牙面或根面接触，磁致伸缩式超声治疗设备工作尖腹部与牙面或根面接触。

（8）超声牙周治疗术后，用探针仔细检查牙面或根面沉积物是否清除干净，有无残留的牙石。如有残留牙石，则再次使用超声治疗设备清除。

（9）治疗完成后用3%过氧化氢冲洗，以去除牙周袋内残留的牙石，冲洗后在牙周袋内涂抹碘甘油等药物。

（10）治疗结束后，在卸下手柄前空踩30秒，再次冲洗水路。

（11）及时刷洗干净工作尖和手柄，装袋，进行高压蒸汽灭菌处理。

第四节　龈上抛光术和龈上喷砂术

一、龈上抛光术

（一）龈上抛光术的概念、历史和发展

抛光是在大多数口腔治疗中都会进行的一项操作。它能平滑牙齿表面，使其有光泽，指

对于充填体、活动与固定修复体、种植修复体及洁刮治后牙面（根面）的表面光洁。

现代牙科之父皮埃尔·福查德（Pierre Fauchard）最早使用精细研磨的珊瑚、蛋壳、生姜或盐来清除牙面污渍。21世纪，牙科卫生学创始人Fones博士也训练他的助手给牙冠进行抛光。在20世纪70年代之前，全口抛光被认为是牙科治疗的必要步骤；20世纪90年代至21世纪初，更多的证据证实进行选择性抛光即可。选择性抛光是指使用橡胶杯、毛刷和（或）喷砂系统，在龈上洁治后去除牙面的外源性色素，而不对表面没有污渍的牙面进行抛光。目前，世界范围内多建议使用选择性抛光作为日常口腔维护的方式。然而，在现在口腔卫生实践中，全口抛光仍然是大多数医疗机构的主流程序。

（二）龈上抛光术的适应证和禁忌证

在进行抛光之前，需要鉴别内源性色素和外源性色素。内源性色素通常由发育因素、药物、环境或牙釉质发育不全导致；外源性色素是由各种食物或不良习惯导致的各种色素在牙面的沉着形成，如烟渍、茶垢、咖啡垢等。单纯的抛光不能除去内源性色素，但外源性色素可以通过洁治和抛光去除。

龈上抛光术的禁忌证：

（1）牙面没有明显的外源性色素。

（2）急性牙龈和牙周感染。

（3）美容修复体。

（4）对抛光膏过敏。

（5）龋齿。

（6）牙釉质表面脱矿。

（7）牙釉质发育不全。

（8）牙本质或牙骨质暴露。

（9）新萌出的牙齿。

（10）有呼吸系统疾病。

（11）牙龈退缩。

（12）牙本质敏感。

（13）口干症。

（三）抛光膏的选择和注意事项

抛光膏通常将研磨剂与黏接剂、保湿剂、着色剂、防腐剂和调味剂结合使用。它们从粗到细有各种尺寸的磨料颗粒，粗颗粒的研磨剂相较于细颗粒的研磨剂，有更强的研磨作用。

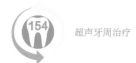

因此，在使用抛光膏去除色素时有可能会造成牙面的损伤，应谨慎选择。

较大粒径（即粗糙或中等）的抛光膏在去除外源性色素时非常有效，但它们会导致较大的磨损，甚至对牙面的损害。过度磨损会刮擦牙釉质，使牙面粗糙，最终导致外源性色素及菌斑迅速再附着。相比之下，具有较小粒径的抛光膏，将增加牙齿表面清洁度、光泽和光滑度，减缓色素、菌斑及牙石再形成的速度。

在龈上抛光的过程中，影响抛光效率的因素包括橡胶杯抛光机的每分钟转数、抛光膏的粗糙度、橡胶杯对牙面的压力或负荷、抛光时间。应该注意的是，这些因素均可能导致牙釉质和牙本质的磨损，因此在抛光过程中，必须注意以下事项：①选择可以去除菌斑和色素的的磨蚀性最小的抛光剂；②控制时间、速度和压力；③在抛光修复材料时，必须采用比修复材料更柔软的抛光材料。

抛光过程必须从粗磨到精磨，逐步使用粒度更小的磨料。一般使用较细粒度的抛光膏，只有在色素严重的情况下才需要中等或大粒度抛光膏。随着抛光过程从粗到细，牙面会产生微小的划痕。这些划痕小于可见光的波长，因此牙面看起来依然是光亮的。单种抛光膏不能用于所有表面，如牙釉质、牙根表面或修复体，因为它们分别具有不同的硬度值。应根据其硬度选择抛光剂，抛光剂的硬度应小于待抛光表面的硬度（表6-3）。然而，抛光膏中实际使用的许多磨料比用于抛光的表面硬10倍或更多。

表6-3　Knoop 硬度值

成分		KH 值
牙釉质		355~461
牙本质		68
牙骨质		40
前牙复合树脂		46~48
后牙复合树脂		45~64
玻璃离子		18~31
瓷		14
抛光膏中所使用的磨料成分	碳酸钙	135
	浮石	590
	氧化铝	2100
	碳化硅	2780

（四）龈上抛光的设备和优劣

龈上抛光设备分为手动和机动两大类，手动设备有抛光条，机动设备为低速马达驱动的抛光机、Vector 系统、喷砂系统等。

1. 抛光条

根据颜色的不同，抛光条具有不同的粗糙度，适用于邻间区和线角区域的抛光。值得注意的是，它有高磨损性，在使用过程中应该注意避免切割与磨损软组织。

2. 低速马达驱动的抛光机

这类抛光设备常使用弯角手机或反角手机，在手机前端上安装橡皮杯或刷子，手机始终以每分钟 2500~3000 转的速度缓慢转动。连续、稳定地移动抛光头，单颗牙面可以在 2~5 秒内完成抛光，施加的压力应约为 138 kPa。当橡胶杯不能充分去除窝沟内的色素时，可以使用毛刷，但应注意避免使软组织受到创伤。尽管如此，受抛光杯形状与运动方式的限制，其对邻面及窝沟点隙的抛光效率较差。

3. Vector 系统

此类装置使用抛光液进行抛光，它在去除菌斑生物膜与内毒素时，对牙骨质表面造成的损害最小。抛光液含有羟基磷灰石或碳化硅的研磨液，其具有共振装置，该共振装置使指向牙齿的力偏转并保护牙齿，通过流体动力学去除菌斑并有效控制炎症。

4. 喷砂系统

喷砂是另一种从牙面中去除色素和沉积物的方法。与传统机械抛光不同，喷砂系统使用类似于超声洁牙机的轻型手机来产生加压空气、喷砂粉和水的浆液，以去除牙面菌斑生物膜和色素。喷砂克服了传统抛光机的旋转装置的局限性，可较轻松去除点隙沟裂的菌斑和色素。

二、龈上喷砂术

（一）龈上喷砂术的概念

龈上喷砂术是另一种去除牙面色素和菌斑的方法。与传统的橡皮杯或毛刷配合抛光膏的抛光方法不同，喷砂设备可以直接连接到牙科治疗椅的水气接口，或与超声波洁牙机组合，使用类似于超声洁牙机的轻型手机来产生加压的空气，通过喷砂粉和水的混合物来去除牙面的菌斑生物膜，以及吸烟、喝茶和咖啡、使用氯已定等导致的外源性色素。另外，应注意区分喷砂和气体喷磨（air abrasion），后者是修复之前对牙釉质进行的粗化处理。

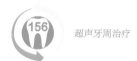

喷砂最早在20世纪70年代末期应用于临床实践，自此之后，越来越多的喷砂设备应用于临床。与橡胶杯抛光相比，喷砂的优点有用时短、减轻操作者疲劳和更有效的清洁效果。然而，还是有较多的医生及机构依赖于传统的抛光设备。

（二）喷砂设备的选择

喷砂设备可直接连接在牙椅上或者是洁牙机上。直接连在牙椅上的喷砂设备，其手柄上有一个放置喷砂粉的膨大部位；而直接连接在超声洁牙机上的喷砂手柄，则没有该结构，因为喷砂粉盛放在专门的装置里。

（三）喷砂粉的选择

喷砂粉种类繁多，应根据临床实际需要选择。

1. 碳酸氢钠喷砂粉

碳酸氢钠喷砂粉是最早用于喷砂的粉末。碳酸氢钠粉末经过特殊处理，形成平均粒度直径为65 μm的颗粒。与常规洁治和橡胶杯抛光相比，使用碳酸氢钠喷砂粉进行抛光表现出同等的安全性和有效性。目前并没有其损伤牙釉质的报道，但研究人员和制造商提醒不要在牙骨质、牙本质和复合树脂上长期使用。由于患者可能通过口腔黏膜吸收碳酸氢钠粉末，因此使用碳酸氢钠喷砂粉的禁忌证有低钠饮食、高血压病、呼吸系统疾病、传染病、肾功能不全、艾迪生病、库欣综合征等。

2. 甘氨酸喷砂粉

甘氨酸的制造商认为该粉末比传统的碳酸氢钠基粉末磨损更少。甘氨酸是天然存在的氨基酸，是一种可溶于水的低磨耗性材料，采用甘氨酸为主要原料的新型喷砂砂粉具有颗粒圆滑、粒度小、磨耗性低和可溶于水的优点。研究表明，甘氨酸粉对牙根面的研磨性只有碳酸氢钠的1/5，可用于牙根面、软组织、修复体，而不会引起明显的损害。Pelka等人发现甘氨酸粉末在修复材料上产生的表面损伤明显小于碳酸氢钠粉末。与碳酸氢钠喷砂粉一样，甘氨酸也比手工器械更能有效地去除牙菌斑。

3. 磷硅酸钙钠喷砂粉

磷硅酸钙钠是专门用于喷砂的生物活性玻璃材料。生物活性玻璃是天然存在的元素的化合物，包括钙、磷、二氧化硅和钠。制造商声称生物活性玻璃可以促进受损牙齿表面的再生，可以产生类似牙釉质的保护层，并且与碳酸氢钠相比具有更好的增白效果。

4. 氢氧化铝喷砂粉

氢氧化铝是钠限制饮食患者的替代喷砂材料。氢氧化铝颗粒比碳酸氢钠更硬，但尺寸相当。Johnson等人评估了氢氧化铝对某些修复材料的影响，包括汞合金、金、复合树脂、玻

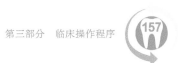

璃离子和瓷，认为应避免在铸造修复体、黏结水门汀、玻璃离子和复合树脂上使用氢氧化铝喷砂粉。

5.赤藓糖醇喷砂粉

赤藓糖醇喷砂粉属于多羟基化合物，比甘氨酸喷砂粉直径更小、硬度更高，仅约14 μm，细腻温和，舒适度高，可抛光牙面及根面，对牙釉质、牙骨质、牙周组织几乎无损伤，能有效抑制口腔内细菌。

（四）龈上喷砂术的临床操作流程

（1）医生和患者的防护。强烈建议对医生和患者进行面部和眼睛的防护。医生的防护品包括口罩和面罩，在没有面罩的情况下，建议使用防护眼镜。患者的防护品包括防护眼镜和口腔周围软组织的防护，可用凡士林涂抹患者唇部和用手术洞巾对口周其他软组织进行覆盖，使用方法参考手术铺巾用法。

（2）检查喷砂粉的种类是否正确、是否足量。喷砂粉种类繁多，外包装上一般会标明是用于龈上喷砂还是龈下喷砂，或者两者均可。

（3）调节喷砂粉的流速。根据色素沉积的严重程度选择不同流速。色素严重时选择更快的流速，反之亦然。有的设备会标明"L"（L-for light stain removal）或者"H"（H-for heavy stain removal）。

（4）喷嘴应距离牙釉质表面3~4 mm，这个距离不宜过小。原因如下：①将喷嘴保持在远离牙面的位置可以最大限度地减少磨蚀作用；②喷嘴距离牙面过近时，喷砂粉更容易被反射到医生身上。

（5）喷嘴和牙面应呈一定的角度，喷雾指向牙面的中1/3，使用恒定的圆周运动或刷油漆运动。通常的推荐角度：①对于前牙，喷嘴和牙面中1/3呈60°角；②对于后牙，喷嘴与牙面呈80°角，略朝向远中；③在咬合面时，可将喷头垂直于牙面，这样通常被认为是安全的。注意：不要将喷嘴直接对准软组织，如果确实发生了任何创伤，应告知患者实情并指明具体位置，安抚患者溃疡会在24小时后迅速愈合。

值得注意的是，一些研究报告表明，使用喷砂进行抛光时，暴露的牙骨质和牙本质结构很容易丢失。通过调节水流量和仪器与牙齿的距离，可以使研磨力降低。Petersilka等人提出，通过改变抛光剂的物理性质，可以减少对表面的研磨效果，同时能完全去除外源性色素。

（五）喷砂的注意事项

使用喷砂系统涉及患者、操作者和治疗室其他人的安全问题。

1. 患者

（1）使用心脏起搏器的人员在使用过程中应将手机和电缆与起搏器保持9英寸（约22.86厘米）以上的距离，以避免对心脏起搏器造成干扰。

（2）应注意碳酸氢钠抛光粉吸收引起的全身问题，如吸入含有口腔微生物的气溶胶引起的呼吸困难，浓缩喷雾引起的嘴唇刺痛，以及进入患者眼睛的喷雾造成的眼部问题，特别是戴隐形眼镜时。这些问题可以通过用保护性润滑剂涂抹患者的嘴唇，使用适当的技术，取下隐形眼镜、戴上安全眼镜，并在上面放置保护性盖布来解决。

（3）龈上洁治术后进行喷砂治疗时，喷嘴勿对着颊部、唇部、龈缘和舌部的软组织，否则会引起严重的组织剥脱。将喷射物气流直接朝向龈沟或牙周袋，可能导致面部皮下气肿。症状轻者，一般可不进行治疗，嘱患者多休息，3~5天后可自愈，7~10天可完全恢复；若出现感染，可预防性使用抗生素；若肿胀较严重，经穿刺确诊有脓液时则应切开引流，并进行全身抗生素治疗。

2. 操作者和治疗室其他人

喷砂操作对操作者和治疗室其他人的可能危险在于气溶胶的问题。可通过杯状回缩的方式，同时使用强吸引器，减少空气中的气溶胶。目前暂未有关治疗室中其他人员由于气溶胶吸入导致呼吸系统问题的报道。

第五节　龈下喷砂术

牙周炎是由菌斑微生物引起的牙周支持组织的慢性感染性疾病，龈下菌斑是牙周致病菌赖以生存的微生态环境，位于牙周袋深处的牙根表面和牙周袋间隙中，与牙周组织关系最为密切。目前龈下菌斑的控制途径有多种，超声龈下治疗、刮治及根面平整可去除菌斑和牙石，改善牙周微生态环境，是治疗慢性牙周炎的重要环节。但在牙周维护期，对反复牙周维护治疗的患者，在去除根面菌斑的过程中，即使在最小的功率下，龈下超声治疗无论使用哪一种工作端，都或多或少会造成牙齿根面的划痕和损伤而无法抛光，造成牙骨质脱落而暴露牙本质，增加牙本质过敏、根面龋齿发生的可能性。此外，研究表明，在治疗过程中，龈下刮治和根面平整，在去除龈下菌斑的同时会造成根面及牙龈上皮不同程度的损伤。近年来随着新型器械和材料的发展，采用低磨耗性的抛光材料和细小的工作头使龈下根面喷砂成为可能。龈下喷砂使用新技术和新材料，使喷砂抛光方式突破以往的局限，不但可进入牙周袋内对牙根表面进行喷砂抛光，而且还可进入根分叉等传统器械难以到达的区域。龈下根面喷砂可以减少根面菌斑的残留，使根面更光滑、平整，延缓菌斑、牙石再沉积。近年来的研究表明，在临床和微生物学方面，与 SRP 相比，龈下喷砂具有相当的临床和微生物学效果及良好的患者耐受性。

一、喷砂技术的原理

喷砂技术的工作原理是以水和加压空气为载体，混以摩擦粉末，通过工作端喷嘴产生具有摩擦作用的混悬液。水作为载体的同时，又可对粉尘扩散起消减的作用。当摩擦粉末冲击牙面时，可有效清除色素、菌斑，甚至可对各类牙科修复材料进行切削。喷砂技术清除龈下菌斑主要是利用摩擦效应。喷砂的摩擦效果与摩擦粉末的外形、表面特性和硬度有关，粉末颗粒的质量、体积、硬度、棱角的增加均会加强喷砂混悬液的摩擦效应。Petersilka 等人使用碳酸氢钠喷砂粉，比较不同喷砂机的工作参数（操作时间、功率、水量、距离、角度等）对牙根面的影响，结果表明，操作时间对根面的影响最大，操作角度对根面的影响最小，不同角度对根面的影响无太大区别。以碳酸氢钙为基质的砂粉，虽然磨耗性能低，但是由于其溶于水的能力不高，限制了在龈下的应用。因此，相对于最初应用于备洞的氧化铝和清除牙面色素的碳酸氢钠粉末，清除龈下菌斑推荐使用的是具备低磨损性的甘氨酸喷砂技术。此外，喷砂时空气和水的压力也影响菌斑清除效率。水流量对菌斑的清除有重要影响，水流量大则清除效率高，但具体关联机制至今尚不明确。

二、龈下喷砂术的优势

牙周维护期常见的治疗方法为超声龈下刮治术和龈下喷砂术，传统的超声龈下刮治术在牙周非手术治疗阶段被广泛应用，既往的大量研究证明超声龈下刮治术在牙周基础治疗阶段能取得较好的临床疗效。然而，反复进行超声龈下刮治会对根面造成不可逆的损伤，因此，近年来龈下喷砂逐渐出现在牙周维护治疗中。龈下喷砂可以深入到深牙周袋、根分叉、种植体等传统技术难以清洁的区域，减少菌斑的残留。此外，牙周病患者根面多有暴露，理想的龈下喷砂技术既要求达到清除菌斑的目的，又不能明显损伤软硬组织。

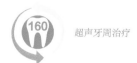

有关超声刮治和龈下喷砂在牙周维护治疗期间临床疗效的比较，Wennström 等人于2011年进行了一项为期2个月的研究，发现这两种方法在临床和微生物学指标中无明显差异，而龈下喷砂的舒适度显著优于超声刮治。Kargas 等人也从微生物和临床角度比较了超声刮治和龈下喷砂，虽然结果显示龈下喷砂不足以取代超声刮治而单独应用，但是当受试者被问及下一次的治疗倾向于哪一种治疗方式时，64% 的受试者选择了龈下喷砂，而只有24% 的人选择超声刮治。有研究报道，与超声器械、手用器械比较，甘氨酸喷砂治疗能明显减少治疗中的疼痛等不适，提高患者治疗的舒适性，在减少牙周病原菌总量方面，两者并没有太大的区别。Flemmig 和 Petersilka 等人的研究表明，以甘氨酸颗粒为主要成分的新型龈下抛光材料对牙根表面损害小，组织学观察也证明其对软组织没有明显损伤，可以深入牙周袋内进行根面抛光。Bühler 等人的研究也表明，甘氨酸粉龈下喷砂对牙齿根面和牙龈是安全的。

因此，在长期的牙周维护治疗期间，更舒适的治疗方式无疑能够促进患者的依从性、增加患者复诊频率，最大限度达到更好的预后。考虑到龈下喷砂的舒适度更佳，操作时间更短，在牙周维护期龈下喷砂术的运用将可能越来越广泛。

三、喷砂机

新型喷砂机 AIR-FLOW® PERIO 和（PT-A，WOODPECKER）（图6-25）分别于2007年和2019年应用于临床，两者的独特之处均在于具有可伸入牙周袋的长而细的龈下工作头，将一次性的薄片状塑料嘴伸入牙周袋内，利用甘氨酸粉末冲洗去除菌斑生物膜，3个互成120°夹角的喷砂口呈水平向将水、砂粉和气流混合物均匀喷向袋周围，清除根面和牙周袋壁的菌斑（图6-26）。喷砂机头不间断地移动，由于不直接作用于袋底，有益于提高喷砂安全性和效率。甘氨酸喷砂粉的临床应用包括去除龈上和龈下菌斑生物膜，软组织和黏膜清洁（牙龈、上颚、舌部），抛光牙面，乳牙及儿童口腔洁治（含涂氟前清洁牙面菌斑），使用黏结剂前清洁牙面，清除正畸托槽周围的菌斑，深牙周袋及种植体维护。

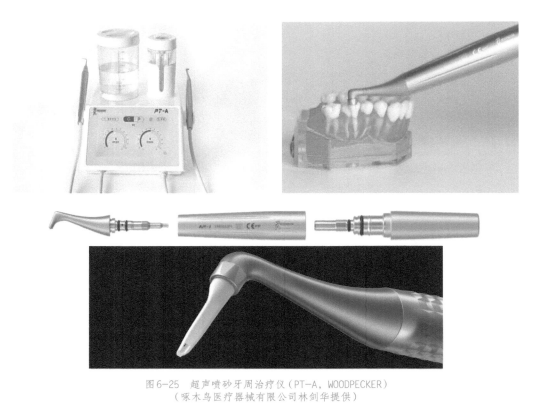

图6-25 超声喷砂牙周治疗仪(PT-A，WOODPECKER)
（啄木鸟医疗器械有限公司林剑华提供）

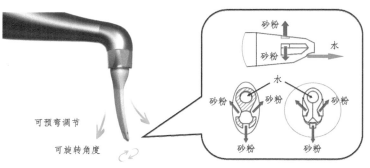

图6-26 WOODPECKER 的 PT-A 龈下喷嘴的设计特点

四、龈下喷砂术的临床操作流程

（1）患者和医生的准备。术前向患者解释喷砂抛光的操作程序、目的及功能。医生佩戴口罩、面罩和手套。患者用漱口水含漱1分钟，佩戴防护眼镜，唇部涂抹凡士林并用手术洞

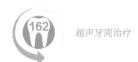

巾对其口周其他软组织进行覆盖保护。

（2）选择合适的龈下喷砂粉。

（3）患者佩戴开口器。

（4）调节体位。

（5）调节喷砂机（功率50%，水量50%~100%），禁止在无水的情况下行喷砂治疗。

（6）每颗牙齿选择4个位点，测量每个位点牙周袋探诊深度。

（7）握笔式握持器械（图6-27），将喷嘴最深处放置在该位点探诊深度位置，沿牙长轴方向垂直插入牙周袋，每个位点喷3~5秒，轻微上下提拉喷嘴。注意不要在牙周袋内旋转喷嘴，同时应配合强吸以保护软组织，减少气溶胶扩散。

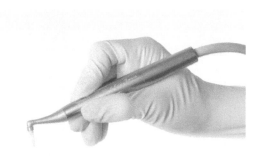

图6-27　握笔式握持器械（啄木鸟医疗器械有限公司林剑华提供）

注意：角度越接近90°，喷砂冲击力越大，覆盖面越小，对牙面划痕越深，推荐最佳角度为30°~60°；距离越近，喷砂冲击力越大，覆盖面越小，对牙面划痕越深，推荐最佳距离3~5 mm。

（8）在治疗期间配合使用强吸设备去除空气与砂粉的混合物。

（9）喷砂结束后，持续抽吸1分钟，以减少气溶胶。

（10）喷砂术后可涂氟或脱敏剂，嘱患者治疗后3小时内不要吸烟和摄入富含色素食物或液体。

五、龈下喷砂术的注意事项

（1）呼吸系统疾病患者禁用。

（2）急性传染病（如急性肝炎活动期、结核病）患者禁用。

（3）牙周脓肿患者禁用。

（4）出血性疾病患者慎用。

（5）免疫缺陷病患者禁用。

（6）正在进行放疗或化疗的患者禁用。

（7）过敏史患者可能对抛光粉出现过敏反应。如果出现过敏反应，应停止治疗。

（陈斌　李艳芬　姜涵　钟泉）

参考文献：

［1］ Caffesse R G，Echeverría J J.Treatment trends in periodontics［J］.Periodontology 2000，2019，79（1）：7-14.

［2］ Sanz I，Alonso B，Carasol M，et al. Nonsurgical treatment of periodontitis［J］. J Evid Based Dent Pract，2012，12（Suppl 3）：76-86.

［3］ Krishna R，De Stefano J A.Ultrasonic vs. hand instrumentation in periodontal therapy：Clinical outcomes［J］.Periodontology 2000，2016，71（1）：113-127.

［4］ Aleo J J，De Renzis F A，Farber P A，et al. The presence and biologic activity of cementum-bound endotoxin［J］.J Periodontol，1974，45（9）：672-675.

［5］ Nakamura Y，Tagusari O，Seike Y，et al. Prevalence of periodontitis and optimal timing of dental treatment in patients undergoing heart valve surgery［J］.Interact Cardiovasc Thorac Surg，2011，12（5）：696-700.

［6］ Holthaus，Langbehn，Maronga. A controlled study on cardiocirculatory stress in cardiac risk patients during dental treatment［J］.Deutsche zahnarztliche Zeitschrift，1986，41（4）：365-368.

［7］ 黎美超，阮宏，顾章愉，等.超声洁治对心脏起搏系统影响的体外实验和临床观察［J］.复旦学报（医学版），2013，40（2）：159-163.

［8］ Lifshey F M. Evaluation of and treatment considerations for the dental patient with cardiac disease［J］.N Y State Dent J，2004，70（8）：16-19.

［9］ 丁芳，吕亚林，宣玮，等.口服阿司匹林患者牙周机械治疗的出血控制［J］.北京

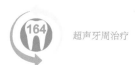

大学学报（医学版），2017，49（1）：49-53.

［10］Kwak E J，Nam S，Park K M，et al. Bleeding related to dental treatment in patients taking novel oral anticoagulants（NOACs）：A retrospective study［J］. Clin Oral Investig，2019，23（1）：477-484.

［11］Hewson I D，Daly J，Hallett K B，et al. Consensus statement by hospital based dentists providing dental treatment for patients with inherited bleeding disorders［J］. Australian Dental Journal，2011，56（2）：221-226.

［12］Zimmermann C，Meurer M I，Grando L J，et al. Dental treatment in patients with leukemia［J］. Journal of Oncology，2015（2015）：1-14.

［13］Elad S，Garfunkel A，Or R，et al. Time limitations and the challenge of providing infection-preventing dental care to hematopoietic stem-cell transplantation patients［J］. Supportive Care in Cancer，2003，11（10）：674-677.

［14］Barker G J. Current practices in the oral management of the patient undergoing chemotherapy or bone marrow transplantation［J］. Supportive Care in Cancer，1999，7（1）：17-20.

［15］Szyszkowska A，Pulawska M，Lewicka M，et al. Dental care of patients undergoing chemo-and radiotherapy［J］. Wspolczesna Onkologia，2011，2（2）：102-106.

［16］Miller E C，Vergo T J，Feldman M I. Dental management of patients undergoing radiation therapy for cancer of the head and neck［J］. The Compendium of continuing education in dentistry，1981，2（6）：350-356.

［17］Virendra S，Sunita M. Oral care of patients undergoing chemotherapy and radiotherapy：A review of clinical approach［J］. Int J Radiology，2007，6（1）：1-5.

［18］Reis L C，Rôças I N，Siqueira J F Jr，et al.Bacteremia after supragingival scaling and dental extraction：Culture and molecular analyses［J］. Oral Diseases，2018，24（4）：657-663.

［19］Zhang W，Daly C G，Mitchell D，et al. Incidence and magnitude of bacteraemia caused by flossing and by scaling and root planing［J］. J Clin Periodontol，2013，40（1）：41-52.

［20］Miller D B. Yesterday's dentistry—today's chronic pain. How three seconds of outdated technique turned a healthy dentist into a chronic pain patient［J］. Funct Orthod，

 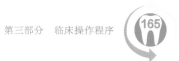

1997, 14（3）：30-33.

［21］ Marklin R W, Cherney K.Working postures of dentists and dental hygienist［J］. J Calif Dent Assoc, 2005, 33（2）：133-136.

［22］ Rowe N H, Heine C S, Kowalski C J. Herpetic whitlow：an occupational disease of practicing dentists［J］. Journal of the American Dental Association, 1982, 105（3）：471-473.

［23］ Matthiass H H. Backache of dentists—occupational disease or avoidable illness［J］. Der Freie Zahnarzt, 1981, 25（6）：15-7.

［24］ Agrawal M, Agrawal S. Occupational Hazards among dental health professionals［M］. LAMBERT Academic Publishing, 2014.

［25］ Little J W. The impact on dentistry of recent advances in the management of hypertension［J］. Oral Surg Oral Med Oral Pathol Oral Radiol Endod, 2000, 90（5）：591-599.

［26］ Lang N P, Lindhe J. Clinical periodontology and implant dentistry［M］.6th ed. New Jersey：Wiley-Blackwell, 2015.

［27］ S. F. Malamed. Handbook of Dental Anesthesia［M］. Elsevier Mosby, St Louis, Mo, USA, 5 edition, 2004.

［28］ Armitage G C. The complete periodontal examination［J］. Periodontology 2000, 2004, 34（1）：22-33.

［29］ Gorfil C, Nordenberg D, Liberman R, et al. The effect of ultrasonic cleaning and air polishing on the marginal integrity of radicular amalgam and composite resin restorations. An in vitro study［J］. J Clin Periodontol, 1989, 16（3）：137-139.

［30］ Walmsley A D, Lumley P J, Blunt L, et al. Surface integrity of composite inlays following ultrasonic vibration［J］. Am J Dent, 1997, 10（2）：102-106.

［31］ George M D, Donley T G, Preshaw P M. Ultrasonic Periodontal Debridement：Theory and Technique［M］.New York：John Wiley and Sons Ltd, 2014.

［32］ Fine D H, Mendieta C, Barnett M L, et al. Efficacy of prepro-cedural rinsing with an antiseptic in reducing viable bacteria in dental aerosols［J］. Journal of Periodohtology, 1992, 63（10）：821-824.

［33］ Yates R, Moran J, Addy M, et al. The comparative effect of acidified sodium chlorite and chlorhexidine mouthrinses on plaque regrowth and salivary bacterial counts［J］. J

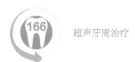

Periodontology, 1997, 24（9）: 603-609.

[34] Smith S R, Foyle D M, Daniels J. An evaluation of a pre-scaling gel（SofScale）on the ease of supragingival calculus removal [J]. J Periodontology, 1994, 21（8）: 562-564.

[35] Veksler A E, Kayrouz G A, Newman M G. Reduction of salivary bacteria by pre-procedural rinses with chlorhexidine 0.12% [J]. J Periodontol, 1991, 62（11）: 649-651.

[36] Klyn S L, Cummings D E, Richardson B W, et al. Reduction of bacteria-containing spray produced during ultrasonic scaling [J]. Gen Dent, 2001, 49（6）: 648-652.

[37] Jacks M E. A laboratory comparison of evacuation devices on aerosol reduction [J]. Dent Hyg, 2002, 76（3）: 202-206.

[38] Ring M E. History of dental prophylaxis [J]. The Journal of the American Dental Association, 1967, 75（4）: 892-895.

[39] Redford-Badwal D, Nainar S M H. Assessment of evidence-based dental prophylaxis education in postdoctoral pediatric dentistry programs [J]. Journal of Dental Education, 2002, 66（9）: 1044-1048.

[40] Sawai M A, Bhardwaj A, Jafri Z, et al. Tooth polishing: The current status [J]. Journal of Indian Society of Periodontology, 2015, 19（4）: 375-380.

[41] Atkinson D R, Cobb C M, Killoy W J. The effect of an air-powder abrasive system on in vitro root surfaces [J]. Journal of Periodontology, 1984, 55（1）: 13-18.

[42] Taylor L. Mosby's dental hygiene: Concepts, cases and competencies [J]. Vital, 2008（5）: 12.

[43] Giampaolo E T, Machado A L, Pavarina A C, et al. Different methods of finishing and polishing enamel [J]. The Journal of Prosthetic Dentistry, 2003, 89（2）: 135-140.

[44] Lu H Y, He L, Zhao Y B, et al. The effect of supragingival glycine air polishing on periodontitis during maintenance therapy: A randomized controlled trial [J]. Peerj, 2018（6）: e4371.

[45] Christensen R P. Clinical Science Determination of Rpm, Time, and Load Used in Oral Prophylaxis Polishing in vivo [J]. Journal of Dental Research, 1984, 63（12）: 1376-1382.

 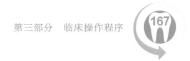

［46］Pikdoken M L, Ozcelik C. Severe enamel abrasion due to misuse of an air polishing device ［J］. International Journal of Dental Hygiene, 2006, 4（4）: 209-212.

［47］Patil S S, Rakhewar P S, Limaye P S, et al. A comparative evaluation of plaque-removing efficacy of air polishing and rubber-cup, bristle brush with paste polishing on oral hygiene status: A clinical study［J］. J Int Soc Prev Community Dent, 2015, 5（6）: 457-462.

［48］Gutmann M E. Air polishing: A comprehensive review of the literature ［J］. Journal of Dental Hygiene, 1998, 72（3）: 47-56.

［49］Graumann S J, Sensat M L, Stoltenberg J L. Air polishing: a review of current literature ［J］. J Dent Hyg, 2013, 87（4）: 173-180.

［50］Zanatta F B, Pinto T M, Kantorski K Z, et al. Plaque, gingival bleeding and calculus formation after supragingival scaling with and without polishing: A randomised clinical trial ［J］.Oral Health and Preventive Dentistry, 2011, 9（3）: 275-280.

［51］Simon C J, Munivenkatappa Lakshmaiah Venkatesh P, Chickanna R. Efficacy of glycine powder air polishing in comparison with sodium bicarbonate air polishing and ultrasonic scaling - a double-blind clinico-histopathologic study［J］. Int J Dent Hyg, 2015, 13（3）: 177-183.

［52］Pelka M, Trautmann S, Petschelt A, et al. Influence of air-polishing devices and abrasives on root dentin-an in vitro confocal laser scanning microscope study ［J］. Quintessence International, 2010, 41（7）: 141-148.

［53］Johnson W W, Barnes C M, Covey D A, et al. The effects of a commercial aluminum airpolishing powder on dental restorative materials ［J］. Journal of Prosthodontics, 2004, 13（3）: 166-172.

［54］Petersilka. Subgingival air-polishing in the treatment of periodontal biofilm infections［J］. Periodontology 2000, 2011, 55（1）: 124-142.

［55］李雪洋, 耿文涛, 谢金芳, 等. 喷砂引起皮下气肿1例 ［J］.临床口腔医学杂志, 2018, 34（2）: 66, 127.

［56］Alves R V, Machion L, Casati M Z, et al. Clinical attachment loss produced by curettes and ultrasonic scalers ［J］. J Clin Periodontol, 2005, 32（7）: 691-694.

［57］Müller P, Guggenheim B, Attin T, et al. Potential of shock waves to remove calculus

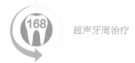

and biofilm [J] . Clin Oral Investig, 2011, 15（6）: 959–965.

[58] D'Ercole S, Piccolomini R, Capaldo G, et al. Effectiveness of ultrasonic instruments in the therapy of severe periodontitis: A comparative clinical–microbiological assessment with curettes [J] . New Microbiol, 2006, 29（2）: 101–110.

[59] Willmann D E, Norling B K, Johnson W N. A new prophylaxis instrument: Effect on enamel alterations [J] . J Am Dent Assoc, 1980, 101（6）: 923–925.

[60] Kontturi–Närhi V, Markkanen S, Markkanen H. Effects of airpolishing on dental plaque removal and hard tissues as evaluated by scanning electron microscopy [J] . J Periodontol, 1990, 61（6）: 334–338.

[61] Hägi T T, Hofmänner P, Salvi G E, et al. Clinical outcomes following subgingival application of a novel erythritol powder by means of air polishing in supportive periodontal therapy: A randomized, controlled clinical study [J] . Quintessence Int, 2013, 44（10）: 753–761.

[62] Hägi T T, Hofmänner P, Eick S, et al. The effects of erythritol air–polishing powder on microbiologic and clinical outcomes during supportive periodontal therapy: Six–month results of a randomized controlled clinical trial [J] . Quintessence Int, 2015, 46（1）: 31–41.

[63] Bühler J, Amato M, Weiger R, et al. A systematic review on the patient perception of periodontal treatment using air polishing devices [J] . Int J Dent Hyg, 2016, 14（1）: 4–14.

[64] Petersilka G J, Bell M, Mehl A, et al. Root defects following air polishing [J] . J Clin Periodontol, 2003, 30（2）: 165–170.

[65] Wennström J L, Dahlén G, Ramberg P. Subgingival debridement of periodontal pockets by air polishing in comparison with ultrasonic instrumentation during maintenance therapy [J] . J Clin Periodontol, 2011, 38（9）: 820–827.

[66] Kargas K, Tsalikis L, Sakellari D, et al. Pilot study on the clinical and microbiological effect of subgingival glycine powder air polishing using a cannula–like jet [J] . Int J Dent Hyg, 2015, 13（3）: 161–169.

[67] Moëne R, Décaillet F, Andersen E, et al. Subgingival plaque removal using a new air–polishing device [J] . J Periodontol, 2010, 81（1）: 79–88.

[68] Flemmig T F, Hetzel M, Topoll H, et al. Subgingival debridement efficacy of glycine

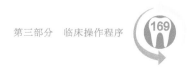

powder air polishing［J］. J Periodontol，2007，78（6）：1002-1010.

［69］Bühler J，Amato M，Weiger R，et al. A systematic review on the effects of air polishing devices on oral tissues［J］. Int J Dent Hyg，2016，14（1）：15-28.

［70］吉尔·S.格里希，丽贝卡·苏达，达琳·萨库兹. 牙周刮治基础与高级根面刮治［M］. 8版. 闫福华，林敏魁，骆凯，主译. 沈阳：辽宁科学技术出版社，2019.

第七章

种植体周围炎的超声治疗

种植体周围疾病（peri-implant diseases）是继种植体的成功骨结合后由于菌斑生物膜内细菌刺激与宿主免疫防御之间的不平衡导致的种植体周围组织的炎性病变。该生物学并发症包括种植体周围黏膜炎（peri-implant mucositis）和种植体周围炎（peri-implantitis）。种植体周围炎是种植体在已形成骨结合并行使功能后其周围软硬组织的慢性进展性炎症，临床表现为黏膜的炎性改变，伴有溢脓及深牙周袋形成，同时有种植体周围支持性边缘骨丧失。种植体周围炎涉及种植体周围牙槽骨丧失，继而导致种植体螺纹和种植体粗糙表面暴露，结果会使周围组织情况比种植体周围黏膜炎更加复杂且难以控制。菌斑是导致种植体周围疾病的始动因素，其中的致病菌可引起种植体周围感染，这就要求临床医师应当评估患者的口腔卫生维护依从性和种植体周围组织的初始反应。种植体周围炎通常可以施以手术和非手术治疗，其中与牙周病治疗过程相似的是，非手术治疗经常会作为种植体周围炎处理的首选方法。传统的去除菌斑的方法是使用金属刮治器，但该方法易引起种植体表面损伤，菌斑沉积，一旦菌斑清除不彻底，会影响种植体周围炎预后。临床上一般使用塑料、纯钛、碳纤维等材料制成的刮治器或超声工作尖进行种植体周围炎的非手术机械清洁治疗。另外，牙科用激光治疗仪可以直接作用于种植体表面，清除感染源及消除周围炎性肉芽组织和坏死骨组织。

第一节　种植体周围炎的概念、诊断标准、适应证和禁忌证

种植体周围疾病包含种植体周围黏膜炎和种植体周围炎。疾病初期软组织出现红肿，继而形成软组织囊袋，该阶段种植体周围软组织的炎症是可以逆转且没有骨丧失的，称为种植体周围黏膜炎。种植体周围炎是影响已经形成骨结合并行使功能的种植体周围组织的炎症性过程，可以导致支持骨的丧失、骨结合失败。如果骨结合完全被破坏，将使种植体脱落。种植体周围炎患者的发病原因较多，一般包括微生物感染、口腔卫生不良、种植体外形异常、

负载过重等。种植体周围疾病通常都伴有牙周探针探诊出血，其他临床症状包括软组织囊袋溢脓，探诊深度相对基线水平增加，黏膜软组织退缩，瘘道（瘘管）形成及种植体周围黏膜的肿胀，颜色发红和增生。

文献表明，宿主口腔微生物情况与其种植体周围炎病症密切相关。有学者研究种植体植入后不同时间点种植体周围的菌群分布差别情况，比较种植体龈下及邻牙的龈下菌群分布特点。结果表明，植入后第12周到第12个月，患者的种植体周围及邻牙周围的菌群种类不同，说明特定微生物对种植体周围炎的发生起着重要作用。Mombelli 等人的研究发现，种植体种植成功后其周围生长的菌丛与邻近牙槽嵴黏膜的菌丛类似，种植体植入后不久即出现菌丛。通过显微镜下观察，种植体植入后的菌丛有85%是球菌，而通过对细菌的培养发现，球菌中有80%以上是革兰氏阳性兼性球菌。种植体植入后6个月内，菌丛改变不明显。菌丛的成分变化方面，实施种植的患者其牙列缺损种植后菌丛的变化较全部牙列缺失种植后菌丛的变化明显，这说明余留牙的微生物可以转移到邻近种植体，从而引发种植体周围的炎症。Mombelli 等人还对种植体的微生物学环境进行了研究，种植体植入后4个月内就可发生病理性牙周袋及化脓现象。通过对采集到的标本进行培养，发现培养出较多厌氧菌，植入后42天即可检测出梭形杆菌，而且检出的数量不断增加。在患者的感染部位，第21天即可发现球菌数量不断减少，杆菌数量不断增加。除了微生物是种植体周围炎发病的主要原因，种植体自身的外形结构也直接影响种植体周围炎症，种植体的表面特征直接影响骨结合率，对患者种植的成功率起着重要作用。种植体外形不良容易引发菌斑聚集，导致种植体周围炎症发生。而种植体上部修复体表面高度抛光，则不易滞留菌斑。因此，口腔卫生情况与种植体周围疾病之间存在高度相关性。文献发现，超过30%的牙面位点存在菌斑和牙周探诊出血阳性位点超过30%就会大大增加患种植体周围黏膜炎和种植体周围炎的风险，全口牙菌斑指数和种植体周围疾病呈剂量依赖性正相关。

通过文献回顾，进而发现种植体周围炎引起种植失败案例的危险因素。有研究发现，慢性牙周炎与细胞因子基因多态性明显相关，种植体周围炎与牙周炎基本类似，因此在研究种植体周围疾病时也越来越重视遗传性状背景的分子遗传学易感因素发病机制。越来越多有关种植体周围炎发病率的临床研究提示，有牙周炎病史的患者由于存在宿主相关因素，对种植体周围疾病更易感，因牙周炎而失牙后的种植修复，其种植体周围疾病和种植体周围边缘骨吸收的发生率可显著增加。还有研究发现，糖尿病等系统性疾病也会增加种植体周围炎的风险，特别是代谢不良的糖尿病患者更容易罹患种植体周围炎。吸烟也是引起种植体周围炎的

 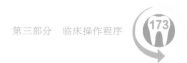

一个重要危险因素，很多的相关研究通过长期观察发现，吸烟者患种植体周围疾病的风险显著增高；与患有种植体周围炎的非吸烟患者相比，患有种植体周围炎的吸烟患者在出血指数、种植体周围探诊深度、种植体周围黏膜炎症程度及 X 线检查种植体边缘骨丧失方面都比较严重。

一、种植体周围炎诊断标准

（一）种植体龈沟出血指数（SBI）

将刻度牙周探针（通常使用塑料探针，图7-1）经由种植体龈缘下1 mm处滑动，认真观察并记录种植体牙龈是否出血和出血的具体程度。种植体龈沟出血指数以0~4级计分，牙龈正常，为0级；牙龈轻微水肿，但不出血，为1级；探针处有点状出血，为2级；出血经由龈缘延伸，为3级；出血溢出龈缘，为4级。

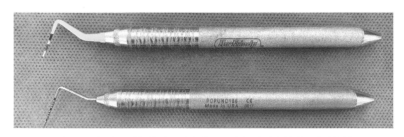

图7-1　塑料牙周探针用于种植体牙周袋探查（李艳芬医师提供）

（二）种植体探诊出血

根据种植体探诊后有无出血，记为探诊出血阳性或阴性，这已被作为指示牙龈有无炎症的较客观指标。探诊时将牙周探针轻轻探到袋底或龈沟底（以0.2N力量），取出后观察10~15秒，看是否出血，然后计算出血位点在所有检查位点中所占的比例，比例越大说明种植体周围炎症越严重。轻探出血是诊断种植体周围组织是否健康的一个重要指标。临床上种植体周围探诊出血提示种植体周围黏膜存在炎症；相反，无探诊出血则提示种植体周围组织状态稳定。因此，探诊有无出血被认为是诊断种植体周围疾病的有价值参数之一。

（三）种植体周围探诊深度

种植体周围探诊是种植体周围炎诊断中重要的检查方法，其主要目的是了解有无种植体周围袋、牙龈退缩或增生程度及临床附着水平。种植体周围袋指牙龈边缘到袋底的距离；牙龈退缩或增生程度指种植体平台到牙龈边缘的距离。种植体周围组织健康时，其探

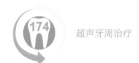

诊深度一般介于2~4 mm。然而，在确定种植体周围探诊深度时会受多种因素影响，如探诊角度、探诊压力、探针直径、种植体穿龈深度、种植体上部修复结构、种植体体部的宏观和微观设计，以及种植体周围黏膜的质地厚度，等等。需要注意的是，在确定探诊深度时应保证探针与种植体长轴平行。将末端直径为0.5 mm的牙周探针对龈缘至种植体周围袋底距离进行探查，并记录种植体的颊面、舌面、近中面、远中面均值。探诊深度增加与种植体周围炎症状况相关，但必须与安装修复体时即刻测量的基线数值相比较才有临床意义。

为了避免种植体表面损伤，种植探诊需使用特殊材料的工具，如纯钛、树脂或塑料制作的牙周探针。此外，种植体龈上结构的设计和种植体的植入方向也是导致种植体周围探诊比牙周探诊更难的原因。因此，临床上推荐使用质地较软的塑料探针。

由于种植体周围软组织的特性，其周围结缔组织嵴顶牙龈纤维在种植体表面的平行走向会影响探诊深度的测量，导致探诊种植体周围时牙周探针容易穿入深部结缔组织。种植体周围软组织与种植体表面的附着比较薄弱，因此在组织学上种植体周围组织健康时，探诊压力（通常为0.5 N）增大会导致探诊深度增加。然而，减小探诊压力后（至0.25 N），在健康状态或有种植体周围炎的情况下，组织学附着都可以精确确定。Lang和Schou等人发现轻力探诊（0.2~0.3 N）是诊断种植体周围组织健康与否的可靠工具。Etter等在动物实验性研究中，评估了使用标准0.25 N的力对种植体周围黏膜进行探诊后的组织愈合，观察到第5天时之前被完全刺穿的黏膜封闭已愈合。因此，使用传统的牙周探针及0.25 N的轻力，不会破坏种植体周围组织。

（四）菌斑指数（PLI）

PLI有数种评价指标，在此提及两种评价方式，数值皆为0~3级。1963年Löe和Silness提出的PLI主要记录龈缘附近菌斑的厚度及量：0级，龈缘区无菌斑；1级，龈缘区的牙面有薄的菌斑，但视诊不易见，若用探针尖的侧面可刮出菌斑；2级，在龈缘或邻面可见中等量菌斑；3级，龈沟内或龈缘区及邻面有大量软垢。1987年Mombelli等提出了改良PLI以便更适合于ITI种植体的边缘形态：0级，无菌斑；1级，探针划过可见菌斑位于种植体光滑颈部；2级，菌斑明显可视；3级，大量菌斑积聚。

菌斑微生物既是牙周病的始动因子，也是种植体周围炎症形成的必需因素。大量证据表明口腔卫生不良者罹患种植体周围疾病的风险性增高。在种植体周围疾病中已检出了金黄色葡萄球菌，且研究发现钛有利于金黄色葡萄球菌的定植。Mombelli等人早在1988年对新植入的种植体进行微生物学前瞻性研究发现，成功的种植体周围菌斑50%以上是革兰氏阳性菌

 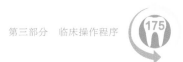

（G+），17%是兼性厌氧菌，G-厌氧菌仅占7%。植入后的第3年、第4年、第5年连续观察，未发现菌群有显著改变。

牙周治疗中传统机械法去除菌斑是使用金属刮治器，但在种植体周围疾病治疗中金属刮治器易引起种植体表面损伤，反而更容易引起菌斑沉积。故而可采用钛材质和树脂类刮治器去除种植体周围菌斑。菌斑清除不彻底，也是影响种植体周围疾病预后的原因之一。一般以有菌斑的牙面数不超过总牙面数的20%为口腔卫生状况较好的衡量标准。

（五）临床附着丧失水平

临床附着水平对有平台的种植体而言，是指种植体平台到袋底的距离。通常可以在修复完成后进行牙周探诊，以此当作临床附着水平的基线。种植体周围也存在着类似于天然牙的生物学宽度，种植体周围软组织的生物学宽度（biologic width）计算方法多为龈沟深度、结合上皮宽度和结缔组织宽度三部分相加而成，平均为3.8 mm，较天然牙大，两者的主要区别在于种植体周围软组织生物学宽度的结缔组织部分较宽大。种植体周围炎导致支持骨吸收，根据下述临床附着丧失水平来确立评判标准：1~2 mm为轻度，3~4 mm为中度，大于5 mm为重度。

（六）溢脓和脓肿形成

临床上重度种植体周围炎可见到龈沟溢脓或局部黏膜脓肿，并有瘘道（瘘管）形成，但溢脓和脓肿并不是种植体周围炎的特异性症状。大量种植体周围活体组织的组织学和免疫组织化学检查显示，感染与炎性细胞浸润的增加相关，尤其是可在结缔组织基质中鉴别出巨噬细胞、淋巴细胞、粒细胞和浆细胞。种植体周围炎病变处的B淋巴细胞和多形核中性粒细胞显著增加。2018年，一篇有关种植体周围炎的流行病学调查的论文发表，文章以瑞典大样本人口为对象，随访了种植牙使用长达9年的588位患者，其中15%患者被诊断为中度到重度（moderate to severe）种植体周围炎。该文章对种植体周围炎的诊断定义如下：探诊出血和（或）溢脓且存在超过2mm的种植体周围骨吸收。

（七）疼痛

大多数情况下种植体周围炎症的发病患者并不知情，疼痛在种植体周围炎的发病中并不是一个特异性指标，部分病例在炎症急性期会伴发疼痛症状。

（八）种植体松动度

与天然牙不同的是，如果种植牙出现松动则表示骨结合已经完全破坏，这时需立即拔除种植体。因此，松动度的检查不适用于种植体周围疾病的早期诊断。

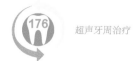

（九）放射学检查

影像学的资料收集包括种植手术后即刻放射学检查及种植修复后的即刻放射学检查，作为记录种植体支持骨的基准位置（图7-2）。此位置可作为日后种植体完成适应性改建后判断骨组织吸收程度和诊断种植体周围炎的参考点。一般而言，种植术后每年都应该拍X线片以检查种植体周围骨吸收情况，一旦种植体周围骨组织吸收大于或等于2 mm，就需要警惕种植体周围炎的形成。如果没有基线数据，X线片显示大于或等于3 mm骨吸收和（或）PD大于或等于6 mm且伴有探诊大量出血，也可诊断。

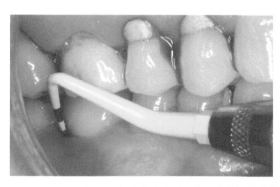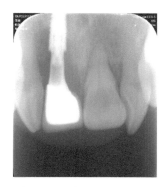

图7-2　探诊出血和牙周袋深度增加是种植体周围炎的重要指标，
X线检查结合临床指标可以确诊（谭葆春医师提供）

X线检查是评估骨丧失的关键。按照1994年欧洲牙周病学研讨会的标准，种植体功能性负载后的第1年骨吸收应当小于1.5 mm，其后每年复查时骨吸收应当小于0.2 mm，这样植体才能被认为是成功的。全景断层扫描及使用长锥管平行投照技术口内X线根尖片的放射影像学技术已被广泛应用于临床监测种植体周围边缘骨水平和诊断种植体邻面骨丧失。X线根尖片或锥体束计算机断层扫描（cone beam computer tomography，CBCT）测量复诊时种植体平台近中点、远中点到骨结合之间的距离。CBCT可以提供种植体周围骨缺损的精准三维图像，在种植体周围炎的诊断中可以准确地观察种植体周围骨吸收的程度，是评价种植体周围骨吸收的重要手段，同时也是制定种植体周围炎治疗方案的重要依据。因此，CBCT对诊断种植体周围炎具有重要作用，可以作为根尖片或曲面体层片的常规备选方案。

（十）辅助检查

有文献报道，采用种植体周围龈沟液检查相关指标及微生物学和分子生物学诊断技术检测牙周可疑致病菌种类及数量的方法，可以辅助诊断种植体周围炎并评价其治疗效果。

综上所述，目前对种植体周围炎的诊断具有以下共识：①探诊和探诊出血仍然是最重要的临床检测指标，可以作为临床可靠的参数来评估稳定的种植体周围状况或病程进展情况；

②探诊深度、附着丧失增加与种植体周围骨吸收有关，但要与修复后即刻的探诊深度做比较；③严重的种植体周围炎可出现溢脓，但溢脓并不能作为种植体周围炎的诊断指标；④评估种植体周围骨吸收程度需要放射线检查，并且要与术后即刻放射学检查和修复后即刻放射学检查的种植体周围骨高度做对照；⑤种植体周围龈沟液检查和微生物及分子生物学诊断只能作为辅助检查手段。

二、种植体周围炎超声治疗适应证

由于种植体周围疾病与微生物感染密切相关，菌斑也可能改变种植体表面的生物相容性，因此清除菌斑是种植体周围疾病预防和治疗的重中之重。处理感染的种植体表面，减少种植体周围细菌是种植体周围炎治疗的核心。种植体周围炎治疗的最终目标与牙周炎相似，即实现种植体周围的骨再生，重新获得骨结合。种植体周围炎的治疗可以分为手术治疗和非手术治疗，其中手术治疗通过去除龈下菌斑及沉积物和 GBR 手术等能有效地解决骨吸收问题。不过，由于手术治疗的创伤较大，易造成牙龈退缩，有学者提出手术治疗只有在特定病例如严重骨吸收及常规治疗后牙周探诊深度仍在 5 mm 以上的病例实施。随着口腔治疗的无创化、微创化的观念和研究的深入及非手术治疗治愈率的提升（总体治愈率约 50%），种植体周围炎治疗的主要趋势已经走向了非手术治疗。

种植体周围炎非手术治疗又分为机械治疗、化学药物治疗、喷砂治疗、光动力疗法和激光治疗等方式，或上述治疗方式联合运用。其中，机械治疗作为种植体周围炎的基础治疗手段，与牙周炎的机械治疗一样，主要包括超声系统刮治和手工刮治（Gracey 刮治器等），只不过由于种植体表面材料易磨损等因素，超声工作尖和手工刮治器械需采用 PEEK 等高分子材料（塑料）、碳纤维或者纯钛制作（图7-3）。

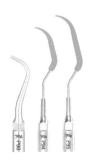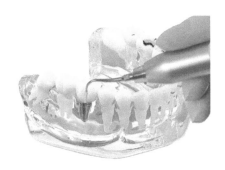

图 7-3　WOODPECKER 超声洁牙机种植体维护工作尖
（啄木鸟医疗器械有限公司林剑华提供）

种植体周围炎超声治疗的适应证如下：

（1）患者能够有效地控制菌斑。研究表明，在接受治疗的患者中，确诊为种植体周围炎的患者常常是口腔卫生维护不佳者或不进行口腔卫生维护者。另有研究指出，确诊为种植体周围炎的患者约有50%是没有进行有效口腔卫生维护者。

（2）轻度或中度种植体周围炎。虽然已发现种植体周围炎症，但是种植体的机械稳定性较好，可通过超声洁治等非手术治疗或翻瓣植骨等手术治疗重新获得骨结合而不需要摘除。

（3）种植体无松动。种植体如果出现松动表示骨结合已经失败，这时建议尽早拔除种植体，不建议继续治疗。

三、种植体周围炎超声治疗禁忌证

种植体周围炎的超声治疗也有禁忌证，一般参照牙周炎超声治疗要求。

（1）置有心脏起搏器、存在呼吸道感染的患者。电磁辐射会对老式起搏器产生干扰而造成患者眩晕及心律紊乱等症状；新型起搏器具有屏障功能，不会受超声洁治术干扰，戴用这类起搏器的患者不再在禁用之列。

（2）传染性疾病患者。如肝炎、肺结核、艾滋病等患者也不宜使用超声治疗，以免血液和病原菌随喷雾污染诊室空气。

（3）患有出血性疾病的人群。血小板减少症、白血病等患者凝血机制不好，治疗后容易出血较多。对这类患者，应该预先适量应用促凝血药物，控制凝血速度，以免超声治疗时出血不止及感染。另外，还有部分患者因为放置血管支架、抗血栓等需服用抗凝药物，需要提高警惕并咨询相关专科医生。

（4）未良好控制的Ⅱ型糖尿病患者。超声治疗后由于容易导致口腔局部的感染，需要采取相应的预防手段，如调控好血糖在一定范围，并提早服用抗生素等措施。

（5）其他人群。如牙龈部恶性肿瘤患者、心血管疾病患者、口腔局部软硬组织急性炎症患者、孕妇等需根据具体临床情况决定是否可进行超声治疗。

 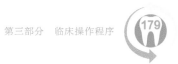

第二节　种植体周围炎超声治疗操作特点及注意事项

　　种植牙市场发展迅速，每年种植数量显著增长，因此未来种植体周围炎的患病率也会逐年增加。种植体周围炎与牙周炎防治原则一样，都是控制清除菌斑生物膜，最终实现种植体周围的骨再生，重新获得骨结合。种植体表面菌斑聚集是形成种植体周围疾病的一个关键因素，菌斑也可能改变种植体表面的生物相容性。因此，处理感染的种植体表面，减少种植体周围细菌是种植体周围炎治疗的核心。无论是非手术治疗还是手术治疗，在种植体周围炎治疗前，均应检查是否存在促进种植体周围炎的医源性因素，如过多的黏接剂、过高的修复体及不恰当的种植位置，先去除可能的医源性因素，再进行种植体周围炎的常规治疗。种植体周围炎治疗主要分为非手术治疗与手术治疗，非手术治疗又分为机械清创术及机械清创术与药物联合应用，其中超声治疗是种植体周围炎非手术治疗中的重要手段。

一、种植体周围炎超声治疗操作特点

　　超声洁牙机开机后先调节功率，功率大小根据牙石厚薄而定，踩下脚踏开关后见工作头有水雾喷溅说明超声振动已发生（水量的大小见前文所述）。洁治时以握笔式将工作尖的前端部分轻轻与种植体及基台平行或呈小于15°角接触牙石的下方来回移动，利用超声振动击碎并震落牙石。过大的功率容易造成种植体表面损伤。在扫描电镜下观察，在种植体表面小功率造成的刻痕较细，大功率造成的刻痕宽，故工作尖只能振击在牙石上，而不宜直接在种植体表面反复操作。

　　去除大而坚硬的牙石或残余黏结剂时，可采用分割手法，先用工作尖将大块牙石或残余黏结剂分割成数块而使其碎落，或将工作头置于牙石与种植体结合处边缘振动，从而使牙石与种植体表面分离碎落。应使用很小的力量，来回移动工作头。切忌将工作头停留在一点上振动，以免造成种植体表面损伤。由于施力小，不利于对牙石的探触，因此在洁治完成后应仔细用探针检查有无遗漏，对一些细小的或邻面的牙石应以手用器械来补充刮除。由于洁治后种植体表面粗糙或有划痕，因此必须抛光。

二、种植体周围炎超声治疗注意事项

（1）工作尖对种植体表面的角度和压力。使用超声洁牙机时不仅功率过大会对种植体表面产生划痕或者凿痕等损伤，而且还与器械接触植体表面的时间、工作尖的角度和设计、工作刃的锋利程度、工作尖对植体表面侧向压力密切相关。为了防止对种植体表面造成过度破坏，一般建议使用约 0.5 N 的侧向力，尽量选用中低档，工作尖尽量与植体表面平行。

（2）由于钛种植体表面易磨损，因此在洁治时使用树脂洁治器和碳纤维超声洁治尖，可以去除种植体表面菌斑和牙石，同时不损伤种植体表面结构。

（3）超声洁治术开始前必须让患者用抗菌液（如 3% 过氧化氢溶液或 0.12% 氯己定溶液）含漱 1 分钟，以减少喷雾中细菌的数量，并防止菌血症发生。

（4）医护人员在治疗时应有防护措施，如戴口罩、帽子、防护眼镜、手套等，以降低感染风险。

（5）超声洁牙机手柄及工作尖的消毒极为重要，以免引起交叉感染。应做到为每位患者更换高压消毒手柄，治疗前先放空手柄后部管道中的存水。治疗过程中应强调使用强力吸引器，这样可大大减少诊室内带菌的气雾。

（6）患者使用过的痰盂和牙科诊疗椅均需要及时消毒，诊室也要定期消毒。

第三节 龈下喷砂术和激光辅助治疗

种植体表面结构设计有其特殊性。比如，临床最广泛可见的粗糙表面带螺纹结构的种植体可以促进种植体与牙槽骨的骨结合，特别是粗糙表面经喷砂和酸蚀处理后可以引导成骨细胞趋化，加速骨结合。结构上的特殊性及改性的表面会促进种植体表面周围细菌聚集，传统器械难以进入细微结构内去除细菌及毒素，因此单独使用包括超声治疗在内的机械方法彻底清创，具有难度。Karring 等人的研究也证明，单独使用非手术的机械治疗不足以去除重度种植体周围感染。

Karring 等人比较碳纤维刮治器和 Vector 超声系统对种植体周围炎的治疗效果，发现两者并无明显差异。在该试验中，Karring 选取 11 例患者进行了为期 6 个月的探索性研究，入选

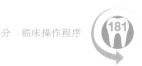

者均为种植体周袋大于5 mm且种植体螺纹暴露者。结果显示，单纯使用碳纤维刮治器或超声龈下洁治对种植体周围进行清洁是远远不够的，但目前缺少大样本和更长期的数据提供支持。Persson等人的研究支持上述结果，其研究发现在龈下刮治后30分钟，龈下伴放线聚集杆菌、嗜酸乳杆菌、咽峡炎链球菌、极小韦永氏球菌的数量明显减少，并且在超声设备的治疗病例中效果也是如此。但6个月后的细菌情况却与治疗前没有差别，两种治疗方式均是如此。可见这两种治疗方式均不能彻底清除菌斑与微生物，且治疗效果没有明显的差别。

因此，机械清创除了上述方法，还可以结合龈下喷砂技术和激光治疗，在局部彻底清创的基础上联合使用局部或全身的药物治疗、光动力疗法，有效改善种植体周围炎的症状，维持治疗效果。局部常用的抗菌药有洗必泰、四环素类和甲硝唑类药物。种植体表面毒素可使用物理或化学的方法如激光治疗、光动力治疗、柠檬酸或枸橼酸处理等去除。

一、种植体周围炎龈下喷砂术

菌斑是引起种植体周围炎的始动因子，高效清理种植体表面菌斑和牙石是治疗种植体周围炎的最佳途径。龈下喷砂是利用气动颗粒打磨，这样能够彻底清洁种植体表面并去除污染，但也会使得种植体表面产生显微镜下可见的表面形态改变。种植体龈下喷砂术使用的喷嘴小巧灵活，且顶端的小开口使得粉水混合物能清理种植体表面（图7-4）。然而，这些表面的改变受粉末的性质、颗粒大小和成分影响。近年来出现的甘氨酸粉末，其尺寸与碳酸氢钠粉末尺寸差别达2.5倍，颗粒直径小于25 μm，莫氏硬度为2，远小于碳酸氢钠粉末和牙本

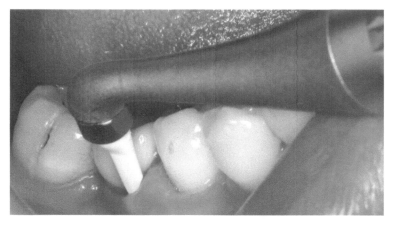

图7-4　WOODPECKER龈下喷砂工具用于种植体周围清创（李艳芬医师提供）

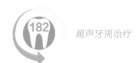
超声牙周治疗

质，对牙体硬组织几乎不构成损伤，不会在中等粗糙的钛种植体表面引起任何形态改变。甘氨酸喷砂技术凭借磨损性较低的甘氨酸粉末及特殊设计的喷砂工作尖，在清除龈下菌斑方面显示出一定优势。如 EMS 的 Perio-Flow，将一次性薄片状塑料嘴伸入感染的牙周袋内，利用甘氨酸粉末冲洗去除菌斑生物膜，甘氨酸粉末独特设计的龈下喷砂工作端能使其深入牙周袋内，三个互成 120° 的喷砂口呈水平向向周围喷砂，有效清除根面和牙周袋壁的菌斑。两种喷嘴由于不直接作用于袋底，对提高喷砂安全和效率均有益处。WOODPECKER PT-A 龈下喷嘴则有以下特点：①可旋转喷嘴角度；②可预弯喷嘴；③高速角度清除死角；④三个互成 120° 的孔出砂，一孔出水。

在机械治疗的方式中，喷砂的治疗效果比较好。Sahrmann 等人在体外模拟种植体周围炎，比较 Gracey 刮治器、超声治疗、空气喷砂三种方法的治疗效果，发现喷砂组菌斑去除效果最好。Schwarz 等人在对喷砂治疗种植体周围炎的效果进行 meta 分析后，发现与其他机械治疗方法相比，喷砂治疗可明显改善种植体周围炎的各项指标。John 等人研究也表明，种植体周围炎患者在经甘氨酸喷砂处理后，探诊深度、探诊出血及临床附着水平等各项临床指标均有明显改善。

二、激光辅助治疗

激光治疗是一种新型的口腔治疗技术。激光治疗种植体周围炎的应用和研究出现于 20 世纪 90 年代，其作为一种安全、有效、微创的治疗方式，越来越受到学者和临床医师的关注。目前临床所使用的激光主要包括 Nd:YAG 激光、Er:YAG 激光、Er,Cr:YSGG 激光、Diode（二极管激光）、二氧化碳激光等。

种植体周围炎以细菌感染为主，研究显示种植体周围炎患者的种植体周围可以检测出伴放线聚集杆菌、牙龈卟啉单胞菌、中间普氏菌等。研究证实，不同的激光系统能去除种植体表面污染、杀灭细菌并且不会对种植体表面造成破坏。发生骨吸收的种植体周围炎患者，用激光处理后，再结合骨移植术，具有良好的疗效。另外，激光还可以切除种植体周围增生的牙龈、粗化种植体表面，有利于种植体周围骨结合。

例如，Er:YAG 激光的波长与水和羟基的波长相近，三者对红外线的吸收峰值也相近，激光照射处的水分子可以充分吸收能量，被照射的局部区域不会因为温度过高而灼伤组织，同时携带能量的水分子由于内部压力过高，会产生微爆破，从而有效去除和切割口腔软硬组织。Er:YAG 激光在低功率使用状态下，可避免种植体表面结构改变，同时消除炎性肉芽组

 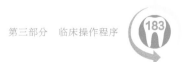

织，可以辅助 GBR 技术及骨移植，促进骨再生，形成新的骨结合。Hauser-Gerspach 等通过在钛片上建立口腔内细菌污染的模型，研究发现 Er: YAG 激光有较强的杀菌能力。对于 Er: YAG 激光的治疗效果，Yoshino 等人报道过 2 例种植体周围炎患者在常规治疗后，以 Er: YAG 激光竖直照射、横向照射及两者混合照射分别进行了骨渗透、种植体表面清创、龈沟内边缘上皮的去除，之后再进行异体骨移植。经过 2 年的随访，CBCT 显示两患者术区有明显的骨再生。Persson 等人在 42 例种植体周围炎患者的治疗中，使用 Er: YAG 激光或龈下喷砂进行病变区域的治疗，在 6 个月的研究期结束时，关于探诊深度、探诊出血和临床附着水平变化方面，两种治疗之间没有观察到临床结果的差异。Nevins 等人利用 Er: YAG 激光对种植体周围炎患者进行植骨的对照实验也发现，Er: YAG 激光对促进骨结合和新骨形成表现出色。但也有报道称，Er: YAG 激光体外照射效果不如柠檬酸辅助机械刮治种植体表面的效果好，但要优于光动力治疗（photodynamic therapy，PDT）。

关于二极管激光，Lerario 等人应用二极管激光治疗 27 位患者，结果显示探诊出血症状有明显好转，对于探诊深度和成骨状态没有确切效果。Roncati 等人在二极管激光辅助非手术治疗种植体周围炎的 5 年随访中，临床检查和疗效都显示二极管激光是一种有效的治疗手段。但 Mariani 等人研究发现，二极管激光对种植体周围炎的临床治疗效果与传统的治疗方法并无明显区别。故其具体的疗效分析还需要更多研究来支持。

Er,Cr: YSGG 激光（水激光）是一种目前比较受到认可的对组织影响较小的一种激光，其在治疗过程中无热反应，避免了对牙周组织产生热损伤，也能加快牙周组织的愈合过程。Azzeh 等将水激光应用于临床，发现其对临床指标的改善明显，且无并发症的发生。该研究还显示在治疗后短期内（12 个月内）疗效显著，而长期效果还需要进一步评估，同时还需要患者保持良好的口腔卫生。由于水激光不产生热效应，患者在接受治疗时不会产生疼痛感。在应用水激光时，90% 以上的操作不需要麻醉却可实现无痛、无肿和不出血，并可以安全、快速、有效切割软组织并止血。水激光的工作原理是利用激光照射组织产生热能，它发出的 2780 nm 波长的激光能量被水分子很好地吸收，使水分子产生微爆破，形成的高速动能粒子对病损组织产生破坏作用，达到切削、瓦解病损组织的目的；随后，释放能量的水分子重新凝结成普通水滴，在保护正常组织的同时，带走热量和病损组织及细菌的碎屑。

Persson 在研究中分别用二氧化碳激光束和机械方法清理种植体表面。结果显示二氧化碳激光法有更多的骨再生，并且调整二氧化碳激光的参数，在一定范围内不会对种植体有热损伤。但是，Persson 的研究却表明二氧化碳激光法并不比用盐水棉球法有更多的骨再生和骨

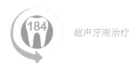

结合。

由于机械治疗和激光治疗都可以对种植体周围炎产生一定疗效，因此也有研究者尝试结合这两方面治疗手段进行探讨。

Renvert 等人在比较 Er: YAG 激光和龈下喷砂空气研磨对治疗重症种植体周围炎的临床疗效后发现，两种治疗方法术后探诊深度分别减少 0.8 mm 与 0.9 mm，骨再生量分别为 44% 与 47%，表明这两种治疗方法对重症种植体周围炎均有一定的积极作用，但二者疗效并没有明显的差异。但是，在 Persson 等人比较 Er: YAG 激光与龈下喷砂空气研磨治疗效果的研究中发现，在治疗 1 个月后，龈下喷砂空气研磨组绿脓杆菌、金黄色酿脓葡萄球菌、厌氧葡萄球菌数量明显减少；而 Er: YAG 激光组耐药具核梭杆菌与具核梭杆菌的数量明显减少。这两种治疗方式对探诊深度都有明显的改善，减少量分别为（0.8 ± 0.5）mm 和（0.9 ± 0.8）mm。但 6 个月的疗效评估结果显示，这两种治疗方式都不能有效减少细菌量，临床效果还有待进一步研究。因此喷砂治疗的治疗效果能够肯定，但其对于长期疗效的保持还有待提高。

光动力疗法也是近些年应用和研究的热点。光动力疗法是借助光敏剂在光照射下释放出游离氧或自由基，杀灭组织内的细菌，是一种能够选择性杀伤细菌并且对周围组织不造成破坏的治疗方法。低能量的光动力疗法可以作为手术治疗的辅助手段，能获得更可靠的灭菌效果，同时不会产生耐药性，可以放心应用于临床。其中，抗菌光动力疗法在牙周炎的治疗中运用越来越广泛，不少的学者和医师将其引用到种植体周围炎的治疗当中，但其疗效还有待进一步验证。也有一些学者认为，光动力疗法可以作为派丽奥等抗生素化学药物的替代手段。

三、种植体周围炎非手术治疗临床指南

进行种植修复的患者多数因牙周炎缺牙，这些患者的口腔卫生状况通常不佳，因此在进行种植手术前，必须告知患者自我维护口腔健康的重要性。种植体周围组织破坏和骨吸收速度明显大于天然牙，医生应建议患者改善口腔卫生，持续有效地进行种植体和修复体的维护，并及时向医生反馈出现的问题。在牙周病的系统治疗中，牙周支持治疗是预防牙周病复发的一个必不可少的环节。同样，我们也应当对种植体周进行日常维护。种植体周维护（peri-implant maintenance therapy，PIMT），又称种植体周支持治疗（supportive peri-implant therapy，SPIT）。PIMT 作为一种牙周支持治疗，必须根据患者的风险评估进行个体化的制定

 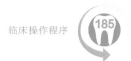

和调整。Costa 等人进行的一项临床试验表明，进行预防性 PIMT 的患者种植体周围炎的风险从 43.9% 下降到 18%，PIMT 对种植体周围组织及种植体存留率具有积极的影响。

在种植体周围炎的治疗中，有以下几个共识需要了解。

1. 口腔卫生宣教和患者的自我维护

调动患者菌斑控制的主动性，掌握正确刷牙和清洁种植体表面的方法，使患者认识到自我维护的重要性。对种植体周围炎治疗成功的患者，根据患者的需要和风险因素的高低决定给予个性化的支持维持治疗，包括口腔卫生指导、菌斑去除、口腔卫生监督及减少种植体周围炎的危险因素。鼓励和帮助病人提高对种植体和自然牙的菌斑控制，降低全口菌斑指数至 20% 以下（可认为已基本控制菌斑）。

患者的自我维护是一项非常重要的内容。可采用菌斑显示液显示种植体表面、基台、杆的每个面、内部结构和上部结构的菌斑量，并记录在表中。患者应每天进行 2 次或 3 次种植体的家庭维护，可选择性地使用牙刷、塑料牙缝刷、橡皮头、牙龈按摩器、电动牙刷、冲牙器等。若为覆盖义齿，建议患者每天 3 次取下义齿彻底清洁上部结构和基台，晚上应取下义齿浸泡在水中至少 4 小时，以使义齿支持组织得以休息。

达到上述维护要求能够获得种植体中长期（3~7 年）的成功。

2. 复诊时的专业维护

定期回访非常重要，种植体周围炎患者复诊时医生需对其口腔维护的效果进行评估并提出改善建议。同时，注意检查修复体及其附着装置的功能、美学效果和稳定性，以帮助患者判断是否需要去除或更换修复体。在现有的种植体周围炎治疗手段下，积极维护治疗，约 3/4 的种植体周围炎治疗后仍可以存留 5 年。这些结果可能受患者、种植外科手术及植入位置、修复体的设计、角化牙龈的量和其他相关因素的影响。因此，须保持最长每 6 个月 1 次的复诊频次，并进行仔细的临床检查和常规支持维护治疗。

3. 种植体周围炎复发

尽管已经接受了常规种植体周维护治疗，但仍有一些患者会出现疾病进展或复发，因此可能需要再治疗或者最终拔除种植体。种植体周围炎成功治疗后，若再次出现探诊出血或溢脓、种植体周袋探诊深度的增加及新的附着丧失，这可能意味着疾病复发。如果诊断不明确，拍摄 X 线片可帮助确诊。

4. 种植体周围炎治疗成功的定义

种植体周围炎治疗成功的定义一般包含骨水平的稳定，如不存在大于 5 mm 的种植体周袋，没有探诊出血或溢脓。除此之外，符合患者要求的修复体的美观、舒适和易清洁也是治

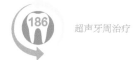

疗成功的体现。临床诊疗中的成功，也可能被定义为疾病不再进展。

5.种植体周围炎治疗程序

临床诊疗中，需要明白种植体周围炎单单依靠超声治疗或者手工刮治对种植体螺纹中沉积物的去除力度是有限的，因此，要和其他治疗方式结合起来综合实行，常见的机械治疗＋化学药物治疗或者激光＋化学药物治疗都可以收到良好的治疗效果（图7-5）。

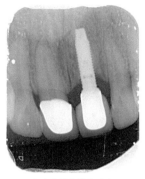 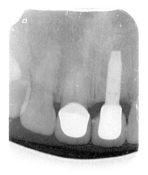

治疗前根尖片非手术　　　　　　　　　治疗后12个月根尖片

图7-5　一位60岁妇女的种植体周围炎非手术综合治疗根尖片
（郑瑜谦、马守治医师提供）

种植体周围炎的治疗程序一般包含以下几点：

（1）疾病的评估和诊断。

（2）控制导致种植体周围炎的局部和全身风险因素。

（3）非手术清创治疗。

（4）1~2个月内进行种植体周围健康的早期再评估。

（5）非手术治疗无法控制的炎症，需进行手术治疗，包括翻瓣清创术、去除种植体表面和修复组件的污染、重建性手术和切除性手术、术后抗感染的治疗。

（6）每3~6个月做一次个性化维护治疗。

种植牙已成为一种治疗牙缺失的有效方法。然而，随着种植牙的增多，近年来种植体周围炎的发病率逐渐上升。种植体周围炎会影响种植的疗效，甚至导致种植失败。口腔医生需具备评估、鉴别、诊断种植体周围炎并进行非手术治疗和手术治疗的处理能力。非手术治疗可减少种植体周围的探诊深度与探诊出血，但其疗效取决于种植体周围的菌斑控制，因此对种植患者进行全面的口腔卫生宣教非常必要。虽然种植体周围炎治疗方式不断进步，但是任何一种或几种非手术治疗方法均不能彻底治愈种植体周围炎，所以预防仍是重中之重，只有早发现、早诊断、早治疗，降低种植体周围炎发病率，才能提高种植体成活率及远期疗效。

此外，日常的种植体周维护对减少种植体周围炎发生和复发具有重要意义，要重视种植体周的维护治疗，预防种植体周围炎的发生。

（郑瑜谦　钟泉　黄永玲　姜涵）

参考文献：

［1］ Zitzmann N U，BerglundhT. Definition and prevalence of peri-implant diseases ［J］. J Clin Periodontol，2008，35（S8）：286-291.

［2］ Cionca N，Muller N，Mombelli A. Two-piece zirconia implants supporting all-ceramic crowns：A prospective clinical study ［J］. Clin Oral Implants Res，2015，26（4）：413-418.

［3］ 孟焕新. 牙周病学 ［M］. 3 版. 北京：人民卫生出版社，2008.

［4］ Salvi G E，Fürst M M，Lang N P，et al. One-year bacterial colonization patterns of Staphylococcus aureus and other bacteria at implants and adjacent teeth ［J］. Clin Oral Implants Res，2008，19（3）：242-248.

［5］ Mombelli A，Décaillet F. The characteristics of biofilms in peri-implant disease ［J］. J Clin Periodontol，2011，38（S11）：203-213.

［6］ Ferreira S D，Silva G L M，Cortelli J R，et al. Prevalence and risk variables for peri-implant disease in brazilian subjects ［J］. J Clin Periodontol，2006，33（12）：929-935.

［7］ Schou S. Implant treatment in periodontitis-susceptible patients：A systematic review［J］. J Oral Rehabil，2008，35（S1）：9-22.

［8］ Haas R，Haimböck W，Mailath G，et al. The relationship of smoking on peri-implant tissue：A retrospective study ［J］. J Prosthet Dent，1996，76（6）：592-596.

［9］ Lang N P，Wetzel A C，Stich H. Histologic probe penetration in healthy and inflamed peri-implant tissues ［J］. Clin Oral Implants Res，1994，5（4）：191-201.

［10］ Schou S，Holmstrup P，Stoltze K，et al. Probing around implants and teeth with healthy

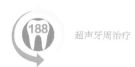

or inflamed peri−implant mucosa/gingiva. A histologic comparison in cynomolgus monkeys（*Macaca fascicularis*）［J］. Clin Oral Implants Res, 2002, 13（2）：113−126.

［11］Etter T H, Håkanson I, Lang N P, et al. Healing after standardized clinical probing of the perlimplant soft tissue seal：A histomorphometric study in dogs［J］. Clin Oral Implants Res, 2002, 13（6）：571−580.

［12］Löe H, Silness J. Periodontal disease in pregnancy. I. prevalence and severrity［J］. Acta Odontol Scand, 1963（21）：533−551.

［13］Mombelli A, Van Oosten M A, Schurch E J, et al. The microbiota associated with successful or failing osseointegrated titanium implants［J］. Oral Microbiol Immunol, 1987, 2（4）：145−151.

［14］Mombelli A, Buser D, Lang N P. Colonization of osseointegrated titanium implants in edentulous patients. Early results［J］. Oral Microbiol Immunol, 1988, 3（3）：113−120.

［15］Derks J, Schaller D, Hakansson J, et al. Effectiveness of implant therapy analyzed in a Swedish population：Prevalence of peri−implantitis［J］. Journal of dental research, 2016, 95（1）：43−49.

［16］张杨珩, Du Z B, 闫福华. 种植体周围炎病因、诊断、治疗与种植体周维护［J］. 中国实用口腔科杂志, 2016, 9（2）：75−79.

［17］Karring E S, Stavropoulos A, Ellegaard B, et al. Treatment of peri−implantitis by the vector system［J］. Clin Oral Implants Res, 2005, 16（3）：288−293.

［18］Persson G R, Samuelsson E, Lindahl C, et al. Mechanical non−surgical treatment of peri−implantitis：A single−blinded randomized longitudinal clinical study. Ⅱ. Microbiological results［J］. J Clin Periodontol, 2010, 37（6）：563−573.

［19］Sahrmann P, Ronay V, Hofer D, et al. In vitro cleaning potential of three different implant debridement methods［J］. Clin Oral Implants Res, 2015, 26（3）：314−319.

［20］Schwarz F, Becker K, Renvert S. Efficacy of air polishing for the non−surgical treatment of peri−implant diseases：A systematic review［J］. J Clin Periodontol, 2015, 42（10）：951−959.

［21］John G, Sahm N, Becker J, et al. Nonsurgical treatment of peri−implantitis using

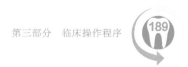

anairabrasive device or mechanical debridement and local application of chlorhexidine. Twelve-month follow-up of a prospective, randomized, controlled clinical study [J]. Clin Oral Investig, 2015, 19 (8): 1807-1814.

[22] Yamamoto A, Tanabe T. Treatment of peri-implantitis around Ti Unite-surface implants using Er:YAG laser microexplosions [J]. Int J Periodontics Restorative Dent, 2013, 33 (1): 21-30.

[23] Hauser-Gerspach I, Mauth C, Waltimo T, et al. Effects of Er: YAG laser on bacteria associated with titanium surfaces and cellular response in vitro [J]. Lasers Med Sci, 2014, 29 (4): 1329-1337.

[24] Yoshino T, Yamamoto A, Ono Y. Innovative regeneration technology to solve peri-implantit is by Er: YAG laser based on the microbiologica diagnosis: A case series [J]. Int J Periodontics Restorative Dent, 2015, 35 (1): 67-73.

[25] Persson GR, Roos-Jansåker AM, Lindahl C, et al. Microbiologic results after non-surgical erbium-doped: Yttrium, aluminum, and garnet laser or air-abrasive treatment of peri-implantitis: A randomized clinical trial [J]. J Periodontol, 2011, 82 (9): 1267-1278.

[26] Lerario F, Roncati M, Gariffo A, et al. Non-surgical periodontal treatment of peri-implant diseases with the adjunctive use of diode laser: Preliminary clinical study [J]. Lasers Med Sci., 2016, 31 (1): 1-6.

[27] Roncati M, Lucchese A, Carinci F. Non-surgical treatment of peri-implantitis with the adjunctive use of an 810-nm diode laser [J]. J Indian Soc Periodontol, 2013, 17 (6): 812-815.

[28] Mariani G M, Ercoli E, Guzzi N, et al. One-year clinical outcomes following non-surgical treatment of peri-implant mucositis with adjunctive diode laser application [J]. Minerva Stomatol, 2020, 69 (5): 269-277.

[29] Azzeh M M. Er, Cr: YSGG laser-assisted surgical treatment of peri-implantitis with 1-year reentry and 18-month follow-up [J]. J Periodontol, 2008, 79 (10): 2000-2005.

[30] Persson L G, Mouhyi J, Berglundh T, et al. Carbon dioxide laser and hydrogen peroxide conditioning in the treatment of periimplantitis: An experimental study in the dog [J].

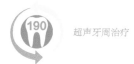

Clin Implant Dent Relat Res，2004，6（4）：230-238.

［31］Renvert S，Lindahl C，Roos J A M，Persson G R. Treatment of peri-implantitis using an Er：YAG laser or an air- abrasive device：A randomized clinical trial ［J］. Journal of Clinical Periodontology，2010，38（1）：65-73.

［32］Costa F O，Takenaka-Martinez S，Cota L O M，et al. Peri-implant disease in subjects with and without preventive maintenance：A 5-year follow-up ［J］. J Clin Periodontol，2012，39（2）：173-1781.

第八章

内窥镜辅助下的超声牙周治疗

牙周病治疗的总体目标是消除炎症和防止疾病进展。彻底的龈下清创术是牙周治疗的金标准。传统的牙周治疗技术包括龈上洁治术、龈下刮治术、根面平整术和翻瓣刮治术。龈上洁治术、龈下刮治术、根面平整术又称牙周基础治疗或牙周非手术治疗，其治疗完善与否，主要靠触觉感知，但龈下的触觉感知没有视觉的可达性，且缺乏敏感性、特异性，可能导致结石残留。此外，如深牙周袋、解剖因素（如根分叉、根面沟和根面凹陷）、个体差异与触觉敏锐程度等诸多因素也限制了临床医生检测和去除牙结石的能力。已有诸多研究报道了残留结石在牙周疾病进展中的作用。研究表明，根表面沉积物残留会阻碍牙周组织愈合，当去除剩余结石后，炎症消除和治愈就更有可能发生。但在闭合式清创术中，能否完全去除结石受到质疑。目前，临床上多以检查时探诊出血作为判断残留沉积物存在的参考指标。研究表明，当探诊出血阳性时，残留沉积物存在的概率更大。

现代医学，包括牙科学，都致力寻求适用于其诊断和治疗的方法，以损伤尽量小的方法和设备来达到治愈的目的。以往对龈沟内软硬组织的非侵入性检查，主要局限于触觉探查或放射线检查。内窥镜检查是微创诊断和治疗的现代方法之一，这种方法旨在进行更小创伤的诊断和治疗，尤其适用于牙周疾病。内窥镜提供了明确的龈下空间，可精确地评估龈下牙根表面和软组织情况，这对牙周炎的诊断、治疗和疗效评估非常重要。

第一节　牙周内窥镜简介

内窥镜已成功地应用于许多医学领域。目前，牙周内窥镜已应用于牙周病的诊断和治疗阶段，实现了牙龈沟内的实时可视化。

一、牙周内窥镜发展史、构造和特点

（一）牙周内窥镜发展史

内窥镜技术在牙科学中的应用为牙周疾病的诊断和治疗开创了一个新里程。20世纪末第一代内窥镜 DV2 Periosocopy™ 系统在美国问世，并用于牙周病学领域。随着设备的改良，可靠性得到大幅提升。研究表明，牙周内窥镜治疗牙周疾病是有效的，它可以优化龈下机械治疗，改善受损组织的病理改变，促进愈合，缩短病程。

2002年，Stambaugh 等人进一步明确了牙周内窥镜在诊断和治疗方面的作用。在牙周内窥镜的辅助下，他读取了软硬组织和牙龈沟（牙周袋）内的沉积物及其形态的图像，并得出结论：牙周内窥镜提供直接和实时、可视化和放大的龈下牙根表面、结石和软组织，有助于诊断和治疗。

在牙周疾病中应用内窥镜技术，可实现龈下环境的可视化，可以见到以下结构。

（1）龈沟（软组织）壁。

（2）龈沟的内容物和根面沉积物（结石，尤其是经过以往的根面平整术已经被磨光了的结石，临床医生用传统检查器械或牙石探针也无法准确检测到这些结石）。

（3）菌斑生物膜。

（4）肉芽组织。

（5）根面龋。

（6）冠的边缘。

（二）牙周内窥镜的构造

牙周内窥镜是结合了先进的影像技术、照明技术和放大技术，由冷光源镜头、纤维光导线、图像传输系统、屏幕显示系统等多个部分组成的光学仪器。内窥镜的微型摄像机在一个特殊探针的引导下进入牙周袋，其图像实时地显示于椅旁的显示器上。牙周内窥镜最大可以提供46倍的放大图像，这使得临床医生可以观察到牙周袋内以往可能被忽略的细节。

牙周内窥镜含有一束长1 m、直径约1 mm的可传递信号的光学纤维。其自带 LED 光源，可提供高强度的聚焦光线，并通过光纤将其传输到工作区。输入图像透镜位于设备的远端，在输入镜头前有棱镜和电荷耦合器件（charge coupled device，CCD）摄像机（10000倍像素的光学镜头）捕获图像，由图像传输系统（梯度折射透镜和光纤束组成）传送图像，操作者可在显示器（分辨率为800像素 ×600像素）上查看由显微镜系统放大的图像。

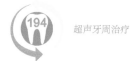

内窥镜系统配备的显示器是12.1英寸对角线宽度，有活性载体、薄膜晶体管、逆光的液晶显示器。其分辨率为800像素×600像素（水平、垂直）。输入信号30帧/秒（每秒60个区域，每帧2个交错区域），在每个像素之间持续刷新。因其体积小，重量轻安装于机械臂后，容易定位和靠近医生，方便观察。操作时医生不用转动头部，即可获得显示器上的图像信息，可最小化调整眼睛，有效防止医生的眼疲劳。

无菌保护套含有透明管（探头通路）和蓝管（水路）两个通路，在患者和内窥镜光纤探头之间提供屏障。保护套可以在几秒钟内装卸，使用后丢弃以防止交叉感染。在保护套末端，配备了一个安置在金属套管内侧顶端的蓝宝石窗口，使用时照明可达工作区域。当探头放置于龈下时，可能发生中等量的出血，使视野变得模糊，水路连接至水泵（牙周内窥镜提供了一个标准的蠕动泵用于冲洗液体的传输），在操作中持续冲洗蓝宝石窗口，使视野清晰（图8-1）。医生利用导线的移动、转动，可以清晰地观察各个部位。这就提供了可直视的龈下空间（图8-2），使牙周袋内的炎症组织、龈下生物膜斑块、根面、结石沉积物和其他结构可视化，可根据实时放大图像去除龈下的沉积物。

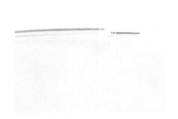 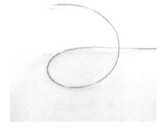

图8-1　无菌保护套（白色为探头通道，蓝色为水路通道）（谭葆春医师提供）

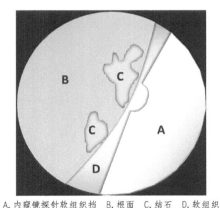

A.内窥镜探针软组织挡　B.根面　C.结石　D.软组织

图8-2　通过内窥镜看到的牙周袋内的影像

使用内窥镜时，将内窥镜光纤（戴有无菌保护套）安装于特殊探针（手柄）上（以牙周内窥镜暨口腔观察仪 PV2 为例）（图8-3）。探针（手柄）是一个不锈钢管焊接到带有刀叶的连接杆上的装置。钢管的设计目的是容纳内窥镜光纤（保护套）和保证内窥镜末端的精确位置，同时也保证冲洗液体由附加的内窥镜保护套传递到探针（手柄）的刀叶上（图8-4、图8-5）。刀叶前端是牙龈牵开器（内窥镜探针鞘或软组织盾），牵开器能保证牙龈组织远离内窥镜尖端，提供一个清晰可见的视野（图8-6）。探针手柄利用纵向槽和夹钳进行改良。内窥镜的主体或保护套可放置到槽内，探头可压到尖端，防止在使用过程中内窥镜光纤（戴有无菌保护套）从探针（手柄）内脱落（图8-7）。

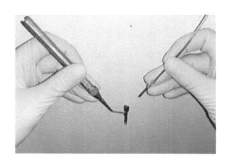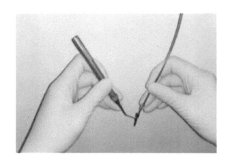

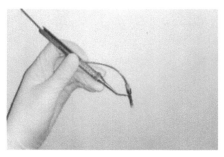

图8-3　将带有光纤无菌保护套的探头装入探针（手柄）（谭葆春医师提供）

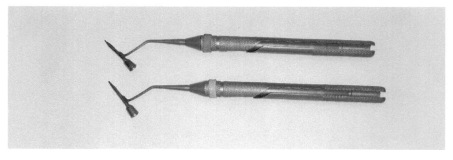

图8-4　探针手柄利用纵向槽和夹钳进行改良（谭葆春医师提供）

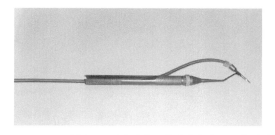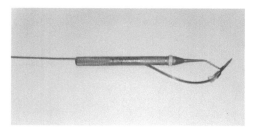

图8-5　内窥镜的主体或保护套可以放置到槽内，探头可压到尖端（谭葆春医师提供）

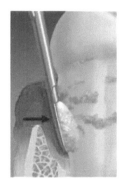

图8-6　探针放入龈下，
牙龈牵开器（软组织盾）
推开牙龈

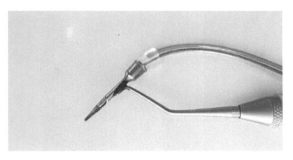

图8-7　内窥镜（保护套）的末端（谭葆春医师提供）

　　探头经牙龈边缘插入牙周袋内，可提供龈下照明实现可视化。其自带流水，可冲洗龈下视野内的生物膜、血液和其他碎片，使牙周袋内的炎症组织、龈下菌斑、根表面结石沉积物和其他结构可视化，而在闭合刮治时这些情况通常是不可见的。图像实时显示在显示屏上，使临床医生能够在放大16~46倍的情况下查看龈下的结构。临床医生可以观察到牙周袋内以往可能被忽略的细节。因此，运用牙周内窥镜可视化根表面有助于提高临床医生的诊断能力，并可改善牙周治疗的临床效果。

（三）牙周内窥镜的放大倍率

内窥镜物镜在空气中一般有70°的视野。在有水的情况下，由于水的折射率，使视野范围降低到了53°。内窥镜镜头和软组织盾尖端之间的距离是4.5 mm。因此，在刃的外侧，视野是一个直径为4.5 mm的圆。

操作过程中，随着内窥镜的调整，其在空气中的聚焦范围为1.8~5.0 mm。在水下，这一范围变化为2.4~6.7 mm。景深范围的中点为4.5 mm，仪器的主要焦点（刮治器、探针）集中在4.5 mm直径的视野对象，近2 mm或远2 mm均会形成鲜明的焦点。

放大屏幕上的图像，最好的直径的比例是在内窥镜最佳焦点平面物体直径区域内（即4.5 mm直径区域）。屏幕上的图像设置为110 mm，放大24倍（110/4.5）（在水里）。通过改变与对象间的距离，也可以获得其他放大倍数。例如，如果与查看对象的距离为2.4 mm（在水里），那么视野直径只有2.4 mm，放大46倍（110/2.4）。而在距离6.7 mm时，视野直径为6.7 mm，可放大16倍。因此通过调整观察区域到内窥镜尖端的距离（图8-8），可获得16~46倍的放大倍数，而刮匙工作刃边缘的最大放大倍数是24倍，即投射到显示器的图像是一个视野直径为2.4~6.7 mm的圆。

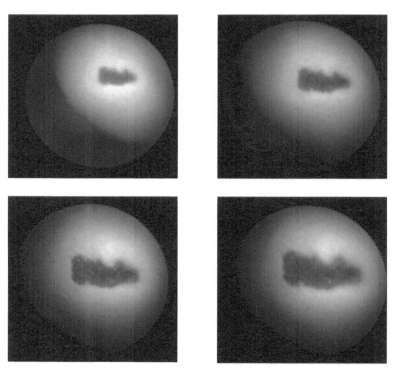

图8-8　同一位置、不同放大倍数（逐渐递增）牙周袋内的影像（谭葆春医师提供）

二、牙周内窥镜图像解析

内窥镜的使用并不是所有牙科医生都熟悉的一项操作，对牙周内窥镜仪器和图像、基本的内窥镜检查原则和图像进行解释，有助于临床医生更好地掌握内窥镜的使用方法。

（一）牙周内窥镜的工作过程

牙周内窥镜集先进的影像技术、照明技术和放大技术为一体。其微型摄像机在一个特殊的牙周探针的引导下进入牙周袋，并将图像实时地显示在椅旁的显示器上。牙周内窥镜可以提供46倍的放大图像，所呈现在屏幕上的图像为充满了液体（龈沟液、血液、仪器来源的水）、结石碎片、菌斑生物膜斑块和肉芽组织的龈沟环境（图8-9）。

（二）牙周内窥镜的图像

随着仪器的移动，龈沟是一个不断变化的环境。在内窥镜放大的强光下，黑色结石看起来像褐色或黄色，几乎是晶体状的。出现在根表面上的凹面、污渍和阴影可能会是沉积物、缺损或龋坏。随着医生围绕结石移动设备，它可能会出现颜色、均质性和形状的变化（图

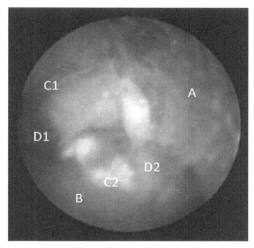

A.内窥镜探针软组织挡　B.根面　C.结石（C1为在牙周袋底部的细线状的龈下结石；C2为根面上的大块结石）D.软组织（D1高度血管化的肉芽组织；D2牙周袋上皮部分覆盖的血管化相对少的肉芽组织）

图8-9　通过内窥镜看到的牙周袋内的影像
（谭葆春医师提供）

8-10）。如当通过内窥镜进行不同距离观察时，一块黑色的结石会改变其颜色，随着内镜更加靠近结石，颜色变得更浅、更清亮，外观几乎是透明的；随着光纤照明源强度的变弱，结石看起变得更黑。结石的内窥镜图像也可能出现晦暗的颜色、白垩色和不透明的棕色阴影（图8-11）。在已经刮治和根面平整过的根表面常常可以观察到铮亮、发光及平坦的沉积物。这些沉积物可以用内窥镜观察到，但不能用探查器械检测到。这说明，只有在高倍放大和强烈照明下才可以获得所有结构、沉积物和缺陷的影像。

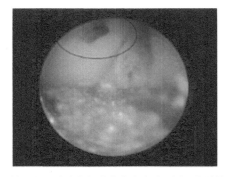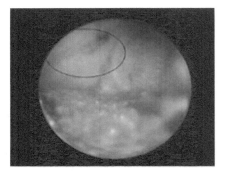

图 8-10　内窥镜探针变换角度后，同一位置呈现不同颜色的结石（圈出处）（谭葆春医师提供）

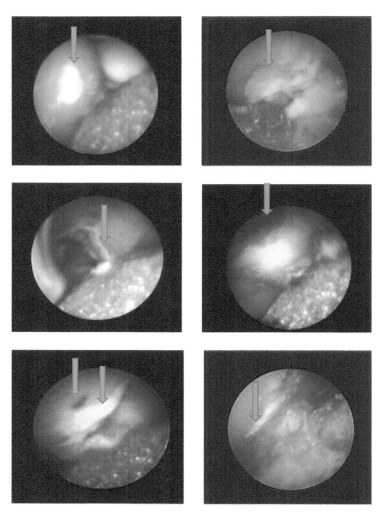

图 8-11　不同形态、颜色的结石（箭头所示）（谭葆春医师提供）

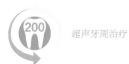

操作时，临床医生会看到一个或多个以下特征标识：釉牙骨质界（CEJ）、修复体边缘、牙周袋内壁软组织或探针软组织挡。一旦这些标识被确认，探头应该相对于确认的标识进行器械的位置调整、移动，以便建立合适的角度、焦点、方向来观察龈下视野。

内窥镜视野是一个直径约为4.5 mm的圆。显示器上的放大倍数根据内窥镜尖端到观察区的距离的不同范围为16~46倍。内窥镜探针和牙齿根面之间是相对运动的，即根表面和其他结构显示在移动，而仪器（保护套）保持静止。实际上，探针及保护套作为一个移动仪器，通过运动来观察龈沟内的全景。

使用内窥镜还常常可以发现无法被影像学和临床检查发现的龋齿（这些很小的缺损，通常在修复体边缘）及根分叉穹隆处的结石和斑块（图8-12）。

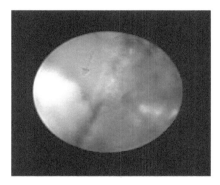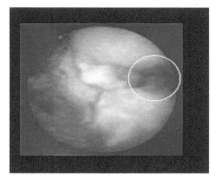

图8-12　内窥镜下的龋齿（左）和根分叉处的结石（右）（谭葆春医师提供）

第二节　内窥镜辅助下的超声牙周治疗的内容、适应证和禁忌证

彻底清除龈下沉积物最可靠的方式是在可视化的情况下进行操作，这可通过翻瓣刮治（手术）和微创（内窥镜）的方式实现。使用翻瓣进行根面平整术可能产生更好的远期效果，即牙周袋变浅和阻止炎症复发，但与非手术治疗相比，它通常有更大的组织反应和更明显的牙龈退缩及冷热敏感、食物嵌塞和根面龋的风险，且存在麻醉和切口感染的风险。而牙周内窥镜则可提供直接、实时、可视化和放大的龈下环境，在辅助医生进行诊断和治疗的同时，可有效地减少上述风险。

一、内窥镜辅助下的超声牙周治疗的内容

牙周内窥镜辅助下的超声治疗包含非手术清创术和内窥镜辅助下的牙周微创手术。非手术根面清创术是指利用内窥镜显示器实时图像清晰地观察刮治的过程，有针对性地定点操作，避免不必要的损伤。以往为了获得平滑的根面，除了传统刮治和根面平整，还要用力反复平整，这样可能会导致牙体组织（如牙骨质）被过多地去除。有学者报道，细菌毒素可以定植在根表面，而不是内部，所以没有必要进行过度切削牙骨质，而应选择性去除龈下的沉积物，尤其对于难以刮治的部位，诸如牙根凹面、深牙周袋底部、多根牙根分叉等。这些部位在以往会影响龈下的彻底刮治和根面平整。一些学者清晰地放大了这些部位，借助内窥镜实时图像就可有效清除这些部位的牙结石，并避免损伤软组织导致感染。

Osborn 等人研究发现，在检查残留结石时，牙周内窥镜比探查器械要好用。一些感觉光滑的表面区域可能还有遗留的少量结石，这是由于部分根面沉积物已经被抛光，而且解剖位置导致沉积物很难去除。研究表明，微观（视觉）确定结石总是优于触觉检测，内窥镜下检查到的牙根面结石77.4%是在使用探查器械时无法检测到的。Blue 等人比较研究了有无内窥镜辅助情况下对210个位点进行根面平整的结果，结果显示，超过95%的根面沉积物和龋损都可用内窥镜检测到。这些研究表明，内窥镜可协助临床医生观察龈下沉积物和病理组织改变，具有高度的准确性。另外，Poppe 等人研究发现，使用牙周内窥镜实现龈下的可视化检查时并不引起显著的疼痛和焦虑，可在非局部麻醉下进行。

在很多病例中，使用牙周内窥镜技术使牙周治疗变得舒适和有效，避免了牙周手术及其带来的不适和并发症。随着内窥镜技术的不断发展与进步，其在牙周疾病治疗中得到了广泛应用。它属于所谓的软（灵活）内镜，可用于辅助牙周诊断、辅助根面平整及辅助微创牙周手术。

（一）内窥镜辅助根面平整

大量研究表明，由于在封闭的牙周袋内，尤其是在牙周袋深度大于5 mm时，检查龈下的根面是有局限性的，因此也难以确定龈下治疗的彻底性。

牙周病的治疗及技术正朝着可视化、精细化、微创化的方向发展。有学者使用内窥镜进一步确定，炎症可根据牙周袋上皮的充血程度来衡量。与仅有菌斑生物膜存在的情况相比，覆盖着生物膜的龈下结石与60%以上的牙周袋壁炎症是直接相关的。这一点得到其他学者的认同。这也说明了清除结石对阻止牙周炎的发展是至关重要的。

使用牙周内窥镜可以以最小的创伤提高结石的去除率。Geisinger 等人研究了15名受试者

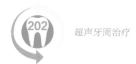

的100颗牙，牙周内窥镜辅助根面平整后拔除牙齿，使用立体显微镜、数码图像分析来确定剩余结石的比例，研究表明内窥镜可显著提高根面平整的结石去除率。Stambaugh研究发现，使用内窥镜治疗后3年，大多数位点临床指标均有改善，没有进一步附着丧失的增加及出血，炎症情况稳定。Kwan等人治疗了270例中到重度的牙周炎患者，结果显示所有牙齿的牙周探诊深度均有减少，尤其是后牙牙周袋的位置；很多牙齿在重新评估牙周袋时，探诊深度减少至5 mm及以下；55%初始牙周袋7~9 mm的磨牙，探诊深度减少超过5 mm。有研究发现，采用超声内镜龈下清创术结合全身使用抗生素，可使50%以上的牙齿探诊深度减少7~9 mm。Stambaugh等人的一项追踪了21个月的研究报道也表明内窥镜辅助治疗后探诊深度显著变化。多篇报道证明，牙周内窥镜的使用比传统根面平整可以取得更好的临床效果，辅助使用牙周内窥镜的使用可提高龈下沉积物和结石的可见性及清除率。研究表明，牙周内窥镜可以帮助医生确定慢性牙周疾病迁延不愈的因素。多篇研究及1篇Meta分析表明，牙周内窥镜治疗后残余结石量明显低于传统根面平整，但同时表明牙周内窥镜治疗更耗时。

内窥镜辅助的龈下清创是微创治疗，是牙周病患者非手术治疗的一种方法。2015年，美国牙医协会（American Dental Association，ADA）公布了一项系统回顾和Meta分析，其结论是，牙周内窥镜微创技术可辅助诊断和治疗慢性牙周炎及种植体周围疾病，且疗效良好。

（二）内窥镜辅助下刮治效果的组织病理学证据

Dragoo等人利用组织学评估闭合SRP后牙周组织的健康程度。其研究10名志愿者的20颗牙齿，经过单一的闭合根面平整，分别在1周、6周、8周、12周后切取块状组织，发现仍有剩余沉积物与持续的慢性软组织炎症，无成骨细胞的形成。Wilson等人评估了慢性重度牙周炎使用内窥镜辅助进行闭合根面平整去除结石和生物膜6个月后人类的组织学反应，结果显示，除1例（患者未能保持口腔卫生并重新开始吸烟）外，原有病变根面均已形成长上皮结合；组织学上未发现慢性炎症及新的龈下沉积物形成，并有骨修复的证据。这也表明彻底清除龈下沉积物在预防牙周炎复发中有重要的作用。

（三）内窥镜辅助根面平整代替手术治疗骨内缺损

应用内窥镜技术可提高骨内缺损的确切诊断和治疗的可能性。Krastev等人在未区分骨壁形态的病例中使用内窥镜辅助根面平整，结果表明可明显降低探诊深度。另外与传统根面平整相比，内窥镜治疗骨内缺损后的探诊深度、临床附着丧失水平（clinical attachment level，CAL）明显改善。这说明内窥镜用于治疗牙周疾病时，可促进骨内缺损修复。

单独使用微创内镜或辅助凝胶（凝胶 Gel 40™）用于治疗骨内缺损具有显著持续的效果。然而，通常这些非手术方法不足以完全促进病变愈合，特别是存在骨内缺陷时，医生可用各

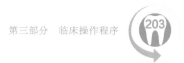

种骨诱导、骨引导的材料，如凝胶，以实现牙周再生。以下介绍几种牙周内窥镜治疗骨内缺损的方法。

1. 超声 – 牙周内窥镜（ultrasonic periodontal endoscopy，UPE）方法

（1）在每次治疗之前，根据治疗牙齿和缺损的范围，局部注射麻醉药物。

（2）用超声工作尖刮治围绕骨内缺损的牙齿根面，去除菌斑生物膜和龈下牙结石。一般使用的超声工作尖类型为细的探针样工作尖。根表面的治疗部位要直达骨内缺损的底部和邻牙的骨缘，其在内窥镜的屏幕上是可见的，像围绕牙齿的一层细白线（硬骨板）。这种方法的目的是刺激牙周膜干细胞迁移。超声刮治后无须再对根面使用手工或抛光器械进行平整。

（3）用在温热生理盐水中浸泡的纱布压迫龈缘5~8分钟，从而确保薄层血凝块形成，起保持稳定、保护组织和促进形成新的结缔组织和上皮附着的作用。

2. 再生牙周内镜（regenerative periodontal endoscopy，RPE™）技术

（1）重复超声 – 牙周内窥镜方法步骤。

（2）用24%EDTA Pref Gel® 处理根面。

（3）应用牙周再生凝胶 Emdogain®。

（4）龈下使用抗生素 – 强力霉素 Periostat®。

3. 改良再生牙周内镜治疗（modified regenerative periodontal endoscopy，MRPE™）

（1）重复超声 – 牙周内窥镜方法。

（2）使用牙周再生凝胶 Gel 40™（Osteobiol®，意大利）进行牙周袋内处理。该凝胶是一种胶原蛋白基质（Ⅰ型和Ⅲ型）与微粉化异种骨粉末（粒度直径300 μm）以后者占体积60% 的比例混合。胶原蛋白凝胶成分包含在凝胶 Gel 40™ 内，可以迅速和完全再吸收，也被赋予了特殊的抗炎、丰富营养和促进愈合的属性。

上述治疗已经被证实有较多的优点：牙周内窥镜辅助的非手术牙周治疗可提高结石沉积物去除的能见度，进而减少牙龈炎症，比传统的非手术治疗残余结石要少，更好地改变探诊深度、CAL 和牙龈退缩（GR）等临床参数。这项技术更容易掌握，有更少的禁忌证。如果加上移植材料，基于再生疗法的原理，可以得到更好的结果并可能形成新的牙周韧带。

（四）内窥镜辅助根面平整术用于多学科治疗

健康的牙周是口腔健康的基石，而成功的牙周治疗的维持是其他口腔治疗成功的基础。很明显，考虑到多学科治疗是牙科实践中不可或缺的一部分，牙科团队成员之间的合作至关重要。

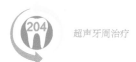

虽然矫正治疗不会导致牙周附着丧失，但是在牙周有炎症时矫正可能导致进一步不可控制的牙周组织的破坏。此外，Takai 等人研究表明，在感染部位手术更有可能产生菌血症。因此，必须在矫正手术治疗之前控制牙周炎症。控制炎症下的矫正治疗结果显示临床参数有显著改进。

Zhang 等人报道牙周内窥镜辅助根面平整治疗后，探诊深度大于或等于 4 mm 的比例从 24.7% 下降为 7.7%，BOP（+）从 41.7% 减少到 26.2%。考虑使用的矫正装置，治疗的结果是可以接受的。此外，正畸治疗和手术治疗后结果显示，参数持续提高，平均探诊深度介于 2.1~2.2 mm，BOP（+）从 26.2% 降为 14.1%。结果表明，手术 – 正畸、内窥镜辅助下的牙周治疗可改善骨骼不和谐、面部轮廓，并有效控制牙周疾病。

（五）内窥镜辅助根面平整用于维护期治疗

牙周维护治疗（periodontal maintenance therapy，PMT），又称为牙周支持治疗，被认为是牙周序列治疗的中一个不可或缺的组成部分，显著地影响牙周炎预后。治疗结果的长期维护对医生和患者来说是一个挑战，临床上常在积极的牙周治疗后 3 个月进行重新评估。研究证明，对高危患者，菌斑生物膜的积聚会引发牙周炎。而内窥镜辅助治疗后，患者基线的高风险状况可随后改变为中等的风险，反映牙周炎没有复发，影像学检查发现牙槽骨高度得以维持，患者牙周情况控制稳定。

（六）内窥镜辅助手术治疗

成功再生手术的基础是彻底的根面清洁。若想获得有效的牙周再生，根面结石和其他沉积物必须完全去除，这对使用传统翻瓣术或微创方法获得再生过程都是至关重要的。微创牙周手术（minimally invasive periodontal surgery，MIPS）在 1995 年首次被 Harrel 等人描述，之后又进行了改良。MIPS 实施的基本要求是保证血液供应的前提下尽量使用小的切口对组织进行谨慎地处理。目前，MIPS 被证明可改善探诊深度和 CAL。

相比传统翻瓣手术，微创方法可减少或消除手术后不适和牙龈退缩，多数患者易接受 MIPS。但使用小切口清理牙根表面和处理牙周缺损，视野较差，只有良好的可视化环境才能保证越来越小的手术切口的成功运用。内窥镜可满足在所有类型的 MIPS 术中获得更好的可视化的需要。该设备在 2013 年第一次被描述，这种内窥镜与普通牙周内窥镜不同，被称为"光纤视镜"。前文提到的用于牙周非手术治疗的弹性玻璃内窥镜是先将图像传输到外接相机，再传输到显示屏上。而光纤视镜的图像信号传输方式与之不同，该设备顶端所配置的微型相机可以直接进入术区，可以直接将拍摄的图形通过光缆以电信号的形式传输至显示屏。由此就可以消除图像经光导纤维自术区传输至外接相机的过程中发生的图像质量的衰减。即

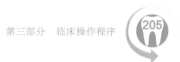

在光纤视镜显示屏上观察到的图像质量比玻璃纤维内窥镜所捕捉到的图像色彩更真实，清晰度更高（图8-13）。

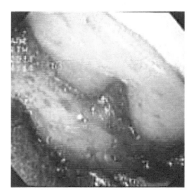

图8-13　光纤视镜下图像

　　光纤视镜辅助下的牙周微创手术（V-MIS），即将内窥镜与MIPS结合使用。这种光纤视镜将原先安装于插入式套管顶端的微型相机改装到一个手柄上，以便医生能够将相机放置到已开放的微创牙周手术区域（图8-14）。手柄上设有一个碳纤维扩撑器，可以进行一定程度的旋转，可将V-MIS手术中的翻开的微小组织瓣撑开，以便保持良好的视野。光纤视镜与牙周内窥镜不同的一点还在于光纤视镜不是靠持续的冲洗来保持镜头的清洁，而是采用恒定的气流来维持镜头清洁。有了这种"镜头气流屏障"，就能够在手术操作中获得良好的视野，并持续地使用光纤视镜来观察视野内的情况（图8-14）。

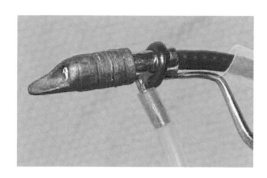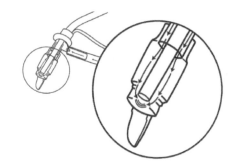

图8-14　光纤视镜工作头（左）及工作原理示意图（右）

　　有报道称使用V-MIS可产生理想的短期临床效果，所有位点术后探诊深度小于4 mm，也未引起牙龈退缩。有研究显示，使用V-MIS配合釉基质蛋白衍生物治疗骨内缺损，CAL平均可改善（4.9±1.7）mm，70%的骨缺损附着丧失重新获得大于或等于4 mm。应用V-MIS

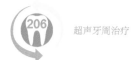

技术的专著报告了6~12个月满意的临床研究结果。Harrel 等人给出采用 V-MIS 的长期（36~58个月）研究结果，显示 V-MIS 可显著改善平均探诊深度和 CAL，而且没有明显的软组织退缩。这些临床指标改善的情况至少持续稳定了36个月，最长观察并稳定了58个月，且无术后感染、创口裂开、术区暴露或其他任何副反应。

V-MIS 通常用于孤立的病损，操作要点如下。

（1）V-MIS 切口由在牙齿邻面的沟内切口和一个连接两个沟内切口的水平切口组成，在颊或腭侧不做切口或翻瓣（图8-15）。

（2）应用小刮匙刮除肉芽组织，进一步暴露术区。

（3）仔细观察，往往在根面可见散布的结石。

（4）用刮治器或超声工作尖去除根面结石。

（5）配合使用 EDTA 去除牙石的微岛后，暴露光滑的根面。

（6）如果需要，可采用再生的方法进行治疗。

（7）关闭创面，可使用垂直褥式缝合龈乳头的基底部，缝线不压迫龈乳头的尖端，以维持龈乳头的原有高度。

以上操作可最大限度地减少术后组织的退缩，并维持良好的美观及功能。

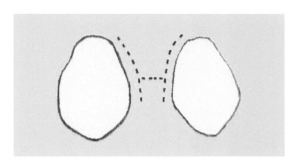

图8-15　V-MIS 手术切口示意（王世超、谭葆春医师提供）

二、内窥镜辅助超声牙周治疗的适应证

内窥镜辅助超声牙周治疗的适应证如下。

（1）基础治疗后探诊深度超过4 mm的患者或可疑牙根病变（包括骨内缺损的病例）。

（2）对于传统非手术清创术的治疗无反应或反应差的位点。

（3）慢性炎症牙周维护期探诊深度增加，探诊深度超过4 mm。

 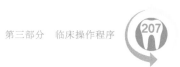

（4）在牙周维护期患者有余留探诊深度超过4 mm，拒绝手术治疗，和（或）由于医疗或美观的原因存在手术禁忌。

（5）疑似患者龈下的病理状况，如根折、根管壁穿孔或吸收。

（6）确定其他龈下的病理形态，包括龋齿、开放的修复体边缘和颈部预备情况。

三、内窥镜辅助超声牙周治疗的禁忌证

内窥镜辅助下的超声治疗的禁忌证如前超声牙周治疗所述，几乎所有的牙周治疗都属于择期治疗。因此，如果治疗会对患者造成伤害，那么有必要尝试延期治疗，直至患者的系统并发症趋于稳定。

第三节　内窥镜辅助下的超声牙周治疗的操作方法

利用牙周内窥镜进行龈下操作时需要双手、双脚的配合，设备的使用、临床操作均需要经历一个从陌生到熟练的过程。

一、操作技巧

牙周内窥镜利用双手的技术、非惯用手持内窥镜探针（类似于持口镜）、惯用手持超声治疗仪手柄，在使用时一起在牙齿根面移动，左、右脚分别控制内窥镜的出水和超声治疗仪的工作。

龈下的环境实现了可视化，检查时更可预见和高效地进行根表面处理。如使用内镜和超声仪器无法同时进入该区域刮治时，可使用"观察、刮治、再观察"的方法。这种方法不同于教学时闭合牙周袋内盲法的根面平整时器械的使用。

选用一个探针，在其使用区段完成操作，再换下一个探针，这是内窥镜清创的基本原则，与传统牙周清创的器械使用原则类似。内窥镜探针（以牙周内窥镜暨口腔观察仪 PV2 为例）的使用见图8-16至图8-18，可参考图示选择使用探针。

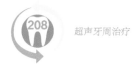

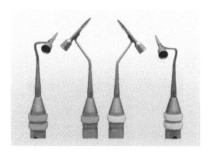

图8-16 内窥镜探针:右/右,右,左,左/左(亦可称为双红、单红、单黄、双黄)(谭葆春医师提供)

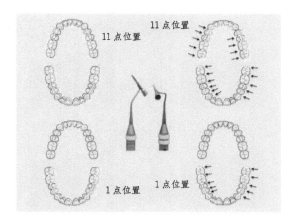

图8-17 黄色标注区域可用"左,左/左"内窥镜探针操作,施术者坐在11点和1点的位置时可操作的区域(王世超医师提供)

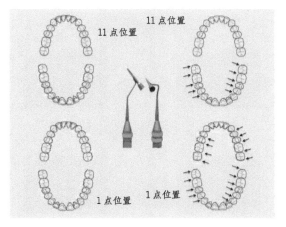

图8-18 红色标注区域可用"右,右/右"内窥镜探针操作,施术者坐在11点和1点的位置时可操作的区域(王世超医师提供)

二、超声工作尖的选择

超声器械是内窥镜下操作的首选器械。最常用的为小的、探针样的工作尖，它可提供高效的根面清创术。全口清创术通常只需要一个直的、探针样的通用工作尖，偶尔需要弯曲或带有角度的工作尖（以啄木鸟超声洁牙机工作尖为例）（图8-19）。较少地更换工作尖和更好的仪器适应性可以提高工作效率。

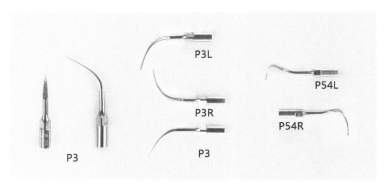

图8-19　不同角度的工作尖（啄木鸟医疗器械有限公司林剑华提供）

金刚砂包被的超声器械可用来进行更加复杂的操作，如去除粗糙的牙骨质、残留的顽固牙石、修复体或充填物悬突、龈下的釉质发育异常等。因为这种器械具有强大的切割力，使用时必须熟练掌握。除了避免对牙齿的损伤外，也要避免对组织挡、内窥镜保护套和光纤的损伤。

三、训练过程和使用技巧

前期可通过专业课程的培训、体外(桌面)体验、仿头模练习后，再对患者进行实际操作。在对牙周内窥镜的使用进行基本训练后，进入术区的龈下结构和图像的解读阶段，所需的基本临床技能可以通过数小时的培训获得。初步掌握这些技术，一般情况下，可能需要2~4周的对龈下区域的临床操作经验，需要8~10名患者的配合。经过对多名患者的临床操作、熟练掌握牙周内窥镜技术后，快速定位和准确去除沉积物就可以变成一个相对常规的临床过程。通常需要经过对多名患者的治疗后，才能找到舒适的治疗体位。

患者的正确体位是操作中产生的水有效排空的关键。使用低容量引流装置或吸唾器，再加上正确的体位，足以使治疗在没有助手配合的情况下顺利进行。在治疗过程中没有口镜的

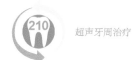

牵拉，可应用内窥镜的探针和超声器械的两端来牵拉舌部和颊部。在治疗过程中，为了保证患者有效的张口度，可配合使用橡皮障开口器（图8-20）。

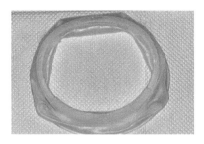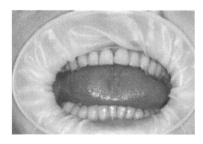

图8-20　橡皮障开口器（谭葆春医师提供）

器械放置在口腔中，施术者集中观察传输到屏幕上的图像来指导操作，控制器械的移动，有针对性地操作。超声波仪器调至中等或更大的功率，使用横向压力以获得更多动力（这是与大多数教学是相反的，但当使用内窥镜清洁时，效果是非常明显的）。顽固的沉积物需要更大的振幅或超声波功率，加上小幅运动和更大的压力作用于沉积物之上，直至该区域完全被清洁干净。

四、牙周内窥镜的优缺点及使用的影响因素

通过龈下环境可视化技术显示，根面和器械能同时被观察到，操作器械可以更方便进出龈下，效果更显著。牙周内窥镜的优缺点见表8-1。

表8-1　牙周内窥镜的优缺点

优点	缺点
①提供了微创治疗； ②允许同时诊断和治疗； ③术后反应低于开放性翻瓣手术； ④牙龈退缩和术后牙齿敏感程度低于传统的外科手术； ⑤为治疗位点的微观技术增强了可视化和照明程度； ⑥治疗期间不需要助理； ⑦比手术治疗便宜	①学习曲线（熟练过程）； ②设备采购/技术的成本高； ③有限的可用性指导； ④颠覆性技术

在牙周袋小于4mm时，牙周内窥镜实现可视化有时是困难的，因为流水在清理镜头时，对牙齿表面的清洁不如深牙周袋内的好。另外，严重的炎症及脓肿部位会造成大量出血，软

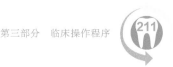

组织会漂浮在镜头前面，模糊可视化视野。这些组织经常是松散的，对这些位点的软组织可以使用超声器械和手工器械去除和清理，和（或）用超声治疗仪将其推到一边。

当炎症广泛存在时，可先行闭合龈下刮治及根面平整术，数周后，待炎症有所好转再实施内窥镜下治疗，此时因术中出血少而可获得理想的视野。超过95%的牙根表面可利用内窥镜进行可视化操作。

尽管牙周内窥镜为临床医生提供了使用器械完成精确操作的机会，但其治疗结果是建立在所治疗疾病的严重程度、医生经验及患者的恢复能力的基础上。一些解剖因素和影响器械操作的因素（表8-2），会对牙周内窥镜的使用造成影响，使操作时间延长，无法获得满意的治疗效果。在非手术器械不能完全去除可视位点的根面沉积物的情况下，可能需要手术治疗。

表8-2　影响牙周内窥镜使用的因素

解剖因素	仪器因素
①小嘴巴； ②舌体肥大； ③紧的脸颊和嘴唇； ④患者有窒息的倾向； ⑤患者的合作程度	①窄而深的牙周袋； ②弯曲的根； ③根间距窄； ④修复体凸度过大； ⑤上颌第二磨牙或第三磨牙的远中和根分叉； ⑥狭窄的根分叉和一些Ⅲ度根分叉病变的牙

五、牙周内窥镜与辅助治疗措施

在牙周非手术治疗中，机械清创是清除根面菌斑的基本方法，内窥镜能够起到辅助治疗的作用，同时临床医生在进行闭合刮治术时也可使用以下其他辅助治疗措施。

（1）全身系统性使用抗生素，如甲硝唑、阿莫西林（过敏者可使用四环素、多西环素或阿奇霉素）。

（2）局部使用抗生素（如盐酸米诺环素）、漱口水、生物制剂（EMD）。

（3）口腔激光治疗（可用于牙周袋杀菌、牙周袋内壁清创术）。

（4）光动力疗法逐渐运用在牙周治疗当中。在适宜的波长下，低功率激光的光敏作用可以有效地杀灭多种病原微生物，规避抗生素引起的耐药菌产生。

很多学者认为，牙周炎的活动性破坏与特异性细菌的感染密切相关，可能需要辅助全身

系统性使用抗生素。系统性使用抗生素通过血液进入牙周组织和牙周袋内，可以影响操作器械所能达到范围外的细菌；也能抑制牙菌斑定植于舌或其他口腔表面的位置，以此推迟龈下菌斑的再定植。对破坏性牙周疾病患者的治疗，辅助使用抗菌素，如全身应用、局部使用及抗菌剂的冲洗，都可以提高治疗效果。

Szymaitis 采用超声 – 牙周内窥镜方法治疗中重度牙周炎 1 年后，所有牙齿的探诊深度显著减少，尤其是在磨牙深袋处（10~11 mm）；同时，配合全身抗生素（阿莫西林、甲硝唑）治疗，超过 50% 牙齿的探诊深度从 7~9 mm 降低到正常生理水平。

有研究报道，单独或联合抗生素结合釉基质蛋白衍生物、再生凝胶 Emdogain® 或 Gel 40™（OsteoBiol® Gel 40™），使用内窥镜治疗骨内缺损，结果显示可减少牙龈炎症，更好地改善临床指标。而这项技术更容易被掌握，有更少的禁忌证，可以得到更好的结果并可能形成新的牙周韧带。目前，通过该技术在一些病例中已经实现了真正的再生，包括牙周韧带、骨再生、探诊深度和 CAL 的显著改善，以及实现了尽量小的牙龈退缩。

以下治疗病例证明了通过微创内窥镜清创术彻底完成根面的清创治疗，能够获得有效的治疗效果（包括临床和影像学指标）。

【病例 1】男，24 岁，诊断为侵袭性牙周炎，牙龈出血 5 年余、牙龈肿胀 3 年余，近 1 年发现牙齿松动明显，影响咀嚼，脓肿频繁发作。自述 3 年前曾行龈上洁治术，之后未进行其他治疗。否认家族史及全身病史。影像学检查见图 8-21。牙龈充血水肿明显，龈下有大量牙石。牙周探诊深度为 4~11 mm，12 松动Ⅲ度，近脱位，22 松动Ⅲ度，多颗牙齿松动Ⅰ度。13~33 牙周夹板固定，内窥镜治疗，治疗前有 38.39% 的位点探诊深度大于或等于 6 mm，治疗后 3 个月复查无位点探诊深度大于或等于 6 mm。治疗前最深的牙周袋为 11 mm，治疗后最深的牙周袋为 5 mm。个别牙略有松动。可见牙槽骨的明显改建，尤其是 12、22，牙槽骨的高度、密度均有明显增加（图 8-22）。

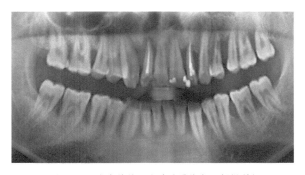

图 8-21　治疗前的 X 线片（谭葆春医师提供）

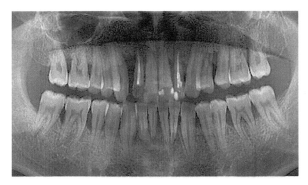

图8-22　内窥镜治疗后3个月的X线片（谭葆春医师提供）

【病例2】女，23岁，主诉牙龈出血3年，发炎、牙齿松动1年。有家族史。全口牙龈充血水肿明显，近90%的位点探诊出血，多颗牙齿探及大于6 mm深袋，11伸长、移位，32~41松动Ⅲ度，11、42松动Ⅱ度，16~14、12、26松动Ⅰ度。16近中、26、32~42牙槽骨吸收至根尖1/3，15、24、12~22牙槽骨吸收至根中1/2，余牙牙槽骨吸收至根上1/3。全口洁治后BOP（+）位点为89%，内窥镜治疗6个月后BOP（+）位点为12%；全口洁治后53.4%探诊深度大于等于5.4 mm，内窥镜治疗6个月后为8.6%。31、41松动Ⅰ~Ⅱ度，11、32、42松动Ⅰ度，余牙不松动。牙周炎症得到有效地控制。后期针对深袋的位置还需要进一步的治疗，继续选择内窥镜治疗或手术治疗，使炎症进一步稳定。（图8-23至图8-31）

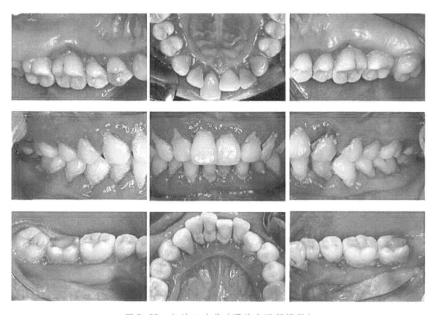

图8-23　初诊口内像（谭葆春医师提供）

　超声牙周治疗

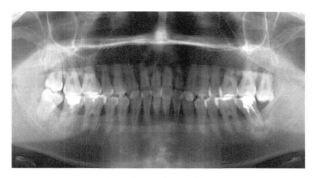

图8-24 初诊时全景片（谭葆春医师提供）

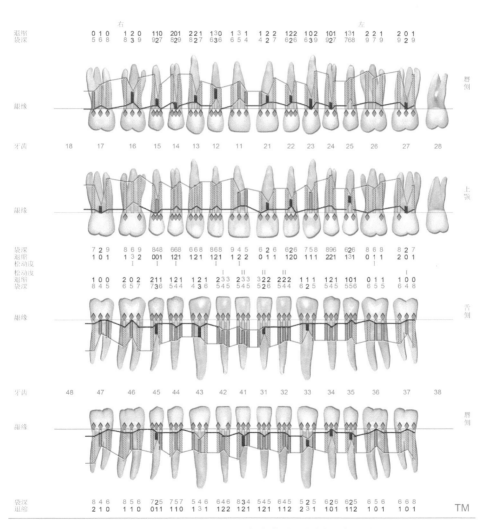

图8-25 全口洁治10天后牙周探查结果（谭葆春医师提供）

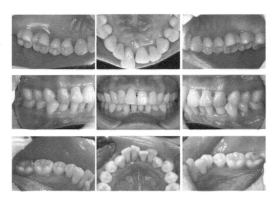

图8-26 内窥镜治疗1个月后口内像(谭葆春医师提供)

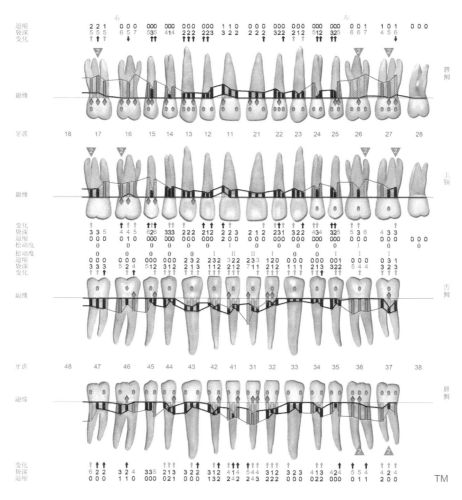

图8-27 内窥镜治疗1个月后牙周探查结果(谭葆春医师提供)

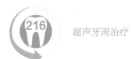

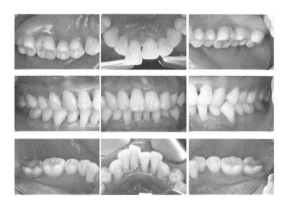

图8-28　内窥镜治疗6个月后口内像（谭葆春医师提供）

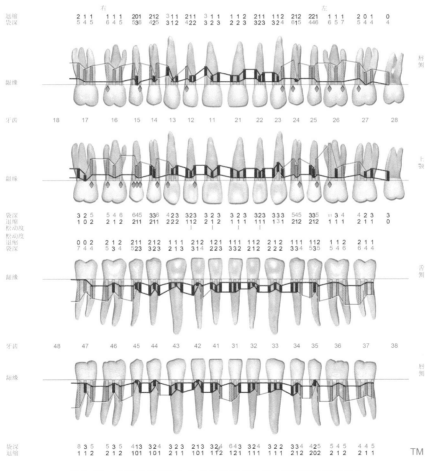

图8-29　内窥镜治疗6个月后牙周探查结果（谭葆春医师提供）

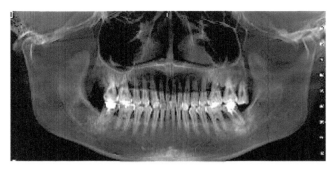

图 8-30　内窥镜治疗 6 个月后 X 线片（谭葆春医师提供）

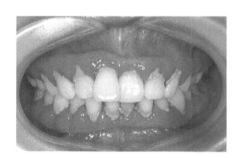

初诊

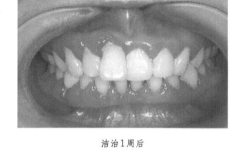

洁治 1 周后

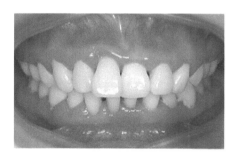

全口行根面平整术 1 周后

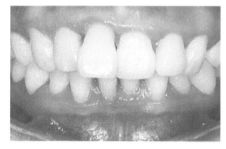

全口行根面平整术 6 个月后（主诉刷牙出血）

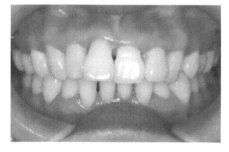

内窥镜治疗 1 个月后（炎症得到有效控制）

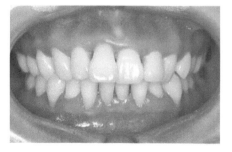

内窥镜治疗 6 个月后（治疗效果稳定）

图 8-31　不同时间点口内像对比（谭葆春医师提供）

【病例3】女，22岁，主诉牙龈出血，发炎、牙齿松动、牙齿出现间隙1年。无家族史。全口牙龈充血水肿明显，多颗牙齿探及大于6 mm深袋，15与16之间、12与13之间、25与26之间、42~44之间出现间隙，44松动Ⅱ度，34、35、32~42松动Ⅰ度。34近中牙槽骨吸收至根尖1/3，35、36、46牙槽骨吸收至根中1/2，余牙牙槽骨吸收至根上1/3。全口洁治、闭合刮治4周后BOP（+）位点为20%，内窥镜治疗6个月后BOP（+）位点为2%；全口洁治、闭合刮治4周后，探诊深度大于等于5.4 mm为24%，内窥镜治疗6个月后探诊深度大于等于5.4 mm为0。牙周炎症得到有效地控制，而且25与26之间间隙关闭，15与16之间、12与13之间、42~44之间间隙变小。牙齿基本没有松动。（图8-32至图8-36）

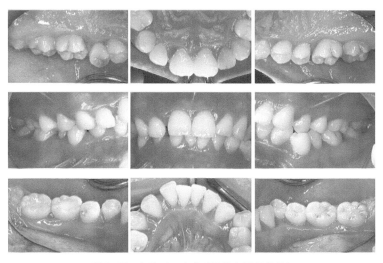

图8-32　初诊时口内像（谭葆春医师提供）

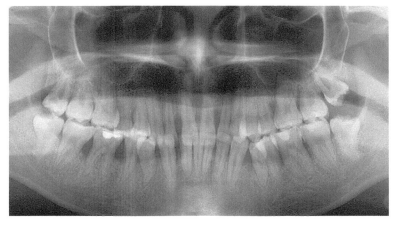

图8-33　初诊时X线片（谭葆春医师提供）

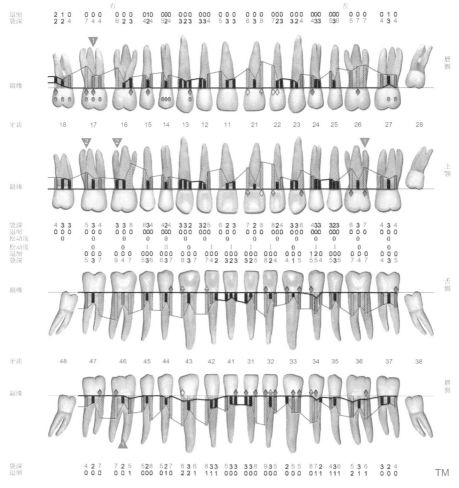

图8-34　闭合刮治1个月后牙周探查结果（谭葆春医师提供）

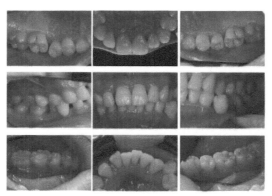

图8-35　内窥镜治疗6个月后口内像（谭葆春医师提供）

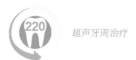

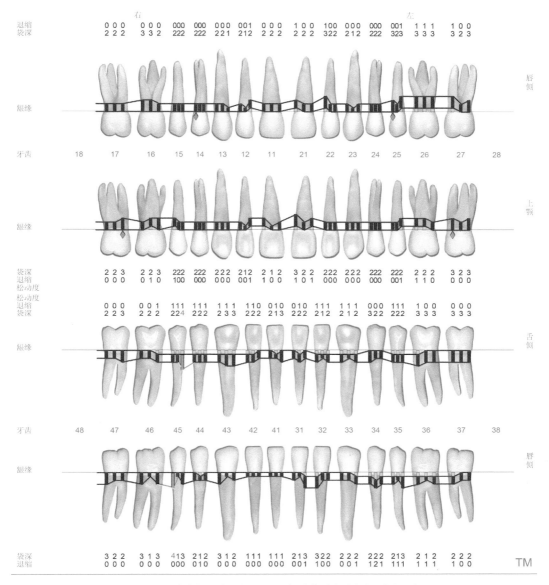

图8-36 内窥镜治疗6个月后牙周探查结果（谭葆春医师提供）

　　上述病例证明，由牙周内窥镜治疗所提供的精确机械操作，能够获得更好的临床治疗效果。具有可视化、精确、微创的优势。

第四节　内窥镜辅助下的超声牙周治疗操作流程

一、医生和患者的准备

根据术区调整好医生位置和椅位，然后调整患者椅位，头靠和光源。

二、医生和患者的参考体位

参见第六章第二节"超声牙周治疗的医患体位和治疗分区"。

三、器械准备

（一）内窥镜组件
以口腔观察仪（牙周内窥镜）PV2为例。

1. 供水装置

供水装置是一种蠕动泵装置。给水瓶加水或可选择冲洗液，将水瓶连接到控制箱底座，有一根输出水管的鲁尔锁接头与无菌保护套的蓝色管子连接，以提供内窥镜工作过程中冲洗所需的水。（图8-37）

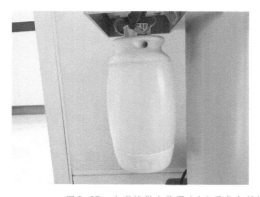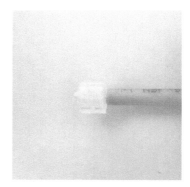

图8-37　内窥镜供水装置（左）及鲁尔锁接头（右）（谭葆春医师提供）

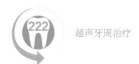

2. 牙周内窥镜显示器

牙周内窥镜显示器为医用级，变压器位于推车底座的线缆管理箱内。通电后按下右下部的电源按钮即可开启显示器，此时绿色指示灯亮起。通过底部的选择按钮可以调整显示器设置。

3. 牙周内窥镜光纤

（1）牙周内窥镜光纤是一种易碎组件，由10000多条玻璃纤维组成，保存及使用过程中均要谨慎小心。

（2）不得过度弯曲和拉伸，否则会折断。

（3）严禁将光纤强行套入套管，否则可能会永久性地损坏光纤纤维束。

（4）使用前检查。

①查看内窥镜远端的镜头，确保没有划痕、碎屑、液体污物和其他瑕疵，并确保镜头完整无损。

②可以用一块无绒布浸水或70%的异丙醇来轻轻地擦去镜头上的碎屑。转动检查内窥镜光纤表面是否有凹陷、凸起、破裂和其他不规则处。

③检查内窥镜近端接头的尖端，确保没有划痕、碎屑、液体污物和其他瑕疵，并确保镜头完整无损。

（5）使用后检查。需进行渗透试验，以确保光纤没有受到污染。操作流程如下。

①空踩1分钟后拔出光纤套管，观察光纤头是否潮湿有水渍。

②阳性：潮湿——光纤套管（水管）报废，光纤消毒灭菌（低温等离子）。

③阴性：干燥——光纤套管可用（同一患者），光纤消毒（卡瓦布）。

4. 装载、维护内窥镜光纤

从光纤图像导体上取下防尘盖（黑色盖帽），并取下照相机或LED的防尘盖（透明盖帽），要保存好两个防尘盖。将弹簧引动器连接到软臂，调整光纤聚焦图像使之对焦清晰。

（1）内窥镜手柄和照相机的连接。将内窥镜手柄和照相机连接后就可以捕捉治疗中的图像资料，以获得实时的龈下空间的影像。

①寻找周边的尖锐边缘。

②打开挠性锁接头，连接内窥镜手柄。

③将内窥镜手柄和照相机手柄对齐，小心地将内窥镜手柄插入照相机手柄内，小心压入。

④关闭照相机的挠性锁杆，直至卡入。

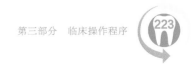

（2）光纤的维护。

①不使用时，一定要用橘黄色的保护套来保护光纤。

②如果要将设备从一个房间移动到另一个房间，通过移动软臂将光纤移动到显示器前部。

③如果要将设备搬运到另一个地方，则要全部卸下光纤，将防尘盖（黑色盖帽）重新盖到图像导体上，并将光纤放入保护盒内安全搬运。

④将防尘盖（透明塑料盖帽）重新盖到照相机或LED上。

5. 无菌保护套

一次性无菌保护套（图8-38）免除了使用前后对光纤进行消毒的需要，显著延长了光纤的使用寿命。1 m的长度可以充分伸展，又不会触及地板。

无菌保护套要和设备的牙周内窥镜光纤和探头一起使用。

无菌保护套如果没有打开或受损，各包装内的组件是无菌的。

无菌保护套仅供单一患者使用，且在包装所示的有效期内使用。

无菌保护套是和设备的光纤与牙科仪器一起使用的。套管旨在为光纤提供一个无菌保护层，无须对光纤进行常规消毒。使用后处置参见前文的渗透试验。

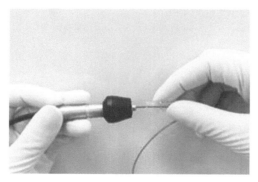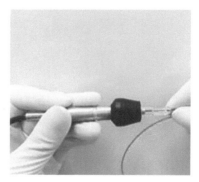

图8-38　将光纤插入无菌保护套内（谭葆春医师提供）

（1）无菌保护套的特点。

①双腔结构。

②可形成流体密封，确保探头工作尖的准确定位。

③双鲁尔锁（远端）用于连接水管和光纤。

④透明管完全覆盖牙周内窥镜光纤。

⑤蓝色管让冲洗水流入工作区。

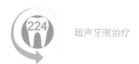

⑥整套设备均可消毒，存储寿命为3年。

⑦可在戴手套的情况下方便地打开。

⑧蓝宝石窗口（远端）（图8-39）。

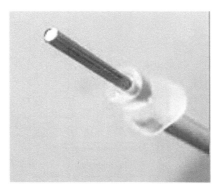

图8-39　无菌保护套远端的蓝宝石窗口
（谭葆春医师提供）

（2）连接无菌保护套。

①在插入窗口套管前，要用无菌抹布浸上70%异丙醇对光纤的远端进行消毒。

②套管能够在插入光纤的同时防止套管接触患者的部分被污染。

③轻轻剥开近端约7 cm，露出套管的近端接头。

④将光纤远端慢慢插入套管的近端接头端口。

⑤光纤的鲁尔锁螺栓应能轻松插入套管的鲁尔接头。

⑥严禁强行将套管套入光纤，否则可能会永久损坏光纤束。

（3）窗口中空管。

带有蓝宝石透镜的不锈钢管可以精确定位工作尖封套（图8-40）。

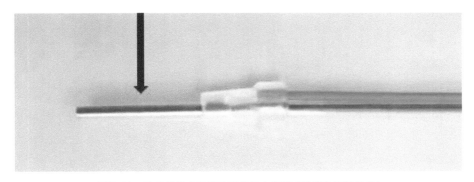

图8-40　无菌保护套远端的不锈钢中空管（谭葆春医师提供）

（4）将光纤的鲁尔锁螺栓连接到套管螺母，固定光纤（图8-41）。

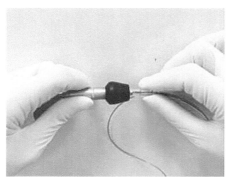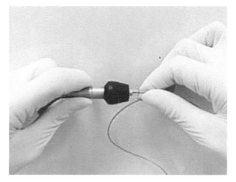

图8-41　光纤的鲁尔锁螺栓连接到套管螺母，固定光纤（谭葆春医师提供）

（5）连接套管冲水装置。

将冲水端口连接到套管，可以将冲洗液输送到仪器远端（图8-42）。采用无菌技术，充分打开包装，将套管从包装中取出。

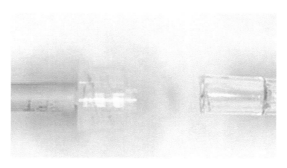

图8-42　无菌保护套水管与内窥镜供水装置的鲁尔接头
连接（谭葆春医师提供）

（6）取下套管。

①松开光纤和供水鲁尔接头。

②轻轻取下套管，丢弃。

③经渗透试验检查、处理后，轻轻将光纤重新放入橘黄色保护套内。

④遵循内窥镜安装程序取下牙周内窥镜探头，并遵循标准消毒方法来进行消毒。

6. 牙周内窥镜探针（头）

一套内窥镜组件有4个牙周内窥镜探针（头）。

通过配置探尖（头），可以观察到每颗牙齿四周的龈下部分。

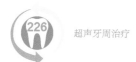

保护套用于隔离软组织和照相机镜头，用水冲洗后可以通过视频观察龈下环境。

在进行牙周清创手术时，可以通过内窥镜探头进行直观观察。

（1）探针组件——锥形套筒。

锥形套筒的装卸（图8-43至图8-45）。

①用拇指和食指拿紧工作尖封套，透明光纤管朝外，将套管和光纤插入探头的锥形套筒内。

②轻轻将工作尖封套推入锥形套筒内，顺时针旋转，使光纤和水管在探头手柄的凹槽内相互平行，透明光纤管朝外。

③弯成一个小圈，将光纤管和水管插入凹槽内；透明管（光纤管）应先插入，蓝色管（水管）应在上面。这样可以更加方便地插入和取出光纤管和水管。

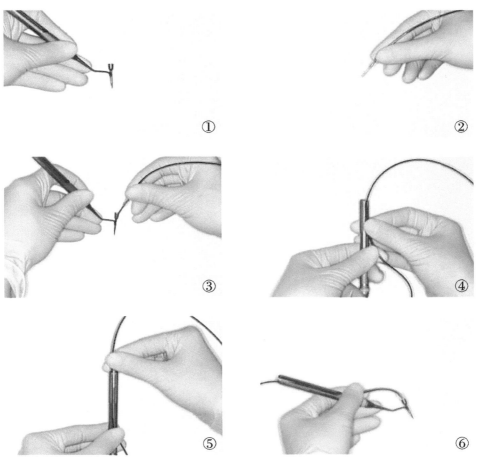

图8-43　带有无菌保护套的光纤装入锥形套筒（谭葆春医师提供）

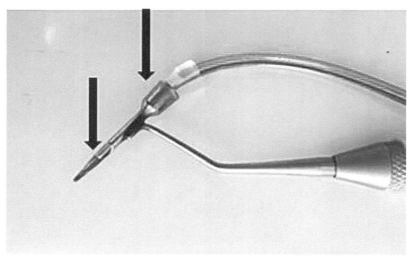
图8-44　组织回缩护套（仪器末端）（谭葆春医师提供）

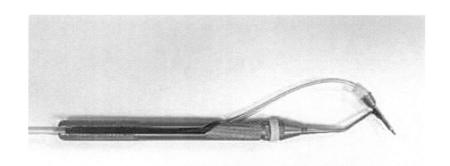
图8-45　套管和光纤凹槽（谭葆春医师提供）

（2）取下套管和光纤（图8-46）。

①拿紧线环，取出探头手柄凹槽内的光纤管和水管。

②拿紧工作尖封套，轻轻旋转，将光纤和套管直接拉出。

③断开套管，取下丢弃。

④终末处理后，轻轻将光纤重新放入橘黄色保护套内。

注意：经验证，无菌保护套对病原体构成隔离屏障，可以防止光纤和患者之间发生交叉感染。如果有切口或受损，则不得使用。

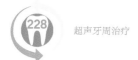

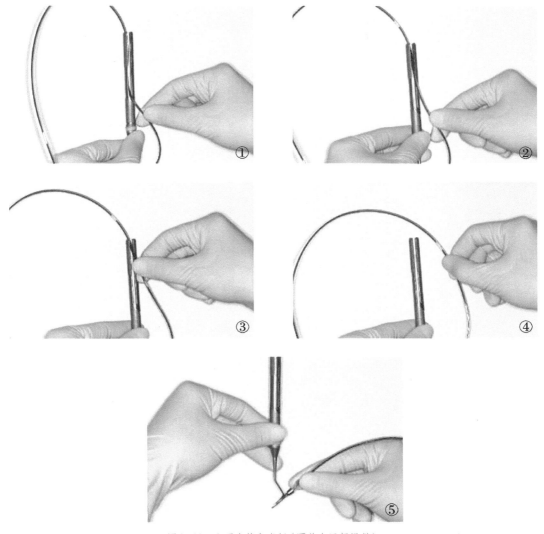

图8-46 取下套管和光纤（谭葆春医师提供）

7. 仪器归位

内窥镜仪器归位程序如下。

（1）取下所有可消毒组件（牙周内窥镜探针），按照标准消毒方法进行消毒。

（2）从光纤上轻轻取下一次性套管，并丢弃。

（3）光纤终末处理后，将橘黄色保护套套入牙周内窥镜光纤。

（4）可以断开光纤，并放在一边；或者连接上光纤，安全地放在推车前侧（图8-47）。

（5）按照标准表面消毒方法对其他表面进行清洁和消毒。

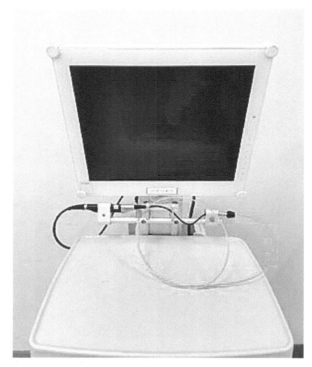

图 8-47　光纤的放置（谭葆春医师提供）

（二）牙周内窥镜系统安装步骤

牙周内窥镜系统安装步骤如下。

（1）将仪器电源插头插入插座。

（2）给水瓶加水，连接到调节器。

（3）连接水瓶气管，打开开关。

（4）检查气压（50~60 psi，即345~414 kPa）。

（5）连接套管前检查流速。

（6）连接牙周内窥镜光纤（除非使用后光纤依然保持连接状态）。

（7）打开牙周内窥镜控制器和显示器，需要时用带有橘黄色保护套的光纤检查聚焦。

（8）小心取下橘黄色保护套。

（9）检查图像（未套入无菌保护套）。

（10）小心连接无菌保护套，将鲁尔装置连接到牙周内窥镜光纤的弹簧端。

（11）将套管水管连接到系统水管。

（12）检查图像，套管可能为白色半透明。

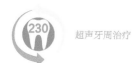

（13）检查水流是否稳定。

（14）将套管和光纤组件连接到将要使用的牙周内窥镜探针（头）上，确保光纤和水管已插入牙周内窥镜探头凹槽内，且蓝色水管朝上。

（15）连接牙周内窥镜探针（头）。

四、内窥镜辅助下龈下刮治＋根面平整术操作流程

内窥镜辅助下龈下刮治＋根面平整术操作流程如下。

（1）将吸唾管连接好。

（2）将超声波洁牙机、工作尖连接好。

（3）按照前文所述步骤将内窥镜无菌保护套、探针（头）安装完毕。

（4）局部麻醉（若仅是检查，可不麻醉）。

（5）选用一个探针，在其使用区段完成操作后再换下一个探针（前牙区用左、右两个探针即可，后牙区还需要配合使用左／左、右／右两个探针）。

（6）将橡皮障开口器放置在患者前庭处，可在操作中保证患者有合适的张口度。

（7）非惯用手持内窥镜探针，尖端以0°插入袋内。

（8）寻找以下一个或多个特征标志，如釉牙骨质界、修复体边缘、龈沟的软组织或探针软组织挡，之后稍微移动、旋转探头，以获得合适的角度、焦点、方向，相对于确认的标识进行器械的位置调整，来观察龈下视野，寻找根面沉积物或组织缺陷。

经常会看到结石或根面的表面有白色、漂浮的生物膜，使用内窥镜探针尖端可去除这些附着不是非常牢固的生物膜。

如果有软组织漂浮在镜头前面，模糊可视化视野，可以用超声治疗仪或刮治器去除和清理这些松散的软组织，或将其推到一边。在内窥镜放大的强光下，可能看到黑色、褐色、白色、白垩色或不透明的棕色阴影样的，铮亮、反光的结石，可能是晶体状。当通过内窥镜进行不同距离的观察时，结石会发生颜色变化。随着内镜更加靠近结石，颜色变得更清亮，外观几乎是透明的；随着光纤照明源强度的变弱，结石看起会变黑。

内窥镜下可看到不同部位沉积状态不同的结石，如散在的牙石岛、大块的牙石、连成片状的结石；在游离端磨牙的远中经常会看到大量的龈下牙石，几乎覆盖整个远中面，表面粗糙，通常菌斑生物膜覆盖（图8-48）。

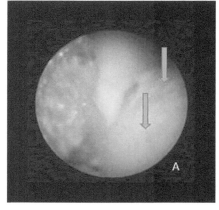

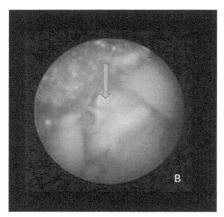

散在的牙石岛

大块的牙石

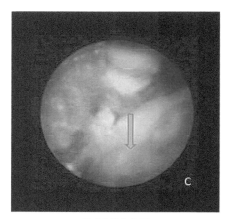

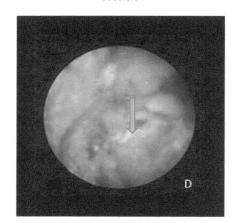

连成片状的结石

游离端磨牙远中的龈下牙石，几乎覆盖整个远中面，表面粗糙

图8-48　内窥镜下可看到不同部位沉积状态不同的结石（谭葆春医师提供）

（9）术者集中观察传输到屏幕上的图像来指导操作。

（10）持内窥镜探针的非惯用手可用探针将牙周袋口轻轻撑开。

（11）惯用手握持超声器械，建立稳定的支点，工作端0°插入袋内。

（12）工作端置于牙石底部边缘，控制器械的移动，有针对性地去除结石。

超声波治疗仪使用中等或更大的功率，采用横向压力以获得更多动力。顽固的沉积物需要更大的振幅或超声波功率，加上小幅运动和更大的压力作用于沉积物之上，直至该区域完全清洁干净。

通常只需要一个直的、探针样的通用工作尖，偶尔需要弯曲或呈角度的工作尖（后牙的远中区）。

（13）将内窥镜探针翻转180°，可观察到牙周袋内壁，因炎症情况不同而呈现不同的颜

色和状态（图8-49）。

①重度炎症：可见高度血管化的肉芽组织（鲜红，触之极易出血，倾向于自发出血，有溃疡）。

②中度炎症：血管化相对少的肉芽组织（红色暗淡一些，中度炎症、红斑、肿胀和BOP或加压时出血，出血情况较前者好些）。

③轻度炎症：轻微的颜色变化（充血），牙龈表面的轻微改变，没有出血。

④基本正常：粉红色的袋内壁，无炎症、无红斑（充血）、无出血症状。

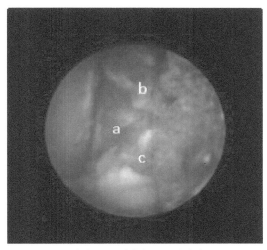

a.重度炎症　b.中度炎症　c.轻度炎症

图8-49　牙周袋内壁（谭葆春医师提供）

（14）可应用内窥镜的探针和超声器械的两端来牵拉舌部和颊部。

（15）如果使用内窥镜和超声波治疗仪器无法同时进入该部位刮治，可采用"观察、刮治、再观察"的方法。

（16）如果术中出血较多，不能获得有效视野，可用3%过氧化氢进行牙周袋内冲洗，止血后再进行观察和操作。

（17）刮治完毕后仔细检查，观察根面及袋内壁，并进行充分冲洗，用湿纱布压迫牙龈，以利于新的结缔组织和上皮附着的形成。

第五节　内窥镜辅助下的釉突去除

釉质在釉牙骨质界的根方异位沉积，呈指状突起伸向根分叉区，有的突起还能进入根分叉区内，被称为"颈部釉质突起"（cervical enamel projections，CEPs），简称"釉突"，是根分叉病变的发病因素（图8-50）。一些研究表明，釉突患病率和根分叉缺陷之间存在正相关关系，这种现象在下颌磨牙中出现的频率较高。

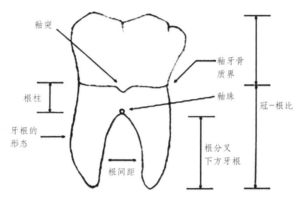

图8-50　牙齿的解剖结构（王世超医师提供）

Masters 和 Hoskins 率先将突出于分叉部位的釉质延伸部分命名为"颈部釉质突起"并分类，并报道其发生率为上颌17%、下颌29%。Grewe 等人报道 I 级釉突最常见，其次是 III 级，在上颌第一磨牙中的发生率为8.2%，在下颌第二磨牙中的发生率为35.5%。

有学者发现，有釉突的牙容易发生根分叉区的牙周病变，患病率可达82.5%，无颈部釉突的磨牙的根分叉病变仅占17.5%。

当存在釉突时，该处结合上皮的附着容易被破坏，而且该部分无牙周膜和结缔组织附着，容易由于菌斑的堆积发生牙周附着丧失，造成牙周炎症的形成。而且由于解剖因素的关系，使口腔卫生保持和专业刮治变得困难，从而增加患者牙周受损的机会。因此，学者们建议去除牙釉质突起。

颈部釉突对根分叉的影响取决于突起的范围。1964年，Masters 和 Hoskins 对釉突采用的

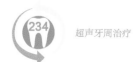

分类方法沿用至今，具体如下。

Ⅰ度：釉突沿釉牙骨质界向根分叉区略微延伸，可见短而明显的改变。

Ⅱ度：颈部釉突向根分叉部延伸，没有到达。

Ⅲ度：颈部釉突延伸进入根分叉区。

Ⅱ度、Ⅲ度釉质突起易引起根分叉病变。在根分叉病变治疗过程中，无论是切除疗法还是再生疗法，都会采取将釉突去除、将根面的牙骨质暴露的方法，以期术后的牙周组织可以拥有健全的附着再生。

在内窥镜下治疗中发现的颈部釉突（图8-51）通常出现在已经发生牙周感染的磨牙上。在牙周内窥镜辅助下，使用超声治疗仪去除釉突是首选，这是一种微创的方式，可迅速有效地去除釉突。而在内窥镜使用之前，这些区域只有通过牙周手术才能观察到及进行治疗（图8-52）。

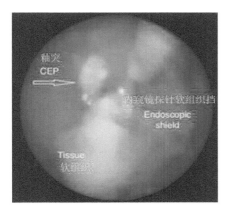

Ⅰ度釉突   Ⅱ度釉突

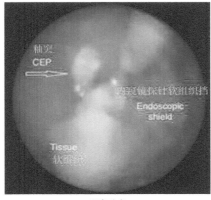

Ⅲ度釉突

图8-51 内窥镜下的各级釉突

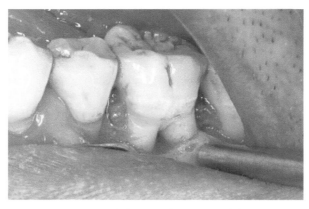

图8-52　翻瓣术中所见釉突（谭葆春医师提供）

内窥镜视野下，利用超声波振动的超声工作尖与高速机头相比，不遮挡视野，可操控性更强、易控制，操作方便，较高速机头安全，同时噪音较小。最常用的工作尖是金刚砂涂层超声工作尖，相关研究发现在相同功率、相同时间、相同施力等条件下，金刚砂工作尖切削程度和深度明显大于不锈钢尖和钛合金尖；且切削面平滑无碎屑。金刚砂涂层超声工作尖具有切割能力，可以高效地去除粗糙（球状）牙骨质、顽固的结石、修复体悬突和龈下的釉质异常（釉突）（图8-53）。

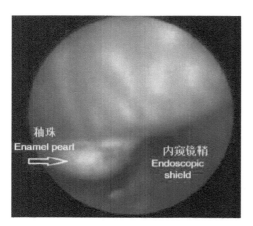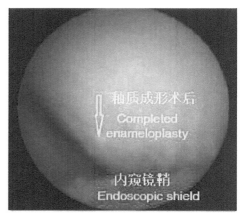

图8-53　内窥镜辅助下釉突去除前后

认识不同超声工作尖的切削特点，有助于临床精确操作，减少并发症的发生。Waplington等人的研究表明，超声切割效率与功率设定有关，功率大的切割能力更强。研究表明细的（锥度较小）金刚砂工作尖较容易传导超声振动，引起更大的侵入性切割运动。金刚砂涂层工作尖切削发生在末端，可去除牙本质釉突和选择性切削。临床上根据它们切削的

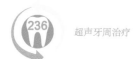

特点，对不同的切削对象和部位，应选择恰当的超声工作尖进行精确切割，以避免对健康牙本质造成不必要的损害。钛合金工作尖切削时的振颤较小，更加平稳，适用于精确切削。当工作范围需要接触健康牙本质壁时，需设定较小的功率，操作时避免向下挤压，以助于减小对牙本质壁的损害。

操作时，将非惯用手的内窥镜探针放入龈沟内，惯用手持超声治疗仪，在可视情况下磨除釉突。根据需要选择合适的工作尖（以迈创超声治疗仪的工作尖为例）（图8-54）。然而，使用金刚砂涂层工作尖需要熟练的技能。当利用切割功能时，不仅要注意保护软组织，还要避免工作尖与探针、软组织盾、护套或内窥镜光纤本身接触，防止损伤。

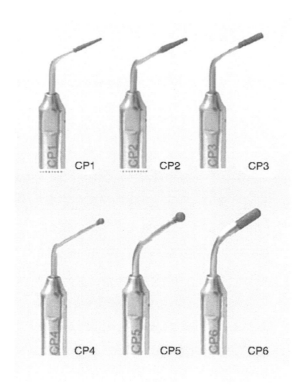

图8-54　不同形态的金刚砂涂层工作尖（王世超医师提供）

釉珠的发生率低于釉突，但是也与根分叉病变的发生有关，且与局部重度牙周破坏密切相关。釉珠的发生率在1.1%~9.7%。约1/3的釉珠发生在上颌第三磨牙和下颌第三磨牙，上颌第二磨牙次之。早期诊断釉珠可以取得更好的预后，一旦发现，应将其切除。可在内窥镜下使用金刚砂超声工作尖深入龈下，通过非手术的方式去除釉珠，以利于新附着的形成。

第六节　内窥镜辅助下的种植修复体周围残留黏结剂的去除

种植体周围组织疾病是指发生在种植体周围软、硬组织的炎症损害。局限于种植体周围软组织的炎症反应称为种植体周围黏膜炎，是可逆性炎症反应。如果炎症导致了进行性的骨丧失，这种情况则称为种植体周围炎。临床表现为牙龈的炎性改变，探诊出血，伴有溢脓及深袋形成，同时又有支持性边缘骨丧失。大多数种植体，无论是单冠修复还是局部固定义齿修复，都采用黏结固位。这种固位方式相对于螺丝固位修复体，技术相对容易，避免了冠部螺丝松动，具有更好的舒适性、冠部美学效果，而且更容易进行咬合调整，价格相对低廉。因此，促进了种植体上部修复体黏结固位方法的广泛应用。但是，这种简单又便利的方式带来了一个非常严重的问题——多余黏结剂的残留。多余的黏结剂可能残留在种植体上部结构、种植体表面或周围的软组织内，这通常与种植体周围疾病的发生相关。用内窥镜对患有种植体周围疾病的患者进行检查，经常发现在种植体表面或者修复体上部附着外源性材料。

Wilson 在 2009 年的一项研究中发现，上部修复体就位后，过量的黏结剂常伴随着种植体周围疾病的迹象。黏结剂使微生物滞留，类似于炎性牙周疾病的反应，黏结剂的粗糙表面影响微生物的去除，从而导致疾病的高发生率。

应用牙科黏结剂时，种植体周围疾病的预防包含四个部分：①种植体植入恰当的位置；②合适的基台设计；③去除多余的黏结剂；④恰当的维护治疗。

应用研究指出，去除多余的黏结剂 30 天后，临床和内窥镜检查显示种植体周围疾病已经愈合。之后的研究发现，在软组织内小块黏结剂的存留，可能在某些病例中导致翻瓣手术的实施。

即使是操作最严谨的临床医生也有可能会发生在种植病例中残余龈下黏结剂的情况。鉴于这一情况，对于种植义齿时进行黏结修复的患者来说，维护是非常重要的。拥有天然牙和种植牙的混合牙列的牙周炎患者尤其如此，这些患者已被证实比没有余留天然牙的患者有更多的种植体周围组织疾病。在 X 线检查有骨吸收前，可能种植体周围已经出现炎症迹象，包括局部炎症、探诊深度增加或探诊出血，提醒临床医生可能在龈下有多余的黏结剂，应在不可逆转的损害发生之前去除多余的黏结剂。研究显示，内窥镜下的清创术一旦将黏结剂去

除，就可能解决炎症问题。Wilson 发现在大多数（81%）情况下，黏结剂的残留伴随着种植体周围炎；在74%的受试种植体中，内窥镜下去除多余的黏结剂后，临床和内窥镜检查发现种植体周围炎症已经治愈。

对种植体周围组织疾病患者使用内窥镜或光纤视镜检查，常常发现有异物或材料附着在种植体表面或上部结构的修复体上，最常见的是灰色或白色的膜附着（或围绕）在种植体（或其上部结构）的表面。膜样物质很容易用内窥镜的探针尖端清理掉。这是一种生物膜，与天然牙周围的菌斑生物膜类似。

检查完种植体及其连接的上部结构之后，将内窥镜探针旋转180°后即可看到种植体周围软组织（龈沟内壁）。在这部分组织内常常可以见到异物，显示为嵌入软组织的可能非常小的白点，即为黏结剂的斑点。种植体周围炎的软组织活检经常发现黏结剂和钛沉积物被炎症细胞包绕。

局部麻醉后，在内窥镜可视化的辅助下，尽可能地将附着在种植体及周围软组织上的黏结材料去除干净。可用刮治器尽量刮除肉芽组织。如果在评估发现仍有炎症迹象，就需再次使用内窥镜辅助下治疗，直至炎症表现消除。如果内窥镜的使用对炎症过程的消除不起作用，那么就需要适当地评估其他局部和全身因素。可采用光纤视镜辅助下的开放式翻瓣手术治疗。翻瓣后，种植体或上部结构周围的所有异物都要去除，同时彻底去除种植体周围的炎性组织。但在去除种植体来源材料的过程中，可能会导致这些周围异物裂成碎片并嵌入周围的软组织内，因此在瓣复位前需要仔细检查种植体周围的软组织。这种情况同样适用于内窥镜辅助下的闭合清创术。大多数手术治疗应该包括减少一壁骨或二壁骨缺损，清除累及的软组织，抛光种植体暴露的粗化表面，并使组织复位。

以下操作可减少黏结剂的遗留。

（1）在种植手术期间，种植基台的界面应该稍微设置在牙龈组织的冠方，以使黏结剂水平线移至龈缘，从而更容易去除多余的黏结剂。

（2）在手术过程中平整后牙区骨嵴，可以减少骨窝唇舌面软组织的堆积，以免阻碍黏结剂的去除。

（3）黏固冠时应该使用最少量的黏结剂。最终的黏结之前，在冠内面衬以聚四氟乙烯胶带，使用一个备用的模拟基台或印模材料制作的定制模拟基台，可以将多余的黏结剂挤出。通常可以使用排龈线或橡皮障材料以去除多余的黏结剂。之后，立即评估新黏结的牙冠周围是否有任何多余的黏结材料。

图8-55、图8-56展示了利用内窥镜进行种植体周围炎治疗的病例，均取得了满意的临

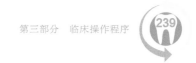

床和影像学疗效。

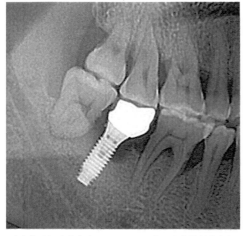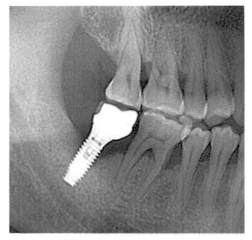

治疗前（探诊深度为 9~10 mm，远中可见黏结剂残留）　　　　　治疗后 1 年（探诊深度为 5~6 mm）、

图 8-55　47 种植体治疗前后对比（谭葆春医师提供）

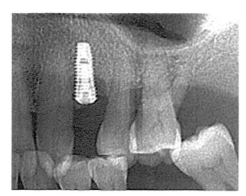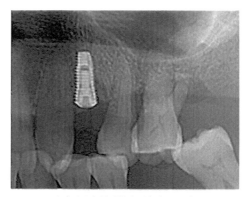

治疗前（探诊深度为 7~8 mm）　　　　　治疗后 5 个月（探诊深度为 4 mm）

图 8-56　24 种植体治疗前后对比（谭葆春医师提供）

　　牙周内窥镜可直接、实时、可视化和放大地观察龈下软硬组织及异常情况，有助于早期诊断牙周炎和其他病变，使得在手工、超声、手术等方面治疗更为精确，提高了临床医生的诊疗能力，也有助于更有效地对患者的牙周组织进行日常维护，同时提高了牙周治疗的标准，使牙周病的治疗进入一个新的进程，是值得推荐的牙周治疗方式。内窥镜辅助下的治疗是微创治疗，允许同时诊断和治疗，术后反应低于开放性翻瓣刮治手术，牙龈退缩和术后牙齿敏感程度低于传统的外科手术，可为拒绝手术治疗和（或）由于医疗或美观的原因存在手术禁忌的患者提供一种可行的治疗方法。

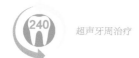

牙周内窥镜治疗较传统龈下刮治和根面平整耗时。但是，研究发现，其需要的平均治疗时间与传统龈下刮治和根面平整所需的持续时间接近，主要与临床医生能否熟练使用设备有关。因此，时间消耗不应成为阻碍牙周内窥镜应用和推广的障碍。与任何牙科设备一样，牙周内窥镜的使用需要一个学习阶段，通常需要10~30例的学习实践，因为图像的准确判读、敏锐的感觉、掌握双手的使用技巧和适当的患者和医生体位都是需要经验的积累来实现的。快速定位和准确去除沉积物即可变成一个相对常规的临床治疗过程。

在决定使用一种新的治疗方法时，临床医生应综合考虑，进一步研究评估使用内窥镜辅助牙周治疗后临床效果的长期稳定性。

（谭葆春　李艳芬　姜涵　陈欣戬）

参考文献：

[1] Baelum V, López R. Defining and predicting outcomes of non-surgical periodontal treatment: A l-yr follow-up study [J]. Eur J Oral Sci, 2016, 124 (1): 33-44.

[2] Pattison A M, Pattison G L. Periodontal instrumentation transformed [J]. Dimens Dent Hyg, 2003, 1 (2): 18-22.

[3] Michaud R M, Schoolfield J, Mellonig J T, et al. The efficacy of subgingival calculus removal with endoscopy-aided scaling and root planing: A study on multirooted teeth [J]. J Periodontol, 2007, 78 (12): 2238-2245.

[4] Geisinger M L, Mealey B L, Schoolfield J, et al. The effectiveness of subgingival scaling and root planning: An evaluation of therapy with and without the use of the periodontal endoscope [J]. J Periodontol, 2007, 78 (1): 22-28.

[5] Osborn J B, Lenton P A, Lunos S A, et al. Endoscopic vs. Tactile evaluation of subgingival calculus [J]. J Dent Hyg, 2014, 88 (4): 229-236.

[6] Meissner G, Oehme B, Strackeljan J, et al. Clinical subgingival calculus detection with a smart ultrasonic device: A pilot study [J]. J Clin Periodontol, 2008, 35 (2): 126-132.

[7] Blue C M, Lenton P, Lunos S, et al. A pilot study comparing the outcome of scaling/root

 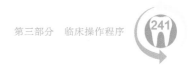

planing with and without Perioscope™ technology [J]. J Dent Hyg, 2013, 87 (3):
152–157.

[8] Checchi L, Montevecchi M, Checchi V, et al. The relationship between bleeding on probing and subgingival deposits: An endoscopical evaluation [J]. Open Dent J, 2009, 3 (1): 154–160.

[9] Stambaugh R V, Myers G, Ebling W, et al. Endoscopic visualization of the submarginal gingiva dental sulcus and tooth root surfaces [J]. J Periodontol, 2002, 73 (4): 374–382.

[10] Meissner G, Kocher T. Calculus–detection technologies and their clinical application [J]. Periodontol 2000, 2011, 55 (1): 189–204.

[11] Sherman P R, Hutchens L H Jr, Jewson L G. The effectiveness of subgingival scaling and root planing, Ⅱ: Clinical responses related to residual calculus [J]. J Periodontol, 1990, 61 (1): 9–15.

[12] Poppe K, Blue C. Subjective pain perception during calculus detection with use of a periodontal endoscope [J]. J Dent Hyg, 2014, 88 (2): 114–123.

[13] Sherman P R, Hutchens L H Jr, Jewson L G, et al. The effectiveness of subgingival scaling and root planning, I: Clinical detection of residual calculus [J]. J Periodontol, 1990, 61 (1): 3–8.

[14] Wilson T G, Harrel S K, Nunn M E, et al. Relationship of subgingival tooth–borne deposits to inflammation found with a dental endoscope[J]. J Periodontol, 2008, 79(11): 2029–2035.

[15] Wilson T G, Carnio J, Schenk R, et al. Absence of histologic signs of chronic inflammation following closed subgingival scaling and root planning using the dental endoscope: Human biopsies– A pilot study [J]. J Periodontol, 2008, 79 (11): 2036–2041.

[16] Stambaugh R V. A clinician's 3–year experience with perioscopy [J]. Compend Contin Educ Dent, 2002, 23 (11A): 1061–1070.

[17] Kwan J Y, Worklan P D. Micro ultrasonic endoscopic periodontal debridement: retrospective analysis of treatment periodontitis at least 1 year follow–up [J]. J Periodontol, 2009, 80 (12): 1901–1904.

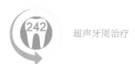

［18］Stephen K. Harrel，Thomas G. Wilson Jr.．微创牙周治疗：临床技巧与可视化技术［M］.闫福华，李厚轩，陈斌，主译.沈阳：辽宁科学技术出版社，2015.

［19］Stambaugh R，Myers G，Watenabe J，et al. Clinical response to scaling and root planing aided by the dental endoscope［J］. J Dent Res，2000，79（special Iss）：2762.

［20］Kwan J Y. Enhanced periodontal debridement with the use of micro ultrasonic，periodontal endoscopy［J］. J Calif Dent Assoc，2005，33（3）：241-248.

［21］Harnack L，Schmitt-Corsitto G，José R，et al. DentalView DV2 Perioscopy System™：an endoscopic method for exploration and visualization of subgingival deposits［J］. Periodontal Practice Today，2004，1（3）：277-280.

［22］李胡锐，倪佳，黄雁红，等.牙周内窥镜下刮治与传统刮治对龈下牙石清除效果的比较［J］.广东牙病防治，2013，21（5）：261-264.

［23］Zhou W. The application of periodontal endoscope to remove subgingival calculus［J］. Health Res，2016，36（3）：344-345.

［24］Kuang Y C，Hu B，Chen J，et al. Effects of periodontal endoscopy on the treatment of periodontitis：A systematic review and meta-analysis［J］. J Am Dent Assoc，2017，148（10）：750-759.

［25］Kwan J Y. Applications and Limitations of Periodontal Endoscopy［J/OL］. Decisions in Dentistry．（2016-08-22）［2018-05-18］. http：//decisionsindentistry. com.

［26］Dragoo M R，Williams G B. Periodontal tissue reactions to restorative procedures［J］. Int J Periodontics Restorative Dent，1981，1（1）：8-23.

［27］Krastev B，Popova E. Minimally invasive endoscopic techniques in the regenerative treatment of periodontal intrabony defects［J］. Dwumiesięcznik Stomatologa Praktyka Polish English J Dentists，2015，56：106-118.

［28］Darby I. Non-surgical management of periodontal disease［J］. Aust Dent J，2009，54（S1）：86-95.

［29］Lindhe J，Lang N P，Karring T. Clinical periodontology and implant dentistry［M］. 5th ed. Oxford：Blackwell Munksgaard，2008.

［30］Takai S，Kuriyama T，Yanagisawa M，et al. Incidence and bacteriology of bacteremia Associated with various oral and maxillofacial surgical procedures［J］. Oral Surg Oral Med Oral Pathol Oral Radiol Endod，2005，99（3）：292-298.

 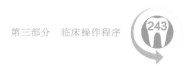

［31］ Zhang D，Lin L，Tang X，et al. Multidisciplinary therapy for the treatment of malocclusion in a patient with chronic periodontitis with a five-year follow-up：A case report［J］. Exp Ther Med，2017，14（4）：3081-3087.

［32］ Harrel S K，Rees T D. Granulation tissue removal in routine and minimally invasive surgical procedures［J］. Compend Contin Educ Dent，1995，16（9）：960-964.

［33］ Harrel S K，Wilson T G Jr，Nunn M E. Prospective assessment of the use of enamel matrix proteins with minimally invasive surgery［J］. J Periodontol，2005，76（3）：380-384.

［34］ Cortellini P，Pini-Prato G，Nieri M，et al. Minimally invasive surgical technique and enamel matrix derivative in intrabony defects：2. factors associated with healing outcomes ［J］. Int J Periodontics Restorative Dent，2009，29（3）：257-265.

［35］ Harrel S K，Abraham C M，Rivera-Hidalgo F，et al. Videoscope-assisted minimally invasive periodontal surgery（V-MIS）［J］. J Clin Periodontol，2014，41（9）：900-907.

［36］ 中华口腔医学会牙周病学专业委员会. 重度牙周炎诊断标准及特殊人群牙周病治疗原则的中国专家共识［J］. 中华口腔医学杂志，2017，52（2）：67-71.

［37］ Dai T，Huang Y Y，Hamblin M R. Photodynamic therapy for localized infections-state of the art［J］. Photodiagnosis Photodyn Ther，2009，6（3-4）：170-188.

［38］ Slots J，Ting M. Systemic antibiotics in the treatment of periodontal disease ［J］. Periodontal 2000，2002，28（1）：106-176.

［39］ Szymaitis D W. Method of treating periodontal disease using periodontal regeneration composition：US7322825［P/OL］.（2008-01-29）［2018-05-18］. http：//www.freepatentsonline. com.

［40］ Nibali L，Pometti D，Tu Y K，et al. Clinical and radiographic outcomes following non-surgical therapy of periodontal infrabony defects：a retrospective study［J］. J Clin Periodontol，2011，38（1）：50-57.

［41］ Cionca N，Giannopoulou C，Ugolotti G，et al. Amoxicillin and metronidazole as an adjunct to full-mouth scaling and root planning of chronic periodontitis［J］. J Periodontol，2009，80（3）：364-371.

［42］ Mellonig J T，Valderrama P，Gregory H J，et al. Clinical and histologic evaluation of

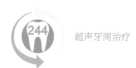

non-surgical periodontal therapy with enamel matrix derivative: A report of four cases[J]. J Periodontol, 2009, 80（9）: 1534-1540.

[43] Carranza F A Jr, Jolkovsky D L. Current status of periodontal therapy for furcation involvements[J]. Dent Clin North Am, 1991, 35（3）: 555-570.

[44] Hou G L, Tsai C C. Cervical enamel projection and intermediate bifurcational ridge correlated with molar furcation involvements[J]. J Periodontol, 1997, 68（7）: 687-693.

[45] Masters D H, Hoskins S W. Projection of cervical enamel into molar furcations[J]. J Periodontol, 1964, 35（1）: 49-53.

[46] Grewe J M, Meskin L H, Miller T. Cervical enamel projections: Prevalence, location, and extent; with associated periodontal implications[J]. J Periodontol, 1965, 36（6）: 460-465.

[47] Matthews D, Tabesh M. Detection of localized tooth-related factors that predispose to periodontal infections[J]. Periodontology 2000, 2004, 34（1）: 136-150.

[48] Attar N B, Phadnaik M B. Bilateral cervicoenamel projection and its management: A case report with lingual involvement[J]. J Indian Soc Periodontol, 2009, 13（3）: 168-171.

[49] 王南燕, 吴雪勋. 4种超声工作尖对牙本质切削作用的体外评价[J]. 广东牙病防治, 2013, 21（8）: 423-426.

[50] Waplington M, Lumley P J, Blunt L. An in vitro investigation into the cutting action of ultrasonic radicular access preparation instruments[J]. Dent Traumatol, 2000, 16（4）: 158-161.

[51] Yelton C, Lawlor K, Kulild J C, et al. Comparison of the efficiency of four different ultrasonic tips to remove dentin over time[J]. J Endod, 2010, 36（3）: 529-531.

[52] Moskow B S, Canut P M. Studies on root enamel（2）. Enamel pearls. A review of their morphology, localization, nomenclature, occurrence, classification, histogenesis and incidence[J]. J Clin Periodontol, 1990, 17（5）: 275-281.

[53] Wilson T G Jr. The positive relationship between excess cement and peri-implant disease: A prospective clinical endoscopic study[J]. J Periodontol, 2009, 80（9）: 1388-1392.

 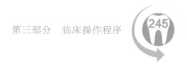

［54］Wilson T G Jr. Valderama P，Burbano M，et al. Foreign bodies associated with peri-implantitis human biopsies［J］. J Periodontol，2015，86（1）：9-15.

［55］Sgolastra F，Petrucci A，Severino M，et al. Periodontitis，implant loss and peri-implantitis. A meta-analysis［J］. Clin Oral Implants Res，2015，26（4）：e8-e16.

［56］谭葆春，张鹏，李厚轩，等. 内窥镜在牙周诊疗中的应用进展［J］. 中国实用口腔科杂志，2018，11（7）：385-391.

超声牙周治疗

第九章

超声牙周治疗的临床疗效评估

牙周基础治疗中的超声牙周治疗是指在尽可能保存牙齿结构的前提下，使用超声设备清除牙面沉积物、破坏菌斑生物膜的治疗手段。经长期的临床研究证实，超声牙周治疗的临床疗效与传统的手工刮治疗效相当。除此之外，超声牙周治疗还有省时、术中术后反应小且易操作等优点。

超声牙周治疗是牙周基础治疗和维护治疗的重要内容。牙周基础治疗可以成功治愈大多数牙周疾病，同时也是其他相关治疗，如牙周手术治疗、修复、正畸和种植治疗等的前提和基础。牙周维护治疗是牙周治疗及多学科联合治疗的疗效得以长期维持的重要保障。

第一节　超声牙周治疗的临床疗效评价

一、超声洁治术的临床疗效

慢性龈炎患者在经过彻底的超声洁治术治疗后，牙龈炎症逐渐消退，约在1周后牙龈恢复正常的色、形、质，龈沟变浅。超声洁治术治疗后龈沟内上皮和结合上皮可能存有机械性损伤，但一般在数天后能迅速修复再生。组织的愈合程度取决于牙石、菌斑是否彻底清除及患者自我菌斑控制是否有效。

牙周炎患者经过超声洁治术治疗后，牙龈炎症可部分减轻，龈缘退缩导致牙周袋变浅，根面的龈下牙石会部分暴露，有利于实施进一步刮治，且出血会减少，但彻底的愈合有待后续进行刮治术或手术治疗。

二、超声刮治术的临床疗效

行超声刮治术后2小时可见结合上皮撕裂，袋内有血块，袋壁表面有大量中性粒细胞，

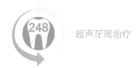

袋壁血管充血扩张。术后2天袋内壁开始有上皮自龈缘爬向袋壁并部分覆盖，术后4~5天新结合上皮在根方开始形成。根据牙周袋深度的不同及术前的炎症程度，上皮将在1~2周内完全修复。结缔组织的修复在术后2~3天时最活跃，并可持续2~3周。深牙周袋的组织修复则可能长达数月，多以长结合上皮的形式附着于根面，也可有少量新骨或新附着形成。因此，在刮治后的2~4周不宜行牙周探诊，以免破坏组织的愈合过程，且探诊结果也不准。

炎症细胞的数量逐渐减少及结缔组织的修复在临床上表现为临床指标的改善。如探诊出血减少或消失、牙龈红肿消退、牙周袋变浅、临床附着水平增加等，而且深牙周袋变浅的效果尤为明显。炎症控制后组织收缩常导致1~2 mm的牙龈退缩。

一篇研究周期为6个月以上、关于使用手用器械和超声器械治疗慢性牙周炎的临床对比研究的综述认为，平均临床附着水平获得，平均牙周袋的探诊深度（pocket depth）减少和平均探诊出血减少等指标均相似，而且使用超声器械能节省1/3以上的时间，对软组织的损伤更小。这两种方法可使牙周袋深度平均减少1.2~2.7 mm。其中，可使中度牙周袋深度平均减少1.29 mm，使深牙周袋深度平均减少2.16 mm。在附着水平获得方面，当牙周袋的探诊深度不超过4 mm时，附着水平获得0.30~1.02 mm；当牙周袋的探诊深度不小于7 mm时，附着水平获得约1.58 mm。在另一项关于手用器械、超声器械及喷砂去除龈上、龈下菌斑的对比研究的综述认为，在持之以恒的有效的口腔卫生维护保障下，以上各种方法的临床效果无明显差别。但要注意的是，深牙周袋中复杂的根面解剖形态和(或)因器械难以到达病变部位，增加了治疗的难度。有学者的研究发现，无论是使用手用器械还是超声器械，深牙周袋中仍约有44%的根面有牙石残余。若刮治不彻底，炎症虽有一定程度的减轻，牙周袋的深度也可变浅，但残余的牙石、菌斑仍会导致深部牙周组织的炎症继续发展。有时因牙周袋口变紧，深部炎症不易引流，还会导致牙周脓肿的发生。此种患牙的牙龈表面貌似正常，但探牙周袋时仍有出血，表明炎症仍然存在。

多数学者认为，与手用器械相比，使用超声器械进行刮治能节省20%~50%的治疗时间，患者会感觉更舒适，且两种方式临床疗效相同。此外，超声器械还可应用于某些手用器械难以到达的部位，如根分叉、窄而深的牙周袋等。

Bower发现81%的上颌磨牙及下颌磨牙的根分叉开口小于1 mm，58%的根分叉开口小于0.75 mm。而手用刮治器的的横截面宽度为0.75~1.10 mm，难以进入小的根分叉开口。Leon和Vogel发现对于Ⅰ度根分叉病变，使用手用器械和超声器械的疗效相同；而对于Ⅱ度和Ⅲ度根分叉病变，使用超声器械能显著减少能动杆菌、螺旋体的数量，并使这些部位的细菌量维持在一个较低的水平。超声工作尖的直径约0.55 mm，可以更有效地去除Ⅱ度和Ⅲ度根分

 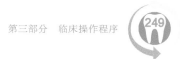

叉病变区的牙石及菌斑，维持宿主免疫反应与残余细菌量之间的平衡，从而维持疗效。

传统的牙周治疗通常分区域（象限）进行治疗，一周一个区域（象限）。这种方法是有效的，但由于其不能一次性减少口腔内的细菌总量，因此可能会导致已治疗过的区域与未治疗过的区域之间发生交叉感染。因此，1995年，Quirynen 等人提出"一站式刮治"的概念，即用0.2% 氯己定溶液漱口、1% 氯己定溶液擦拭舌面，24小时内进行全口刮治、根面清创，同时使用1% 氯己定溶液进行龈下冲洗（10分钟之内重复3次），短期内可取得更好的临床效果。但也有学者持有异议，他们认为传统的分次治疗和一站式治疗的疗效在几天内，甚至几周内无明显差别。一站式治疗的优点在于疗程短且临床成本低，其不足之处在于不能有效地评估和改善患者的口腔卫生习惯，医患之间的联系少，不利于增强患者的依从性。而不良的口腔卫生将导致刮治4~8周后深牙周袋内的细菌再定植。良好的口腔卫生可以抑制牙周深袋内细菌的再定植，并影响未治疗病变部位的菌群种类。

在进行超声刮治时，配合使用抑菌性龈下冲洗液是否能增加临床疗效，目前的观点尚不一致。有学者证实用聚维酮碘溶液进行龈下冲洗配合超声刮治，能增加50% 的临床附着水平。但 Leonhardt 等人认为，使用0.5% 或10% 的聚维酮碘龈下冲洗液并不能增加超声刮治的临床疗效。Chapple 等人认为，使用0.12% 氯己定葡萄糖酸盐溶液龈下冲洗液也不能增加超声刮治的疗效。而 Reynolds 等人发现使用0.12% 氯己定龈下冲洗液，辅助超声刮治，在治疗后2~4周能显著减少基线为4~6 mm 的 PD。

三、喷砂的疗效

喷砂能有效去除龈上、龈下菌斑生物膜，增加牙面和根面的光洁度，减缓菌斑和色素的沉积，且可进入深牙周袋、邻间隙、根分叉等传统器械难以到达的区域。

（一）喷砂在牙周治疗中的应用

甘氨酸喷砂对牙龈上皮和固有层损伤小，可有效去除菌斑生物膜。Petersilka 等人通过菌斑染色法证明，用甘氨酸对每个牙面喷砂5秒，对去除 PD ≤ 3mm 位点的菌斑有明显效果；对牙周维护治疗期的患者，将甘氨酸喷砂与刮治 + 根面平整术相比，使用甘氨酸喷砂可使牙周袋探诊的深度为3~5 mm 的牙周袋内的菌落明显减少，且患者感觉舒适。Flemming 等人认为，对牙周袋探诊深度约为4 mm 的患者，使用甘氨酸喷砂与根面平整的临床效果相同；而对于牙周袋探诊深度为4~9 mm 的患者，使用甘氨酸喷砂治疗后的细菌数量减少更多，口腔微生物的变化对患者有益且治疗过程会使患者感觉舒适。对于牙周袋探诊深度为5~8 mm，探诊

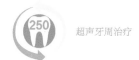

出血的维护期患者，使用甘氨酸龈下喷砂和龈下超声刮治均可减少探诊出血及牙周袋探诊的深度。两种方法的临床疗效无统计学差异，但患者感觉使用甘氨酸龈下喷砂治疗更舒适。需要注意的是，甘氨酸龈下喷砂治疗的作用是去除菌斑生物膜，特别适用于维护期患者的治疗，但若有牙石存在，还是需要进行超声刮治。

（二）在种植体表面维护中的应用

Schwarz 等人认为，被微生物污染的钛种植体表面的细胞存活率主要受砂粉类型和颗粒大小的影响，极少受砂粉剂量的影响，甘氨酸喷砂粉可有效去除被感染的种植体表面的菌斑且对钛种植体表面没有影响。对于种植体周围黏膜炎的治疗，使用甘氨酸喷砂对牙龈出血指数（bleeding index，BI）、探诊出血等临床指标的效果同超声刮治。对种植体周围炎的治疗，目前还没有一种彻底有效的方法。在与其他治疗方法，如超声刮治联合或不联合局部应用抗生素或 Er: YAG 激光的对比研究中发现，甘氨酸喷砂组的探诊出血显著减少，但牙周袋探诊深度的减少不具有统计学意义。

（三）喷砂治疗的潜在危险

目前，正确使用喷砂被认为是一种安全的治疗方法，但不恰当地使用喷砂器械可能会造成牙体硬组织和软组织损伤。此外，应重视喷砂器械的维护，保持器械的洁净，防止粉室、管道、喷嘴等的堵塞所致的设备损坏。据报道，曾经有喷砂机的压力管在患者耳边爆炸后致患者听力受损，因压力过高致喷砂机手柄爆炸等事故的发生。

皮下气肿是喷砂过程中比较罕见的并发症。当在喷砂过程中发现患者颌面部突发肿胀，并有捻发音即可确诊。此时，应立即停止治疗，安慰并告知患者。若患者本身无不适感且身体健康，无须进行任何处理，1~3 天后肿胀会自行消退。是否需要服用抗生素预防感染发生，目前尚无定论。还应告知患者，气肿发生后 24~36 小时内应严密观察。若有吞咽困难、胸部疼痛、呼吸困难，或者视觉、听觉上出现异常等症状，应行急诊处理。这些症状可能是因纵隔气肿、相关神经受到压迫，或视网膜动脉短暂血供不足导致的神经组织灌注不足所致，通常需要拍片确诊或手术治疗。因此，使用龈下喷砂时须注意喷嘴应垂直于根面，龈下喷砂的水压应比龈上喷砂的水压小。另外，当剩余牙槽嵴高度小于 3 mm 时，不建议使用龈下喷砂抛光。只有正确地掌握了喷砂的操作技术，才能避免上述不良事件的发生。

四、牙周内窥镜治疗的疗效

辅助使用内窥镜进行超声牙周治疗，可显著提高龈下牙石的清除率，特别是在传统牙周

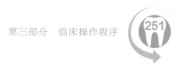

治疗难以到达的部位，如根面凹陷、深牙周袋底、根分叉等区域，因其为有针对性的定点操作，可避免不必要的软硬组织损伤。超过95%的牙根表面可利用内窥镜进行可视化操作。在有些病例中，可使用牙周内窥镜辅助牙周治疗，甚至可避免牙周手术，使牙周治疗变得舒适而有效。在临床指标的改善方面，学者们的研究略有争议。Blue等人发现使用内窥镜辅助根面平整能显著改善牙龈指数（gingival index，GI）和探诊出血，但对牙周袋的探诊深度减少和附着水平增加无明显帮助。Kuang等人认为，使用内窥镜辅助技术虽能有效提高牙石清除率，但更耗时，对探诊出血、GI和牙周袋的探诊深度等临床指标的改善并无帮助。因此，今后还需进行更多的研究，评估使用内窥镜在牙周治疗中的疗效。

在种植体周围炎症的治疗应用中，Wilson等人发现在大多数（81%）的情况下，对于黏结修复的种植体，因黏结剂残留可导致种植体周围炎发生；约74%的受试种植体，在内窥镜的辅助下去除残余黏结剂后，种植体周围炎即可治愈。

牙周内窥镜治疗是微创治疗，在诊断的同时即可进行治疗，术后反应低于翻瓣刮治术，牙龈退缩和术后牙齿敏感程度低于传统的牙周手术，可为拒绝或不能进行牙周手术治疗的患者提供新的治疗方法。

第二节　超声牙周治疗的后续治疗决策的制订

牙周病是多因素疾病，具有个体特异性、牙位特异性和部位特异性。每位患者的病情表现和进展情况不同，各个牙及部位的病变程度和局部条件也不同（如牙的解剖形态、咬合关系等），因此其所需治疗的内容、难度和结果也不尽相同（如有些患者只需要行牙周治疗，有些需要多学科联合治疗）。因此，牙周治疗计划应是一种个性化的治疗计划。在治疗之前应先制订治疗方案，按方案分先后次序进行治疗，并且在实践中应根据每次复诊的检查情况进行调整。首先应消除局部刺激因素和控制菌斑，待局部炎症消除后，才能进行后续的治疗。

牙周病的治疗程序一般分4个阶段：第一阶段，牙周基础治疗；第二阶段，牙周手术治疗；第三阶段，牙周修复治疗；第四阶段，牙周维护治疗。超声牙周治疗贯穿于牙周治疗的始终，是第一阶段（牙周基础治疗）和第四阶段（牙周维护治疗）的重要内容。

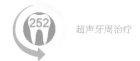

一、第一阶段：牙周基础治疗

牙周基础治疗也称病因治疗，其目的是帮助和指导患者建立良好的口腔健康意识，培养和掌握正确的口腔维护措施；运用牙周病常规的治疗方法消除致病因素，控制炎症。主要包含以下内容。

（1）对患者进行口腔卫生指导，教会患者进行自我菌斑控制的方法，如正确的刷牙方法和习惯，使用牙线、牙缝刷、牙签及口腔冲洗器等辅助工具。家用口腔冲洗器（或称水牙线）适用于有牙龈炎、种植体周围炎、冠桥、正畸装置、颌间固定、糖尿病、不会使用牙线的患者及牙周维护期的患者。

（2）去除龈上、龈下菌斑生物膜及牙石，可以用手用器械、超声器械或二者联合的方法进行治疗，有大量的研究证实，这两种方法的临床疗效无明显差别。但若综合考虑牙石菌斑的清除率、软硬组织的保存、治疗时间及舒适度等因素，超声牙周治疗是首选。至于是选择一站式治疗还是分次治疗，可根据患者的自身情况（如时间、炎症的严重程度等），医生的技术水平及对患者多方面评估的结果而定。针对性地分次治疗能逐步评估并不断纠正患者的口腔卫生习惯，一站式治疗可减少患者的就诊次数。

（3）消除菌斑滞留因素及其他局部刺激因素，如治疗龋齿、调改形态不佳的充填体或重新充填、更换不恰当的修复体等。

（4）拔除无保留价值或预后极差的牙，对不利于将来修复治疗的患牙也应在适当的时机拔除。

（5）在炎症控制后进行必要的咬合调整，建立平衡的咬合关系，必要时可做暂时性的松牙固定术固定松动牙。有些牙周炎患牙在炎症控制后，牙位能有轻度的自行调整，故除非很明确且严重的牙合创伤，一般的调牙合治疗应在炎症消退后才进行。

（6）药物治疗。

2003年，一篇关于全身应用抗生素作为单一疗法和辅助疗法（作为机械清创及牙周手术的辅助治疗）的对比研究综述认为，抗生素作为单一疗法不能改善临床症状，最后得出的结论是"没有足够的证据支持使用抗生素单一疗法治疗牙周病有效"。1996年，美国牙周病学会建议机械清创应先于药物治疗。Slots 的综述也支持这个观点。2008年，Herrera 等人的综述认为，作为非手术治疗和手术治疗的辅助治疗手段，全身应用抗生素不能提高其治疗疗效。但也有两项研究证实，在治疗初期联合使用阿莫西林及甲硝唑能提高广泛型侵袭性牙周炎患者的临床疗效。在2002年的欧洲牙周病学研讨会上，Herrera 等人认为在某些情况下，如有深牙周袋、进展性或难治性的牙周病或特定致病菌所致的牙周病，辅助全身使用抗生素可能能增加其疗效。

聚维碘酮、稀次氯酸钠溶液和氯己定葡萄糖酸溶液作为龈下冲洗液，可在因解剖或其他局部因素导致根面清创效果不佳时使用。局部应用抗生素（如米诺环素、强力霉素、四环素、甲硝唑和氯己定）的目的是减少致病菌的数量和抑制生物膜再形成。Hanes 和 Purvis 在关于抗生素局部应用或联合根面清创的 Meta 分析中发现，与单独根面清创相比，局部抗生素的辅助应用（如米诺环素凝胶或胶囊、氯己定片、强力霉素凝胶）能显著减少探诊深度及附着丧失，对有些患者，局部使用缓释抗生素能减少探诊深度和探诊出血。目前尚无研究发现局部应用抗生素有副作用。

当某些位点对传统的牙周治疗没有反应时，可局部应用抗菌药物来治疗。局部缓释药物是指药物被放入牙周袋后，以一定的浓度缓慢释放，使病变局部能较长时间维持有效的药物浓度。常用的缓释药物有米诺环素、Atridox 和 PerioChip 等。2% 的米诺环素软膏商品名为"派丽奥"（periocline），是一种可吸收的软膏状制剂。将软膏状药物储存在塑料注射器内，通过针头将其导入牙周袋深部，软膏遇水变膜状，可在牙周袋内缓慢释放其药物成分，并在较长时间内保持局部较高的药物浓度。同时，盐酸米诺环素还有抑制胶原酶活性的作用，其辅助根面清创治疗牙周炎的临床疗效优于单独根面清创，对急性牙周脓肿也有一定的疗效。Atridox 是 10% 强力霉素凝胶，在牙周袋内能维持药物浓度达 21 天；PerioChip 是 2.5 mg 的氯己定薄片，可在牙周袋内维持药物浓度 10 天。Atridox 和 PerioChip 是国外常用的局部缓释药，目前在国内市场尚未有销售。

（7）发现和尽可能纠正全身性或环境因素，如吸烟、全身用药情况、全身疾病的控制等。

在第一阶段治疗结束后的第 4 至第 6 周应复诊，评估前一阶段的疗效，包括了解患者的依从性，观察患者对牙周治疗的反应（包括袋深度、菌斑控制情况、牙松动度的变化等），同时还应进一步了解患者全身情况及危险因素的改变情况，如对糖尿病等疾病的控制效果，是否已戒烟等，以确定下一步的治疗计划是直接进入维护期还是需要行牙周手术治疗，以及采用何种手术治疗方案。

二、第二阶段：牙周手术治疗

牙周手术治疗的目的是在直视下彻底清创，使牙周袋变浅或恢复正常，纠正软硬组织缺损及不良外形，建立生理性的牙龈外形，利于自洁；促使牙周组织修复和再生；因恢复美观

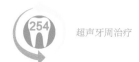

和功能需要对牙周软硬组织实施增量术或切除术，如根面覆盖、增宽附着龈、改变系带附着的位置、延长临床牙冠等。

经过基础治疗后口腔卫生良好，菌斑指数（plaque index，PLI）小于20%，但仍具有下列情况者，可考虑手术治疗，但确切的术式应根据患者的具体情况而定。

（1）基础治疗后牙周袋的探诊深度仍不小于5 mm，且探诊出血。

牙周袋的探诊深度是选择手术治疗的最直接的要素。2002年，Heita-Mayfield等人通过对近40年（1965—2001年）相关文献的Meta分析，在对单独根面平整与根面平整+牙周手术的临床对比研究中发现：牙周袋的探诊深度不小于6 mm时，手术组的牙周袋的探诊深度比根面平整组减少0.6 mm以上，附着水平获得增加0.2 mm以上；牙周袋的探诊深度为4~6 mm时，手术组的附着水平获得比根面平整组减少0.4 mm以上；牙周袋的探诊深度为1~3 mm时，手术组的附着水平丧失比根面平整组多0.5 mm。因此，他们认为，术前牙周袋的探诊深度为1~3 mm的位点时，采用手术治疗比非手术治疗的术后附着水平丧失更多，最好不选用手术治疗；术前牙周袋的探诊深度为4~6 mm的位点，手术治疗获得的附着水平比非手术的少，但牙周袋的探诊深度减少优于非手术的；而牙周袋的探诊深度不小于6 mm的位点时，手术治疗比非手术治疗附着水平获得更多，牙周袋的探诊深度减少更多。因此，应严格把握牙周手术患者的适应证。

（2）根面平整术难以到达的部位。对于深牙周袋及根分叉等器械难以到达的部位通常需要进行牙周手术以改善疗效。

（3）牙槽骨外形不规则。

牙槽骨病变形式是选择手术的另一要素。

对于水平型骨吸收，骨吸收的严重程度及重度吸收所波及的牙齿数量等因素决定治疗计划的制订。若将来需要修复治疗，在制订修复计划时应考虑并确定哪些牙可以利用。如果水平型吸收不严重或累及范围有限，可通过翻瓣术联合骨成形术形成利于维护的牙周组织外形；反之，应考虑姑息保留或拔除患牙。

对于垂直骨吸收，骨缺损的类型决定手术的方式。浅的一壁骨袋应采用切除性骨手术（骨切除术和骨成形术）。但一壁骨袋较深时，应考虑患牙对整个治疗计划的价值。如果该患牙保留价值不大，则予以拔除；如果该患牙对整个治疗计划必不可少，则可采用引导组织再生术（guided tissue regeneration，GTR）或GTR联合Ⅰ期或Ⅱ期切除性骨手术。

对于二壁骨缺损（又称凹坑状骨缺损）及邻牙间的牙槽间隔吸收，其颊舌侧骨皮质仍保留完整的，如果凹坑浅，可切除；如果凹坑深，则可采用GTR术。如果二壁骨缺损仅累及

 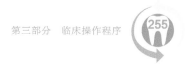

单个牙，为该牙的颊侧或舌侧骨壁及邻牙骨壁存留，可采用 GTR 或骨切除术。

三壁骨袋因牙周膜细胞来源丰富且易于提供牙周膜细胞生长的空间，是 GTR 的最佳适应证。

（4）后牙的根分叉病变达 II 度或 III 度者，手术有利于彻底清除根面刺激物，根据需要行 GTR、隧道成形术、截根术、分根术或牙半切术等。

（5）附着龈过窄、个别牙有牙龈退缩等问题，需要行膜龈手术。

（6）龋坏或牙根折断达龈下而影响牙体及冠的修复，或修复体破坏了生物学宽度，或前牙临床牙冠短，露龈笑出现时，需手术延长临床牙冠，以利于治疗、修复和改善美观。

以下情况不宜行牙周手术：急性炎症期；患者依从性差，自我菌斑控制不良；患有全身疾病且未得到控制，如糖尿病未控制；全身病情不能耐受外科手术者，如血液病、6个月内曾发生心血管意外等。注意，吸烟量多者术后愈合及疗效均差。

多年来的临床研究发现，菌斑控制能力对手术治疗的长期疗效影响更大，而外科手术中的彻底清创对整个长期疗效来说起次要作用。Nyman 等人的研究表明，无论采用哪一种手术类型，牙周手术后菌斑控制不佳的患者附着水平会继续丧失，而菌斑控制良好者的附着水平可长期维持。因此，牙周手术的成功与否，与患者口腔卫生习惯和菌斑控制程度息息相关。

三、第三阶段：牙周修复治疗

经过规范的牙周基础治疗和（或）牙周手术治疗，再加上患者持之以恒的良好菌斑控制和定期复查，大部分牙周炎症能得到较好的控制，但还是会有一些症状和状态需要进一步解决。例如，因牙周支持组织减少，牙松动移位，甚至牙缺失所导致的咀嚼功能下降；有些位点还存在菌斑滞留的不利形态，如根分叉病变区、容易食物嵌塞的邻间隙区等，易造成牙周炎症复发；牙龈退缩和牙齿移位导致的美观问题；牙周感染可以波及牙髓组织，等等。这些问题需要制订多学科联合治疗计划才能得以解决，并获得满意的长期疗效。健康的牙周组织是口腔各种疾病治疗成功的基础，如种植牙的维护、正畸治疗效果的维持、口腔颌面部手术的正常愈合等。

在重度牙周炎患者的治疗计划中，常常需要进行修复治疗、正畸治疗和种植治疗。这些治疗的设计和实施，如基牙的选择及修复体、种植体或正畸装置的设计和制作、治疗过程，都应遵循保护牙周健康、防止牙周病情复发或加重的原则。同时，必须明确有效的基础治疗和良好的牙周支持治疗是保证修复和（或）正畸治疗疗效得以维持的重要条件。多学科的合

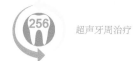

作将大大增加牙周炎患者治愈后的使用功能、舒适度、美观程度及长久疗效。

（一）牙周病患者的修复治疗

1.修复治疗的时机

只有在牙周炎症得以控制、病情稳定、口腔卫生良好的情况下才可以进行第三阶段的治疗。修复治疗一般在牙周基础治疗结束后6~8周、牙周手术后2~3个月开始进行。此时，牙龈的外形和龈缘位置已基本稳定，可进行永久性固定修复，可做摘式义齿修复或种植修复。又如冠延长术后4~6周组织愈合，龈缘位置基本稳定，但在术后6周至6个月内仍可有小于1 mm的变化。因此，最好能够在术后1~2周内先戴暂时冠，永久修复体最好在术后6周再开始。涉及美容的修复应至少在术后2个月后开始，术后6个月再行永久修复。如过早修复，往往会干扰组织的正常愈合，并在组织充分愈合后导致修复体边缘暴露。

需要强调的是，修复治疗计划应在患者就诊的早期即开始考虑，根据牙周破坏的程度、预后的判断（如牙周袋能否消除、根分叉病变能否控制等）、患者的依从性、患者对牙周基础治疗的反应等来全面考虑并设计某些牙的去留、基牙的选择及种植方案的设计等。当然，在第一、第二阶段治疗过程中，还可根据具体情况进行调整，但应把修复治疗和牙周病的治疗过程紧密结合，这样才能获得满意的疗效。

2.与牙周健康有关的修复体设计要求

（1）修复体边缘的位置。

多数学者主张将修复体的边缘尽量放在龈缘的冠方位置，以免刺激牙龈，并有利于患者保持该处的清洁。只有在前牙因美观需要或龋坏已达龈下或牙冠较短需增加固位等情况下，才考虑将冠边缘放在龈下不超过龈沟深度的1/2处，还应遵循"不侵犯生物学宽度"的原则。如果将修复体边缘放在龈缘下方过多，可能出现两种不良反应：①牙槽骨较薄处易发生牙槽嵴顶吸收和牙龈退缩；②牙槽骨不吸收，但牙龈炎性肿胀明显。

（2）冠的外形应利于自洁。

①冠的颊舌面应平缓，避免过突。在颊舌面靠近牙颈部的凸起，一般比釉牙骨质界凸出约0.5 mm为宜。

②接触区的位置和形态。后牙邻面接触区应位于中央沟的颊侧，使腭侧有较大的外展间隙，促进食物外溢而不出现嵌塞。接触区的颊舌径不宜过大，接触区以下的牙面应平坦或微凹，不可过凸，以免挤压龈乳头。牙周炎患者常有牙龈退缩，牙间隙大，修复体不宜太突，应留出足够的间隙，以利于自洁。

③根分叉病变。有根分叉病变的磨牙修复体外形应适应牙体的自然外形，在冠的颊舌侧

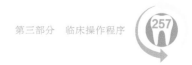

近颈处形成与牙龈外形相应的凹陷，以利于菌斑清除。

④修复体的边缘应与牙面密合，没有悬凸和空隙。

⑤任何修复体都必须抛光，使其表面光滑，不易堆积菌斑。

（二）牙周病患者的正畸治疗

牙周病是累及牙周支持组织的一种炎症性、破坏性疾病。随着炎症的发展，易因牙周支持组织的破坏而出现牙齿倾斜、伸长、移位、松动等症状，严重时会导致牙齿脱落，损害患者的咀嚼、发音功能及外形美观，还会影响患者的社交活动和生活质量。

咬合因素对牙周病的形成与发展会产生多种影响。牙齿位置异常、拥挤、错位等错𬌗畸形引起的原发性𬌗创伤及其形成的不利于牙菌斑清除的环境，是牙周炎发生发展的局部促进因素；而对于伴有错𬌗畸形的牙周病患者，如果单纯接受牙周治疗而不配合进行适当的正畸治疗，虽然牙周炎症状经过治疗明显改善，但是由于无法形成有利于患者自我牙周维护的口腔环境，同时因咬合问题的存在，疗效无法长期维持。因而需要进行牙周与正畸的联合治疗，以纠正倾斜移位的牙齿，消除咬合创伤及菌斑滞留因素，改善患者的咬合关系。这对患者的自我菌斑控制、行使正常的咀嚼功能和长期疗效的维持都有重要意义。

1. 牙周炎患者正畸治疗的适应证

（1）纠正前牙深覆𬌗。

（2）前牙病理性扇形移位、过长、扭转和出现间隙。

（3）调整基牙的位置，使其处于平行位置，利于义齿戴入，也避免或减少对牙体组织的切割。

（4）后牙缺失未及时修复，邻牙向缺牙间隙倾斜，形成深的骨下袋，可通过正畸治疗使其直立。有文献报告显示，该处的角形骨吸收可得到修复，深牙周袋也可消除。

（5）排齐拥挤错位的牙，建立良好稳定的咬合关系。

（6）前牙折断达龈下时，可用正畸的方法将牙根牵引萌出，以延长临床牙冠，利于修复。在牵引的同时，牙槽骨和牙龈也会随之向冠方延伸。

（7）改善软组织外形，如有些前牙龈缘不齐者，可通过正畸将牙压低或排齐，从而改善龈缘位置。

（8）Ⅱ～Ⅲ度根分叉病变可做分根术，使多根牙成为两个"单根牙"，若行分根术后两个牙根过于靠近，可用正畸手段将这两个牙根推开，以利于修复。

但是，必须指出的是，对于牙槽骨吸收已超过根长1/2的患牙，一般应慎重选择做正畸治疗；牙周炎患者的正畸装置也应尽量选择简单的，便于菌斑控制的装置；加力大小也应恰当。

2.牙周炎患者正畸治疗的原则

（1）正畸治疗前必须先要控制牙周炎症，消除致病因素和深牙周袋，确保牙周健康状况稳定。要求牙周状况应满足全口探诊出血小于15%、PLI小于25%、牙周袋的探诊深度小于5 mm，无Ⅱ度以上根分叉病变；若个别位点牙周袋的探诊深度不小于5 mm或有Ⅱ度以上根分叉病变的患者不愿意通过牙周手术消除牙周袋和根分叉病变，临床医生应在病历上将这些部位标示出来，每次复诊时做牙周探查。

（2）如果计划要将牙齿移向唇、颊侧，而该处牙周组织较薄且附着龈不足，最好在正畸前先做膜龈手术增加附着龈，以防发生牙龈退缩或龈裂。

（3）在正畸治疗过程中，正畸装置应尽量简单，加力大小应恰当。将细丝轻力理念贯穿始终，防止牙齿出现过度松动及降低牙根吸收的风险。

（4）患者应认真进行菌斑控制和定期复查牙周状况，发现问题需及时进行针对性处理，如因各种原因导致牙周病复发，必须中止正畸治疗。正畸治疗过程中要经常检查有无咬合干扰和过度松动，找出原因并予以纠正。

（5）为保证矫治效果的长期稳定，患者在正畸治疗后需戴用保持器至少6个月，有的需终身保持。此阶段应强调口腔卫生和定期的牙周支持治疗的重要性。一般在加力停止后2个月左右复查牙周和咬合情况及有无复发牙周病，并据此制订后续的治疗和维护计划。

3.影响正畸治疗中的牙周因素

影响正畸治疗中的牙周因素有余留牙槽骨的形态和量、牙周炎分期（活动期和静止期）和口腔卫生状况。值得注意的是，虽然有个案报道，局限型侵袭性牙周炎患者在长期使用外用抑菌剂、局部和全身短期使用抗生素等配合的情况下取得了正畸治疗成功，但是对于大多数侵袭性牙周炎患者而言，无论是否处于牙周炎静止期，正畸治疗均需谨慎对待。

4.牙周病患者正畸治疗的方法

（1）常规正畸治疗。

对于牙龈炎和轻度牙周炎患者，只要遵循上述正畸治疗原则，在控制炎症和养成良好自我口腔卫生维护能力之后，常规正畸治疗就能排齐牙列，改善咬合关系，形成有利于患者牙周维护的良好口腔环境，最终达到正畸治疗预期的目标，并保持牙周健康。

（2）正畸治疗联合牙周手术。

①正畸治疗联合牙槽嵴顶纤维环切术。

牙槽嵴顶纤维环切术的目的是加快正畸治疗的速度，缩短正畸治疗时间，防止矫治后患牙扭转移位；正畸压入牙齿可使牙齿获得相对较多的骨支持，使牙周支持组织功能和矫治效

 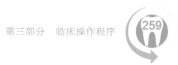

果保持长久。

牙槽嵴顶纤维环切术的基本术式为在正畸治疗前离断牙槽嵴顶纤维，防止牙龈及附着组织随牙冠根移动。该术式可以减轻牙槽嵴顶的骨吸收，相对增加牙槽骨的高度，产生新的附着组织。

牙槽嵴顶纤维环切术的基本原理为单纯正畸移动牙齿，是不会产生附着改变的。因为正畸压低时牙齿受力向根方移动，牙槽嵴顶在嵴顶纤维的牵拉作用下不断吸收而降低，龈沟底至牙槽嵴顶之间始终保持稳定不变的生物学宽度，因而不会有新的附着组织的形成，也没有牙槽嵴高度的增加。但若正畸压入前切断牙槽嵴顶纤维，牙槽嵴顶不再随牙根的压入而吸收，基本保持原有的高度，那么牙根周围的牙槽骨高度也就相对增加。

很多学者的临床研究证实了牙槽嵴顶纤维环切术的有效性。施捷等人对16例前牙唇向散开的患者进行牙槽嵴顶环切术，在正畸压入后牙槽骨高度相对平均增加了1.2 mm。刘晓峰等人对21例切牙扇形移位的患者进行了环切术与非环切术的比较，发现前者能更有效地增加牙槽骨高度及牙周附着水平。

对于扭转、过长的患牙，一般先行牙槽嵴顶环切术再进行正畸治疗移动牙齿，但术后正畸的时机不尽相同。刘晓峰等人在术后1~2周进行正畸治疗，施捷等人在术后即进行正畸加力，两者的结果基本一致，但远期效果尚有待进一步的观察研究。

②正畸治疗联合牙周再生性手术。

针对重度牙周炎患者，其牙周支持组织破坏较多，不仅会导致患牙因所受到的牙合力不平衡而发生病理性移位，而且还会引起继发性咬合创伤，加重牙周支持组织的破坏。因此，在进行牙周治疗的同时需要正畸治疗消除继发性𬌗创伤，同时改善咬合关系。但牙周基础治疗和常规正畸治疗并不能使牙周支持组织再生，恢复其原有的功能，而重度牙周炎患者牙周支持组织破坏较多，矫治后的患牙易因牙周支持组织不足而再次移位，导致正畸治疗的失败。牙周再生性手术可使已破坏的牙周支持组织得以重建，利于恢复其功能，改善牙周状况，为正畸治疗的牙齿移动提供良好的组织学基础，从而改善患牙的长期预后。

若牙周炎症控制良好、无进行性炎症破坏时，一般正畸治疗宜在进行牙周手术之前进行，待排齐牙列、解除创伤后再评估，以便确定牙周手术的必要性和方法。但有些患者先做牙周手术会有利于正畸治疗，故需视具体情况而定。临床研究表明，对牙周病变得到控制且牙槽骨呈水平吸收的患者，只要保持牙周组织的健康，使用持续轻力，正畸治疗可在不造成附着丧失的情况下完成。但对于牙周炎症控制不佳和牙槽骨吸收严重的患者，一般不宜先进行正畸治疗，需在炎症得到控制后，进行牙周再生性手术来恢复一定的牙周支持

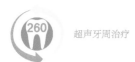

组织，再进行正畸治疗。

临床研究证实了正畸治疗联合牙周再生性手术的有效性和安全性。曹甜等人对11例成人患者的17颗具有不同程度垂直型骨吸收患者进行牙周再生性手术，术后3个月牙周探诊深度和临床附着丧失均显著减小，且无论是平均探诊深度还是骨缺损侧探诊深度均减小到4 mm以下，随后这些患者进行了正畸治疗，并安全有效地达到预期治疗效果。

牙周再生性手术后牙齿的正畸移动并不会对组织的再生修复造成不利影响。Gardaropoli等人对3例上颌中切牙间有垂直型骨吸收的成年人患者进行牙周再生术，术后2周进行正畸治疗，开始加力，并持续保证轻力移动牙齿，正畸治疗结束6个月后发现患者的附着水平增加、探诊深度减小、骨缺损消除。Ghezzi等人也取得了类似的研究结果。

牙周再生性手术后正畸移动牙齿的时机不尽相同。Diedrich等人进行动物实验，在牙周再生术后1个月开始移动牙齿，牙周组织再生情况良好；Ogihara等人在临床治疗中，术后2个月开始进行正畸治疗，X线检查和牙周探诊表明牙周硬组织和生物学宽度得以恢复；Naaman等人报告了1例9岁女孩在进行牙周再生性手术后3个月开始接受正畸治疗，结果骨下袋明显变浅。但因研究对象的种族、年龄和性别等不同，目前尚难评价正畸治疗移动牙齿时机早晚的优劣程度。

5. 正畸治疗后的牙周维护

正畸治疗后的牙周维护是正畸患者保持牙周和正畸效果稳定的必要措施。正畸治疗结束后需进行必要的牙周洁治，牙周洁治1个月后观察牙周软组织是否保持健康；3个月后观察牙周硬组织的稳定性及牙齿松动情况，并考虑必要的手术治疗，包括牙龈切除成形术、根面覆盖术（膜龈手术）、牙龈内陷修整术等。后期的牙周维护间隔时间应根据患者进行正畸治疗后的牙周状况、菌斑控制能力而定。对于牙周健康且口腔卫生控制较好的龈炎患者，建议每3~6个月进行1次牙周维护；而对于牙周炎患者，建议在牙周系统治疗完成后的第1年的1~2个月内进行1次牙周维护，从第2年开始每3~4个月进行1次牙周维护。

（三）牙周病患者的种植治疗

牙周炎患者缺牙后的种植治疗，常因致病菌感染、骨组织缺损及软组织丧失等因素，导致发生种植体周围炎，从而影响种植体的成功率。有学者认为牙周炎是种植体周围炎的最大危险因素。牙周炎的致病菌易导致种植体周围炎，增加种植的失败率。而另有学者的研究表明，牙周病患者在经过系统的牙周治疗及维护后，种植体的生存率和功能恢复与牙周健康者无明显差异。牙周病患者能否像正常人一样获得较高的种植成功率，与严格掌握牙周病患者种植治疗的时机和种植治疗的适应证有密切关系。

 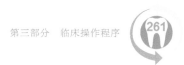

1. 牙周炎患者种植时机的选择

Mengel 等人的研究发现在因牙周炎缺牙的患者中，余留的牙周炎患牙是致病菌的储存库，这些致病菌导致种植体周围炎发生。Becker 等人认为余留牙周围的致病菌数量与种植体周围感染率成正比，致病菌数越大，天然牙向种植体传递致病菌导致种植体周围感染的概率也越大。一项进行了 10 年的对比研究显示，无论患者是否有牙周炎病史，种植体都可以成功植入并保留于口腔中，但通过对有牙周炎病史的患者和无牙周炎病史的患者相比较，前者的种植体修复存活率稍低（分别为 90.5% 和 96.5%），且二者并发症出现的概率（分别为 28.6% 和 5.8%）和最终治疗的成功率（分别为 71.4% 和 94.5%）有显著性差异。因此，如果余留牙有牙周炎，应进行规范的牙周系统治疗，消除病因，控制炎症发展。尤其是邻近缺牙部位有深牙周袋时，更要做好牙周感染控制。相关的研究显示，这些部位的牙周致病菌更易在种植体周围定植，从而造成种植体周围感染。

因此，未经治疗的牙周炎或炎症未得到控制、牙周病变处于进展期是种植治疗的禁忌证。在进行种植治疗前，牙周炎必须经过系统的治疗，并经牙周专科医生评估，炎症得到完全控制后，方可进行种植手术。术后及最终修复后也要进行良好的牙周维护，以保证种植体周围的长久健康。

关于进行种植前牙周感染控制的标准，目前尚无统一的共识。在对牙周炎患者进行种植治疗的研究中发现，牙周炎患者在接受种植治疗前一般需达到 PLI 小于 20% 且全口探诊出血小于 25%，余留牙牙周袋的探诊深度不超过 3 mm 或不超过 5 mm。最近，Pjetursson 等人的研究发现，在种植治疗前余留至牙周袋的探诊深度不小于 5 mm 的牙周袋会显著增加患者种植体周围炎的风险。

当前，对牙周炎患者是否适合即刻种植及即刻种植的条件仍存在争议。Anitua 等人的研究证实，在牙周病侵犯的区域，将种植体植入新鲜的拔牙窝，也可获得较高的长期成功率（平均 6 年）。然而，Deng 等人发现，牙周病患者的即刻种植成功率低于延期种植成功率，并且上颌成功率低于下颌。Wagenberg 也报道，因牙周病拔除的患牙进行即刻种植的失败率是牙周健康患者的 2~3 倍。可见，即刻种植并非适用于每一位牙周炎患者，其成功率受多方面因素影响。医生需在术前对患者的全身状况、生活习惯、口腔卫生情况、不同解剖位点（如上、下颌）、软硬组织缺损的情况、可能的并发症等因素进行评估，且当患者有强烈主观愿望要求即刻种植时，再行即刻种植术，以求获得医患双方均能接受的理想效果。

不同类型的牙周炎对种植体周围组织的改建也会产生一定的影响。Mengel 等人在 3 年的回顾性研究中发现，侵袭性牙周炎所致的缺牙患者，其种植体周围骨吸收程度较慢性牙周炎

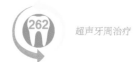

患者和牙周健康者高：慢性牙周炎患者和牙周健康者种植成功率为100%，而侵袭性牙周炎患者的成功率上颌仅为95.7%、下颌为100%。

2. 种植后的牙周维护

有学者报道，如果不进行完善的种植体及牙周维护，牙周炎患者的种植体周围骨吸收水平较无牙周炎的健康对照组显著增加，种植体周围炎的发病率明显增加。而另有学者报道，若经过完善的牙周治疗并定期进行种植体和牙周维护，保持良好的口腔卫生环境，牙周炎患者和无牙周炎健康对照组的种植体周围骨吸收水平无明显差别。因此，牙周炎患者进行种植治疗后也应进行良好的牙周维护，以维持疗效。

（1）定期复诊。义齿戴入后1个月、3个月、6个月均要复诊，1年内无异常者以后每半年至1年复诊1次，检查软硬组织及上部结构，每年拍摄1次X线片，及时发现感染的早期征象。

（2）定期洁治。每半年至1年做1次洁治，彻底清洗种植体及天然牙表面的菌斑和牙石。

（3）保持良好的口腔卫生。这对维护种植体周围组织的健康非常重要，应反复向患者宣教。可用牙线和冲牙器清洁邻面。

四、第四阶段：牙周维护治疗

牙周维护治疗（periodontal maintenance therapy）也称牙周支持治疗（suppprtive periodontal therapy，SPT），是基于对患者既往的病情、各种牙周致病危险因素及当前临床状况（包括口腔卫生情况及菌斑控制水平）等因素的评估，从而制订个性化的治疗方案。它是牙周疗效得以长期保持的先决条件。从第一阶段牙周基础治疗结束开始，无论患者是否需要后续治疗，都应立即进入牙周维护治疗阶段，确保疗效巩固，预防疾病复发（图9-1）。

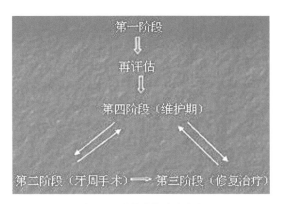

图9-1 牙周系统治疗步骤

牙周治疗的疗效是医生和患者共同合作的结果。在牙周基础治疗结束并取得一定的疗效后，患者的自我口腔卫生维护意识往往开始变得淡薄，菌斑控制情况出现滑坡，这些变化将大大增加牙周疾病复发的可能性。如果医生和患者能继续保持联系，共同加强维护牙周组织健康的措施，就能获得长久的疗效，使患者由积极治疗阶段转入维护治疗阶段，这在整个牙周治疗中是一个关键步骤。患者必须理解维护治疗的目标，医生必须强调治疗效果的维持必须依赖维护治疗。研究表明，没有维护治疗和实施积极维护治疗的患者，牙周治疗效果有显著性差异（如探诊深度、骨丧失、牙齿缺失增加等）。Becker等人多年的研究结果显示，牙周炎患者拒绝接受牙周治疗，其失牙的速率为平均每年0.36颗（不包括首次就诊检查时已认为无希望而拔除的牙）；接受牙周治疗但拒绝接受牙周维护治疗的患者，其失牙速率为平均每年0.22颗；接受牙周治疗又能定期复诊接受牙周维护治疗的患者，其失牙速率为平均每年0.11颗。还有研究表明，牙周病成功治疗后未充分进行牙周维护治疗的患者附着水平丧失的增加是常规复诊患者的5倍。因此，牙周维护治疗的重要性应大于牙周手术治疗。

有研究显示，即使经过完整的牙周系统治疗，某些病变仍可持续发展，可能的原因为龈下菌斑未能完全去除。经过牙周刮治后，残留在牙周袋内的龈下菌斑慢慢再生长，这个过程比龈上菌斑的再积累要缓慢很多。在此过程中（可能是几个月），临床上牙龈可能没有炎症表现，但可导致附着水平的进行性丧失。

在慢性或侵袭性牙周炎的病例中，细菌存在于牙龈组织内，洁治、刮治甚至翻瓣也不可能完全清除牙龈内某些区域的细菌。这些细菌可再定植于牙周袋，使龈下菌斑的致病力再度增强。有研究报道，这种病变反弹的过程通常为9~11周，也可能为3~6个月。

牙周致病菌可在患者配偶和其他家庭成员间传播。因此，已治疗成功的患者也会感染或再感染潜在的致病菌，特别是仍有牙周袋的患者。

牙周病复发的另一种解释可能是牙周治疗后牙龈愈合的组织学形式。组织学研究表明，牙周治疗后，新的结缔组织以长结合上皮的方式附着于根面，而不是新附着。这种类型的愈合十分脆弱，当牙周维护治疗不能跟上时，炎症可迅速从龈缘扩散到长结合上皮的根方，导致牙周袋复发。

龈下刮治可改变牙周袋内的微生物菌丛。有研究表明，单纯的洁治和根面平整就可以改变慢性牙周炎患者的龈下菌丛，变化包括不同种类的杆菌比例下降，21天内球菌比例明显升高，7周内螺旋体显著下降。由此说明，机械清除可对微生物菌丛产生相对较长期的影响，但在一定时期后，不同微生物又可恢复到基线水平，因此，定期进行牙周维护治疗非常必要。

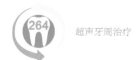

（二）牙周维护治疗的计划

1.复诊间隔

复诊间隔应根据每位患者的需要进行调整。下面是一些通常情况下的复诊间隔。

（1）1周间隔。①手术后立即开始，可减少创伤愈合中菌斑的影响；②治疗中感染控制阶段，即牙周疾病控制；③急症条件下，1周间隔最适合急症治疗阶段。

（2）2周间隔。用于减少疾病过程中患者口腔卫生控制不良时。

（3）3个月间隔。进行积极牙周治疗后最常用的复诊时间。

根据患者的口腔卫生控制及疾病活动情况，可适当延长或缩短复诊间隔。

2.牙周维护治疗步骤

牙周维护治疗计划分为3个阶段：首先是检查和评估阶段，其次是决定阶段，最后是实施治疗阶段。推荐每次牙周维护治疗时间在60分钟内，包括患者就座、病史回顾、临床检查、菌斑评估、常规维护治疗的时间，时间可根据患者的需要调整。每次复诊时，大量的时间可能花费在与患者的礼貌客气交流和倾听患者的诉求中，这是必须的，因为这样可加深与患者的情感交流，同时帮助建立和维持患者的依从性，进而维持长久的疗效（表9-1）。

表9-1 牙周维护治疗步骤

阶段	时间	治疗步骤
第一阶段：检查和评估	约14分钟	①问候患者； ②病史回顾； ③口腔检查； ④口腔卫生情况评估； ⑤观察牙龈色、形、质； ⑥牙周探诊（牙周袋深度改变情况）； ⑦检查牙松动的改变情况； ⑧检查咬合情况； ⑨检查是否有龋齿； ⑩检查口内充填体，修复体或种植体的健康情况
第二阶段：实施治疗	约36分钟	①强化指导口腔卫生维护技术； ②行洁刮治术； ③行抛光术； ④袋内药物冲洗或抗生素局部应用

阶段	时间	治疗步骤
第三阶段：写病历，消毒及预约复诊	约10分钟	①写病历 ②与患者沟通 ③对椅位消毒 ④预约复诊时间 ⑤预估复诊治疗计划

①检查和评估阶段，定期复查。

对患者全身健康状况进行了解，如糖尿病等疾病的控制情况、用药情况、是否戒烟等。

对牙周组织的评估包括菌斑指数、探诊深度、探诊后出血情况、附着水平、牙龈退缩程度、炎症控制情况等，并与上次复查结果比较。除此之外，还要检查根分叉病变、牙松动度、咬合关系、医源性因素、有无根面龋、修复体、种植体等与疾病进展相关的因素。每6~12个月对全口牙或个别重点牙位拍摄 X 线片以检测牙槽骨的变化。总之，应尽可能早地发现导致疾病复发的危险因素（表9-2）。

表9-2　牙周病复发的症状和病因

症状	可能病因
牙松动度增加	①炎症加重； ②口腔卫生差； ③龈下牙石； ④不恰当的修复体，或设计不良的修复体； ⑤系统性疾病改变了宿主对菌斑的反应
牙龈退缩	①刷牙方法不当损伤牙龈； ②角化龈不足； ③系带牵拉； ④正畸治疗
牙松动度增加但牙周袋深度不变且没有影像学改变	①侧方牙合干扰，修复体过高，磨牙症设计不良的或磨损的修复体； ②冠根比不良

续表

症状	可能病因
牙周袋深度增加但无影像学改变	①口腔卫生差; ②不定期复诊; ③龈下牙石; ④不合适的部分活动义齿; ⑤牙向缺牙区近中倾斜; ⑥牙周手术失败; ⑦牙裂; ⑧新发生的牙周病; ⑨药物性龈增生
牙周袋深度增加伴牙槽骨吸收	①口腔卫生差; ②龈下牙石; ③不定期复诊; ④不恰当的修复体; ⑤设计不良的修复体; ⑥不恰当的牙周手术治疗; ⑦系统性疾病改变了宿主对菌斑的反应; ⑧牙裂; ⑨新发生的牙周病

推荐的检查内容如下:a.软组织检查。包括牙龈和黏膜的色、形、质。b.探诊深度。所有超过3 mm的位点均应重点记录。c.出血和(或)溢脓。出血位点应尤其重视。d.牙齿松动度。e.根分叉病变。每个根分叉的病变程度均应检查和记录,牙周炎所致的根分叉病变很少消失,因此既往的检查记录就十分重要。f.龋齿。每次复诊均应同初诊一样检查是否有龋齿并记录,特别是根面龋和邻面龋。g.X线片。常规殆翼片不应超过1年,垂直殆翼片比常规殆翼片能提供更好的牙槽骨影像。全口X线片在有需要时拍摄,但不要超过3年1次。推荐:初诊摄全口X线片和4个后牙垂直殆翼片;第一年摄4个后牙垂直殆翼片;第二年摄前牙和后牙垂直殆翼片;第三年摄4个后牙垂直殆翼片;第四年摄全口X线片和4个后牙垂直殆翼片。h.菌斑评估。在维护期内多数患者难以坚持认真的菌斑控制,因此检查时发现一定量的菌斑是难免的。最好用菌斑显示剂向患者展示其口腔卫生情况,并进行个别强化指导,以选择最适合该患者的切实可行的去除方法。所有位点的菌斑指数均应记录在口腔卫生表中,计算菌斑指数的百分比(有菌斑的牙面占全口现存牙面的百分比)。口腔卫生表应显示患者难以清洁的部位。菌斑指数百分比在20%以下比较理想,也有学者提出菌斑指数百分比在

40%以下也可以接受。但要注意的是，应在完成全面检查之后再进行菌斑评估。检查的顺序十分重要，因为菌斑染色会使牙龈、牙齿和黏膜着色，从而导致这些部位的检查变得困难。

②决定阶段。

根据检查结果，决定是进行常规维护治疗项目，还是需要特殊治疗或个性化的治疗，同时还要确定下次复诊时间。

根据患者余留牙的病情及菌斑控制的好坏，确定复查的间隔期。对大多数的牙龈炎患者，每6~12个月进行一次牙周维护治疗即可达到良好的效果。对大多数牙周炎患者，复诊间隔不宜超过6个月；牙周积极治疗后的第1年为重点复查时期；定期复查并在医生指导下强化口腔卫生措施是十分重要的。治疗刚结束时，牙周组织处于修复改建阶段，此时口腔卫生对组织愈合有重要意义，复查应勤快些，尤其对不太重视自我口腔卫生维护者，最好间隔1~2个月复查1次，以清除菌斑并强化口腔卫生指导。待病情稳定后，可酌情延长复查间隔期（表9-3）。

表9-3　不同类型患者的复查间隔期

分类	表现	复查间隔期
第一年	第一年患者：常规牙周治疗且炎症控制良好	3个月
	第一年患者：伴有复杂修复体，根分叉病变，冠根比不佳，依从性差者	1~2个月
A类	疗效好且维持1年以上者；患者口腔卫生好，有极少量牙石，咬合关系正常，无复杂修复体，无牙周袋，牙槽骨吸收小于50%	6~12个月
B类	疗效好且维持1年以上，但有下列问题： ①口腔卫生不佳； ②较多牙石形成； ③患有与牙周病相关的系统性疾病； ④有残留的牙周袋； ⑤有异常的咬合关系； ⑥有复杂的修复体； ⑦正在进行正畸治疗； ⑧有继发龋； ⑨部分牙的牙槽骨吸收大于50%； ⑩吸烟； ⑪有家族史； ⑫探诊出血超过20%	3~4个月（取决于危险因素的多少及严重程度）

分类	表现	复查间隔期
C类	疗效不佳和（或）伴有严重的危险因素： ①口腔卫生不佳； ②较多牙石形成； ③患有与牙周病相关的系统性疾病； ④有残留的牙周袋； ⑤有异常的咬合关系； ⑥有复杂的修复体； ⑦有继发龋； ⑧需行牙周手术治疗但因经济，药物及心理等原因未进行； ⑨多数牙的牙槽骨吸收大于50%； ⑩吸烟； ⑪有家族史； ⑫探诊出血超过20%； ⑬牙周手术疗效不佳	1~3个月

③实施治疗阶段。

a.进行口腔卫生指导，强化与患者的沟通，加强菌斑控制。

在各种有效的牙周治疗中，机械性菌斑控制仍是首选方法。菌斑控制方法必须给予复习和纠正，直到患者熟练。自我机械性菌斑控制的效率取决于患者的主观参与程度、对疾病的认知程度、所能获得的口腔卫生指导及使用的口腔洁具类型和操作熟练程度等。第四次全国口腔健康流行病学调查结果显示，成人每天2次刷牙率仅为36.1%；35~44岁居民中，口腔内牙石检出率为96.7%，牙龈出血检出率为87.4%。因此，对于牙周病患者，从初诊开始，即应逐步提高其对牙周病的认识，激发其维持口腔卫生的主观愿望，建立起主动保持口腔卫生的习惯。

与患者的沟通十分重要。应告知患者目前的口腔状况，告知其应采取的治疗计划，并坚定患者保持长期维护牙周健康的信心。必要时，还应进行多学科（如正畸科、修复科等）咨询和会诊。在此基础上，进行各种治疗和辅以口腔卫生指导，纠正个人的口腔卫生习惯，如牙膏的选择、刷牙的方法、牙线的使用及使用其他菌斑控制工具（如牙间刷、牙签、冲牙器等）的使用情况。

 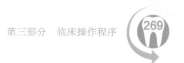

值得注意的是，在牙周炎患者的维护期，仅靠患者自身的机械性菌斑控制来预防和治疗牙周炎是不够的，应定期进行专业的机械性菌斑控制（professionanl mechanical tooth-cleaning，PMTC）。针对患者易于忽视或无法到达的牙面、区域进行洁治。PMTC强调使牙的各个面都干净，保证牙周组织处于一个健康、安全的环境中。

单独运用PMTC技术对牙周袋深度为4~6 mm的患牙就有较好的疗效。经常接受PMTC治疗的患者，即使未做龈下刮治，也可使其牙周袋深度降低，且使其龈下菌丛向低致病力的菌丛转变。在龈下刮治后的3个月内，经常接受PMTC治疗的患牙，其龈下菌丛接近健康人的龈下菌丛，且这种改变可保持至完成治疗后9个月。这主要是因为PMTC可以反复去除龈下2~3 mm范围内的菌斑，而单靠患者自身的菌斑控制，则对龈下菌丛几乎没有影响。Nyman等人早在1975年就报道，将完成初期治疗进入维护期的青少年牙周炎患者分成2组，实验组每2周进行1次PMTC治疗和口腔卫生指导，对照组仅每隔6个月复诊1次，进行洁治术和刮治术。2年后，实验组患者的牙周状况稳定，无进一步的临床附着丧失；对照组发生平均2 mm的临床附着丧失，牙周探诊深度又回到治疗前的水平。此结果说明，对侵袭性牙周炎而言，若缺乏适当的菌斑控制和支持治疗，牙周治疗几乎没有什么意义。

b. 实行必要的治疗。

根据检查结果进行相应的治疗，其中全口洁治和口腔卫生指导是必不可少的。对于口腔卫生良好的患者，也可进行预防性洁治。对于探诊深度不超过3 mm的部位无须进行龈下刮治，有研究发现，重复进行龈下刮治和根面平整在初始正常的牙周位点可导致明显的附着丧失。有些牙位虽然探诊深度仍在4~5 mm，但是菌斑控制良好，BOP（-），只要能坚持SPT，不一定会发生新的破坏，故可在严密监视下，无须采取复杂的治疗（如手术治疗）。对引起菌斑滞留的因素应及时发现和治疗，如未治疗的龋齿、充填物悬突、不合格的修复体、根面的沟纹、根分叉病变等。

c. 维护治疗期的辅助药物使用。

漱口液：治疗后出现牙周袋变浅的患者，应关注龈上菌斑控制情况和口腔余留致病菌的去除情况。建议每次维护后使用洗必泰漱口液含漱8天，以确保在3~4个月的复诊间隔期不出现再感染。

口腔冲洗液：对于牙周袋深度增加的患者，应采取特殊的控制龈下微生物的措施。漱口液到达龈下的深度不超过0.2 mm，因此不能有效地控制牙周深袋的再感染。口腔冲洗液易于

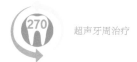

使抗微生物制剂到达牙周深袋和邻近位点。冲洗液在牙周袋深处可以干扰菌斑成熟和冲掉未附着的菌斑或生物膜。

氟化物：可预防根面龋或敏感的发生。

四环素族药物：将四环素族药物（如四环素纤维膜、派力奥等）置入牙周袋内可有效减少探诊深度和探诊出血量。

全身应用抗生素：一小部分患者对彻底的牙周治疗效果不明显，此时应口服抗生素辅助控制疾病。目前，多种抗生素（包括四环素、阿莫西林、甲硝唑等）被用于治疗这类患者。

d. 牙周手术治疗。

对于牙周治疗后牙周袋仍超过 5 mm 的牙位，建议实施牙周手术治疗，这也是牙周维护治疗的一部分。

在牙周维护治疗阶段，若有较广泛的复发或加重，应重新制订全面的治疗计划进行系统治疗。对此种病例更应尽力找出其危险因素（如吸烟、全身相关的疾病、精神紧张及营养失调等）并予以纠正。

牙周系统治疗四个阶段治疗计划的选择应视每位患者的具体情况而定，第一阶段（牙周基础治疗）和第四阶段（牙周维护治疗）的治疗对每位患者都是必需的，而第二阶段（牙周手术治疗）和第三阶段（牙周修复治疗）则可酌情安排。总之，牙周治疗的成功与否，一方面取决于是否有周密正确的治疗计划和精湛的治疗技术，另一方面也要求患者认真配合和持之以恒的自我菌斑控制，二者缺一不可，否则任何治疗均不能维持长久的疗效。

（三）影响维护治疗效果的因素

临床上，影响牙周炎治疗效果最重要的因素是患者的依从性。牙周炎患者经过积极治疗后，症状消失，病情明显好转，往往认为疾病已彻底治愈，不愿定期复查。医生有责任教育、激励患者并强化患者的口腔卫生技术，明白患者治疗的失败也是医生的失败。在复诊时向患者教授和强化口腔卫生技巧在牙周治疗后的第一年非常重要。只有激发患者本人的主观能动性，才能获得长期的高质量菌斑控制，保持牙周组织健康。20世纪70至90年代，有大量的临床研究对经各种治疗后的牙周炎患者进行长期纵向研究（有的长 8~15 年），得出比较一致的结论是：无论是手术疗法还是非手术疗法，主要的病情改善都发生在第一年，此后只要有定期的牙周维护治疗，病情均可基本稳定。Ramfiord 等人的研究表明，在能做到治疗后每 3 个月定期复查并接受牙周维护治疗的患者，其菌斑指数与术后牙周袋深度和附着水平获得的关系不大。遗憾的是，通常口腔卫生差的患者，其定期接受牙周维护治疗的依从性也差。能

 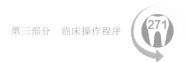

够听从医生的建议，定期接受牙周维护治疗对阻止牙周病变的进一步发展至关重要。牙周维护治疗对降低龋齿发生率的效果也非常显著。

牙周治疗应首先建立在对患者的牙周和全身健康进行系统评估的基础上，按一定步骤采取相应的治疗措施，包括去除病因及相关危险因素。此外，有些患者还需要采用手术、正畸、修复或种植等综合治疗手段。治疗结束后应进入维护阶段，只要有牙或种植体存在，维护应终生坚持并定期执行。

（詹暶　钟泉　黄永玲　闫福华）

参考文献：

［1］ Tunkel J，Heinecke A，Flemmig T F. A systematic review of efficacy of machine-driven and manual subgingival debridement in the treatment of chronic periodontitis［J］. J Clin Periodontol，2002，29（S3）：72-81.

［2］ Cobb C M. Non-surgical pocket therapy: Mechanical［J］. Ann Periodontol，1996，1（1）：443-490.

［3］ Drisko C L，Cochran D L，Blieden T，et al. Position paper：Sonic and ultrasonic scalers in periodontics. Research，Science and Therapy Committee of the American Academy of Periodontology［J］. J Periodontol，2000，71（11）：1792-1801.

［4］ Van der Weijden G A，Timmerman M F. A systematic review on the clinical efficacy of subgingival debridement in the treatment of chronic periodontitis［J］. J　Clin Periodontol，2002，29（S3）：55-71.

［5］ Needleman I，Suvan J，Moles D R，et al. A systematic review of professional mechanical plaque removal for prevention of periodontal diseases［J］. J Clin Periodontol，2005，32（S6）：229-282.

［6］ Heitz-Mayfield L J，Lang N P. Surgical and nonsurgical periodontal therapy. Learned and unlearned concepts［J］. Periodontol 2000，2013，62（1）：218-231.

［7］ Cobb C M. Clinical significance of non-surgical periodontal therapy：An evidencebased perspective of scaling and root planing［J］. J Clin Periodontol，2002，29（S2）：6-16.

［8］ Bower R C. Furcation morphology relative to periodontal treatment. Furcation root surface anatomy［J］. J Periodontol, 1979, 50（7）: 366-374.

［9］ Leon L E, Vogel R I. A comparison of the effectiveness of hand scaling and ultras-onic debridement in furcations as evaluated by differential dark-field microscopy［J］. J Periodontol, 1987, 58（2）: 86-94.

［10］ Breininger D R, O'Leary T J, Blumenshine R V. Comparative effectiveness of ultrasonic and hand scaling for the removal of subgingival plaque and calculus［J］. J Periodontol, 1987, 58（1）: 9-18.

［11］ Quirynen M, Bollen C M, Vandekerckhove B N, et al. Partial-mouth disinfection in the treatment of periodontal infections: Short-term clinical and microbiological observations ［J］. J Dent Res, 1995, 74（8）: 1459-1467.

［12］ Apatzidou D A, Kinane D F. Quadrant root planing versus same-day full-mouth root planing［J］. J Clin Periodontol, 2004, 31（3）: 152-159.

［13］ Sanz M, Teughels W, Group A of European Workshop on Periodontology. Innovations in non-surgical periodontal therapy: Consensus Report of the Sixth European Workshop on Periodontology［J］. J Clin Periodontol, 2008, 35（S8）: 3-7.

［14］ Magnusson I, Lindhe J, Yoneyama T, et al. Recolonization of a subgingival microbiota following scaling in deep pockets［J］. J Clin Periodontol, 1984, 11（3）: 193-207.

［15］ Del Peloso Ribeiro E, Bittencourt S, Bovi Ambrosano G M, et al. Povidone-iodine used as an adjunct to non-surgical treatment of furcation involvements［J］. J Periodontol, 2006, 77（2）: 211-217.

［16］ Leonhardt A, Bergström C, Krok L, et al. Healing following ultrasonic debridement and PVP-iodine in individuals with severe chronic periodontal disease: A randomized, controlled clinical study［J］. Acta Odontol Scand, 2006, 64（5）: 262-266.

［17］ Chapple I L, Walmsley A D, Saxby M S, et al. Effect of subgingival irrigation with chlorhexidine during ultrasonic scaling［J］. J Periodontol, 1992, 63（10）: 812-816.

［18］ Reynolds M A, Lavigne C K, Minah G E, et al. Clinical effects of simultaneous ultrasonic scaling and subgingival irrigation with chlorhexidine. Mediating influence of periodontal probing depth［J］. J Clin Periodontol, 1992, 19（8）: 595-600.

 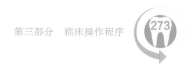

［19］Petersilka G J, Bell M, Häberlein I, et al. In vitro evaluation of novel low abrasive air polishing powders ［J］. J Clin Periodontol, 2003, 30（1）: 9-13.

［20］Flemmig T F, Arushanov D, Daubert D, et al. Randomized controlled trial assessing efficacy and safety of glycine powder air polishing in moderate-to-deep periodontal pockets ［J］. J Periodontol, 2012, 83（4）: 444-52.

［21］Wennstr M J L, Dahlén G, Ramberg P. Subgingival debridement of periodontal pockets by air polishing in comparison with ultrasonic instrumentation during maintenance therapy ［J］. J Clin Periodontol, 2011, 38（9）: 820-827.

［22］Schwarz F, Ferrari D, Popovski K, et al. Influence of different air-abrasive powders on cell viability at biologically contaminated titanium dental implants surfaces ［J］. J Biomed Mater Res B Appl Biomater, 2009, 88（1）: 83-91.

［23］Petersilka G J. Subgingival air-polishing in the treatment of periodontal biofilm infections ［J］. Periodontol 2000, 2011, 55（1）: 124-142.

［24］吉尔·S.格里希, 丽贝卡·苏达, 达琳·萨库兹. 牙周刮治基础与高级根面刮治［M］. 8版. 闫福华, 林敏魁, 骆凯, 主译. 沈阳: 辽宁科学技术出版社, 2019.

［25］谭葆春, 张鹏, 李厚轩, 等. 内窥镜在牙周诊疗中的应用进展［J］. 中国实用口腔科杂志, 2018, 11（7）: 385-391.

［26］Blue C M, Lenton P, Lunos S, et al. A pilot study comparing the outcome of scaling/root planing with and without Perioscope technology ［J］. J Dent Hyg, 2013, 87（3）: 152-157.

［27］Kuang Y, Hu B, Chen J, et al. Effects of periodontal endoscopy on the treatment of periodontitis: A systematic review and meta-analysis ［J］. J Am Dent Assoc, 2017, 148（10）: 750-759.

［28］Wilson T G Jr. The positive relationship between excess cement and peri-implant disease: A prospective clinical endoscopic study ［J］. J Periodontol, 2009, 80（9）: 1388-1392.

［29］Haffajee A D, Socransky S S, Gunsolley J C. Systemic anti-infective periodontal therapy: A systematic review ［J］. Ann Periodontol, 2003, 8（1）: 115-181.

［30］American Academy of Periodontology. Position paper: Systemic antibiotics in periodontics ［J］. J Periodontol, 2004, 75（11）: 1553-1565.

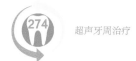

［31］Slots J, Research, Science and Therapy Committee. Systemic antibiotics in periodontics ［J］. J Periodontol, 2004, 75（11）: 1553-1565.

［32］Herrera D, Alonso B, León R, et al. Antimicrobial therapy in periodontitis: The use of systemic antimicrobials against the subgingival biofilm ［J］. J Clin Periodontol, 2008, 35（S8）: 45-66.

［33］Griffiths G S, Ayob R, Guerrero A, et al. Amoxicillin and metronidazole as an adjunctive treatment in generalized aggressive periodontitis at initial therapy or re-treatment: A randomized controlled clinical trial［J］. J Clin Periodontol, 2011, 38（1）: 43-49.

［34］Kaner D, Sanz M, Dietrich T, et al. Timing affects the clinical outcome of adjunctive systemic antibiotic therapy for generalized aggressive periodontitis ［J］. J Periodontol, 2007, 78（7）: 1201-1208.

［35］Herrera D, Sanz M, Jepsen s, et al. A systematic review on the effect of systemic antimicrobials as an adjunct to scaling and root planing in periodontitis patients ［J］. J Clin Periodontol, 2002, 29（S3）: 160-162.

［36］Bonito A J, Lux L, Lohr K N. Impact of local adjuncts to scaling and root planing in periodontal disease therapy: A systematic review ［J］. J Periodontol, 2005, 76（8）: 1227-1236.

［37］Golub L M, Goodson J M, Lee H M, et al. Tetracyclines inhibit tissue collagenases: Effects of ingested low-dose and local delivery systems ［J］. J Periodontol, 1985, 56（S11S）: 93-97.

［38］Grossi S G, Goodson J M, Gunsolley J C, et al. Mechanical therapy with adjunctive minocycline microspheres reduces red complex bacteria in smokers ［J］. J Periodontol, 2007, 78（9）: 1741-1750.

［39］Hanes P J, Purvis J P. Local anti-infective therapy: Pharmacological agents. A systematic review ［J］. Ann Periodontol, 2003, 8（1）: 79-98.

［40］Heitz-Mayfield L J, Lang N P. Surgical and nonsurgical periodontal therapy. Lear ned and unlearned concepts ［J］. Periodontol 2000, 2013, 62（1）: 218-231.

［41］张璇, 刘玉, 杨洁, 等. 重度牙周炎手术治疗临床决策的基本原则 ［J］. 中国实用口腔科杂志, 2016, 9（4）: 202-204.

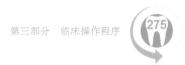

［42］Nyman S，Lindhe J，Rosling B. Periodontal surgery in plaque-infected dentitions［J］. J Clin Periodontol，1977，4（4）：240-249.

［43］孟焕新.牙周病学［M］.4版.北京：人民卫生出版社，2013.

［44］章锦才.牙周炎患者的正畸治疗［J］.中华口腔医学杂志，2015，50（3）：134-136.

［45］张扬.牙周病正畸治疗与牙周维护［J］.中国实用口腔科杂志，2015，8（8）：449-453.

［46］Diedrich P. Biomechanical principles of orthodontic movement of teeth with periodontal involvement［J］. Dtsch Zahnarztl Z，1990，45（2）：78-81.

［47］Eliasson L A，Hugoson A，Kurol J，et al. The effects of orthodontic treatment on periodontal tissues in patients with reduced periodontal support［J］. Eur J Orthod，1982，4（1）：1-9.

［48］Cardaropoli D，Re S，Corrente G，et al. Intrusion of migrated incisors with infrabony defects in adult periodontal patients［J］. Am J Orthod Dentofacial Orthop，2001，120（6）：671-675.

［49］施捷，周彦恒，傅民魁.牙周炎致错位前牙的正畸牙周联合治疗［J］.中华口腔医学杂志，2004，39（5）：399-402.

［50］刘晓峰，潘晓岗，束蓉.嵴上纤维环切联合正畸治疗牙周炎致切牙扇形移位的初步研究［J］.上海口腔医学，2008，17（3）：264-266.

［51］曹甜，徐莉，周彦恒，等.牙周组织再生术-正畸联合治疗牙周炎患者的初步研究［J］.中华口腔正畸学杂志，2013，20（2）：61-66.

［52］Cardaropoli D，Re S，Manuzzi W，et al. Bio-Oss collagen and orthodontic movement for the treatment of infrabony defects in the esthetic zone［J］. Int J Periodontics Restorative Dent，2006，26（6）：553-559.

［53］Ghezzi C，Masiero S，Silvestri M，et al. Orthodontic treatment of periodontally involved teeth after tissue regeneration［J］. Int J Periodontics Restorative Dent，2008，28（6）：559-567.

［54］Diedrich P，Fritz U，Kinzinger G，et al. Movement of periolontally affected teeth after guided tissue regeneration（GTR）：An experimental pilot study in animals［J］. J Orofac Orthop，2003，64（3）：214-227.

［55］ Cardaropoli D，Re S，Manuzzi W，et al. Bio-Oss collagen and orthodontic movement for the trealment of infrabony defects in the esthetic zone［J］. Int J Periodontics Restorative Dent，2006，26（6）：553-559.

［56］ Naaman N B-A，Chaptini E，Taha H，et al. Combined bone grafting and orthodontic treatment of an iatrogenic periodontal defect：A case report with clinical reentry［J］. J Periodontol，2004，75（2）：316-321.

［57］ Mengel R，Schr der T，Flores-de-Jacoby L. Osseointegrated implants in patients treated for generalized chronic periodontitis and generalized aggressive periodontitis：3-and 5-year results of a prospective long-term study［J］. J Periodontol，2001，72（8）：977-989.

［58］ Becker W，Hujoel P P，Becker B E，et al. Osteoporosis and implant failure：An exploratory case-control study［J］. J Periodontol，2000，71（4）：625-631.

［59］ Steenberghe D V，Klinge B，Lindén U，et al. Periodontal indices around natural and titanium abutments：A longitudinal multicenter study［J］. J Periodontol，1993，64（6）：538-541.

［60］ Pjetursson B E，Helbling C，Weber H P，et al. Peri-implantitis susceptibility as it relates to periodontal therapy and supportive care［J］. Clin Oral Implants Res，2012，23（7）：888-894.

［61］ Anitua E，Piñas L，Alkhraisat M H. Long-Term outcomes of immediate implant placement into infected sockets in association with immediate loading：A retrospective cohort study［J］. J Periodontol，2016，87（10）：1135-1140.

［62］ Deng F，Zhang H，Zhang H，et al. A comparison of clinical outcomes for implants placed in fresh extraction sockets versus healed sites in periodontally compromised patients：A 1-year follow-up report［J］. Int J Oral Maxillofac Implants，2010，25（5）：1036-1040.

［63］ Wagenberg B，Froum S J. A retrospective study of 1925 consecutively placed immediate implants from 1988 to 2004［J］. Int J Oral Maxillofac Implants，2006，21（1）：71-80.

［64］ Mengel R，Flores-de-Jacoby L. Implants in patients treated for generalized aggressive and chronic periodontitis：A 3-year prospective longitudinal study［J］. J Periodontol，

 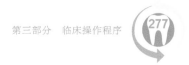

2005，76（4）：534-543.

［65］Anitua E，Orive G，Aguirre J J，et al. 5-year clinical experience with BTI dental implants：Risk factors for implant failure ［J］. J Clin Periodontol，2008，35（8）：724-732.

［66］潘亚萍，常春荣 . 牙周维护治疗 ［J］. 中国实用口腔科杂志，2010，3（1）：11-14.

［67］Klokkevold P R. Carranza's clinical periodontology ［M］. 12th ed. St. Louis：Elsevier Saunders，2014.

第十章

儿童预防性超声洁治特点

第一节　儿童超声牙周治疗的特点

对成年人进行超声牙周治疗，已成为临床牙周治疗中不可或缺的部分。但在儿童这个特殊的群体中开展超声牙周治疗，会面临一些特殊情况，如儿童进食习惯和口腔卫生状况的特点、牙石与乳牙和年轻恒牙的附着方式、乳牙和年轻恒牙的结构特点、牙体形态和牙列特点、张口度、口腔大小和容纳性、对治疗的恐惧心理等，均可能影响儿童超声牙周治疗。因此，儿童的超声牙周治疗要考虑以下几个方面。

一、乳牙的组织结构特点及乳牙牙冠形态

乳牙的矿化程度较恒牙低，抗酸力弱，釉质、牙本质薄。乳牙牙冠呈青白色或近白色，恒牙呈微黄白色。

除乳磨牙外，乳牙牙冠的外形基本类似其继承恒牙。第二乳磨牙牙冠形态和第一恒磨牙相似，第一乳磨牙呈介于恒牙的前磨牙及磨牙的中间型，且其𬌗面形态的个体差异显著，可见多种解剖形态。

乳牙牙冠的近远中径较大，高度较短，故牙冠的外形显得粗短。乳牙牙颈部明显缩窄，牙颈缘线向切端的弯度不如恒牙明显。牙冠在近颈部区域有带状隆起，以第一乳磨牙的颊侧尤为明显。乳磨牙𬌗面的颊舌径比牙冠膨大部的颊舌径小，尤其是下颌第一乳磨牙越近𬌗面越聚拢，以致𬌗面的颊舌径明显缩小，颊舌侧的牙尖也很接近。乳牙大小均小于同名恒牙，但与其继承恒牙相比，乳磨牙牙冠的近远中径大于前磨牙牙冠的近远中径，这有利于乳恒牙的替换。其他乳牙牙冠的近远中径均小于其继承恒牙。

在混合牙列期，年轻恒牙未完全到达咬合平面时，临床牙冠较短，与邻牙的邻接关系尚未完全形成。

此外，儿童的颊、舌、龈外展隙较小，菌斑牙石滞留后，需要选择能进入相应区域的超声治疗工作尖以轻柔贴合的方式才能进入到这些菌斑牙石滞留部位。

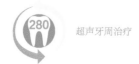

二、儿童饮食特点与口腔卫生特点

儿童的饮食多以流食、半流食为主，然后逐渐过渡到正常饮食。儿童的饮食中甜食多，黏着性强，含色素食物多，且口腔内菌斑微生物中存在产黑色素的细菌，因此，儿童牙面上常见较多的色素沉着。此外，由于儿童的口腔自洁和清洁作用差，且儿童较难自觉地维护口腔卫生，加上儿童睡眠时间长，口腔处于静止状态的时间也较长，唾液分泌量少，家长也往往不够重视，菌斑、食物碎屑、软垢易滞留于牙面上，导致儿童口腔具有菌斑、色素、软垢多、牙石相对较少的特点。因此，选择的超声工作尖应根据牙石的量和牙石存在部位的解剖形态来进行选择，色素多的部位可使用超声联合橡皮杯或喷砂技术进行去除。

三、儿童牙周治疗中的非药物行为管理

（一）儿童诊治过程中不良心理反应

1. 恐惧

患儿会对从前来医院吃药、打针等有不良的感受和害怕的心理，导致其再来医院就诊时处于高度紧张和防卫状态，因此对就诊常常有一种畏惧感。此外，家长的过度紧张、牙科器械和超声发出的噪音等都会加重儿童的恐惧心理，在治疗时出现痛觉过敏、痛阈值下降情况。儿童内心的恐惧体验会因为就诊时出现的疼痛而加重，甚至发展为牙科恐惧症。

2. 焦虑

患儿过度焦虑通常可引起不安、出汗、脸色发白、心跳加快、情绪波动、打嗝、呕吐、尿频等，此时需要治疗医生保持耐心并通过安慰鼓励的话语，来减轻患儿的抵抗情绪。

3. 拮抗

儿童的拮抗多分为冲动型和被动型两种。

（1）冲动型拮抗：表现为哭闹、喊叫、乱打、乱踢或直接躺在地上要脾气，这种情况下一般患儿谁的话也不听。

（2）被动型拮抗：表现为不说话、不哭闹，但是动作上却故意与医生的要求背道而驰，这种情况下说理和恐吓一般均无作用。

（二）影响儿童口腔治疗行为的因素

1. 患儿的年龄

各个年龄阶段的孩子看牙时都会产生焦虑和紧张的情绪，但是一般来说，孩子年龄越大，

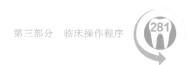

适应得越快，也越容易通过行为管理的方法来引导儿童配合治疗。当然，也有不配合治疗的大龄儿童，这多半与其曾经有过不良的口腔治疗体验有关。一般来说，3岁以上儿童多半可以通过非药物性行为管理的方法使患儿配合完成治疗。

2. 家长的焦虑

孩子一般是在家长的陪伴下看牙，因此家长的焦虑情绪对孩子的影响很大，过度焦虑的家长会对孩子的配合行为产生负面影响。各个年龄阶段的孩子都会被家长的焦虑情绪所影响，尤其是小于4岁的孩子。

3. 治疗史

在儿童的治疗史中，是否有疼痛的治疗经历是非常重要的。有研究表明，过往牙科就诊中的不良治疗经历会对孩子的行为产生负面影响。儿童的配合程度还与家长对治疗史中疼痛经历的认识及医护人员的态度有关。

4. 医疗环境

儿童就诊时的医疗环境也会影响其就诊行为。诊室和候诊区的布置甚至医护人员的服装都应考虑儿童的心理和感受，运用儿童喜欢的内容和色彩来布置环境，有利于消除儿童紧张、恐惧的心理。

5. 治疗内容

治疗内容要充分考虑儿童的适应过程，在不影响治疗效果的情况下，最好先做无痛、简单、快速的治疗，如口腔检查、涂氟、指导刷牙、窝沟封闭等。复杂治疗最好等待儿童适应后再进行。也有学者建议儿童第一次就诊时不做治疗，只和医务人员进行适应性的交流谈话。

（三）不同年龄组儿童患者接诊技术

儿童患者的接诊是一门技术，怎样与患儿建立亲切、信任的关系是最重要的。医生需要富有同情心、爱心、耐心等，态度良好，动作轻柔，心理敏感力较强，技术熟练，尽量在接诊时避免或减轻患儿的痛苦。这样，有助于消除患儿的紧张心理。

1. 3~6岁的儿童

这个时期的儿童心理远远没有成熟，医护人员和蔼的表情和关心的语言是非常重要的，要让儿童明白其所接受的检查和治疗是必要的。同时，要鼓励儿童进行自我控制和约束。在每一小步诊治结束时医生可以给予患儿口头表扬，来强化儿童的主动合作性，同时要把下一步要做什么诊疗用他们听得懂的语言来告诉他们，让他们感觉自己不光是被治疗者，也是参与者。

对那些顽固性抵抗治疗的儿童，也不能轻易放弃治疗或采用不耐烦的态度对待。必要时

需采取保护性固定的方法，如用束缚板裹住患儿手脚，或家长躺在治疗椅上抱紧患儿，将患儿双手固定于其胸前，双腿夹住患儿双腿。对那些拒绝张口的患儿，可给予开口器或k垫强制性开口。

2. 6~12岁的儿童

这个时期的儿童心理日渐成熟，同时也具有自己的个性，心理处于相对平静和冲突较少的阶段。这个年龄段的绝大多数儿童已经受过学校严格的纪律训练，具有一定的自我约束力和耐力，其行为个性色彩十足，较难进行强制性治疗。这个时期的诊治过程主要依靠讲道理来取得患儿的配合，同时在治疗中需要经常穿插给予患儿一些肯定和赞许。

（四）非药物行为管理方法

通常大多数常见非药物行为管理包括以下几个方面。①告知－演示－操作(tell-show-do，TSD)，即在操作之前先告知患儿将会做什么，使患儿相信操作不会带来疼痛或仅有轻微不适，然后应用一些孩子能理解的语言和比喻向患儿展示将进行的操作，最后进行治疗。②治疗前的体验，是指治疗前先带患儿到医院牙科门诊参观和体验，第一次治疗仅做一些简单治疗，如口腔检查、指导刷牙及涂氟等。③正强化，指在操作过程中不断给予患儿鼓励和称赞，并在治疗的最后给予表扬，希望他下次表现得更好。④分散注意力，给患儿播放动画片或采取其他可行的方法转移患儿的注意力。⑤模范作用，通过带领患儿参观其他配合良好的患儿的治疗过程，让他们交流治疗过程和体会，以消除其畏惧心理。⑥语音控制，通过医生的话语、语气、语调的变化来控制患儿的行为。⑦保护性固定，用约束板和约束包来固定患儿，或者家长躺在治疗椅上抱紧患儿，将患儿双手固定于其胸前，双腿夹住患儿双腿来进行保护性固定。

由于孩子的年龄、个性、治疗条件均不相同，需要根据儿童的特点采用不同的方法来进行行为管理。但是，治疗过程中的表扬和鼓励基本对所有孩子都适用。口腔科医生使用的语言必须与患儿的年龄相适应，要学会如何同不同年龄的孩子进行交流，不断地表扬和鼓励患儿，再加上 TSD，可对大部分3岁以上的孩子进行有效的行为管理，使其配合完成诊治。此外，赠送礼物也是在儿童治疗中常用的手段，给配合较好的儿童赠送小礼物，会使其有成就感，从而能够继续配合完成后续的治疗；而对于不配合的儿童，小礼物可以起到抚慰的心理作用。

四、镇静或全身麻醉下的儿童牙周治疗

虽然大多数患儿可以通过非药物行为管理来配合口腔治疗，但是对于少数极度恐惧、年龄过小患儿或者某些特殊儿童，则需要采用镇静或全身麻醉来进行儿童口腔治疗。

儿童常用的镇静技术包括笑气或氧气吸入镇静技术、口服药物镇静和静脉注射镇静。需要注意的是，镇静并不能代替局部麻醉，镇静旨在消除患儿的焦虑不安，但不能完全代替行为管理。

全身麻醉是儿童口腔治疗中不得已的选择，是指通过麻醉药物产生的全身可逆性的痛觉消失、意识消失、反射抑制、肌肉松弛的状态。全身麻醉多适用于残疾或智力缺陷的特殊儿童，多个牙需要治疗、年龄过小或极度恐惧的儿童，以及家长无法多次陪伴就诊者。全身麻醉的禁忌证有经由麻醉医生评估后不适合全身麻醉的患儿、患有呼吸系统感染的患儿、系统性疾病的活动期同时伴有发热的患儿。

全身麻醉下治疗儿童口腔疾病的注意事项如下：①严格掌握适应证和禁忌证，安全第一；②术前必须详细检查、充分准备，和家长充分沟通，告知风险，签署知情同意书；③团队合作，尤其是全程均需要麻醉医生的参与；④治疗中注意插管位置，始终保持患儿静脉通道畅通，以备急用；⑤结束治疗后需协助麻醉医生将患儿移至观察室直至患儿苏醒。

总的来说，对于儿童超声牙周治疗，器械设备必须符合儿童牙体组织结构及儿童口腔特点，且应与儿童的行为管理相关联，但目前没有或者极少有儿童专用的超声治疗设备，参考文献、资料也较少，因此尚需进一步研究用于治疗儿童牙周疾病的相关超声设备。

第二节　儿童预防性洁治的意义

一、控制炎症

被誉为现代牙科之父的 Fauchard 早在 1746 年就指出，不注意清洁牙齿，将会引起使牙齿破坏的疾病。直至 1965 年，才有临床和微生物学资料权威性地证实了牙菌斑是牙周疾病的直接病因，此后，Lindhe 等人的动物实验也证明菌斑堆积可导致牙周炎的发生。因此，保持

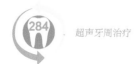

牙面清洁、消除牙龈的炎症是预防牙周疾病的关键。而预防性洁治可以去除菌斑、牙石、软垢等局部刺激因素，有效地控制炎症，防止炎症进一步发展。

二、降低龋病的风险

预防性洁治可以对儿童及监护人进行口腔卫生宣教，有助于儿童保持良好的口腔卫生，从而降低龋病的风险。儿童形成刷牙漱口的良好口腔卫生习惯，靠父母示范和传授；喜欢甜食的父母，其儿女大多也喜爱甜食；饮食不当，可致营养失调、使儿童牙齿发育不良；喂养方式不当可致奶瓶龋。

掌握刷牙、漱口的正确方法，有助于保持良好的口腔卫生；了解营养平衡的进食方法，有助于养成良好的饮食习惯；帮助儿童及其监护人了解牙齿、牙列、咬合关系的生长发育和保持良好的口腔环境应注意的事项，了解牙科诊疗项目的注意事项。

三、实现良好的口腔健康教育

口腔健康教育是增长人们口腔健康知识，使人们养成有利于口腔健康习惯的行为，提高口腔保健意识的必要措施。口腔健康教育在儿童牙周病的预防中起着重要作用。国内外不少学者在中小学校开展了不同形式的口腔健康教育，通过各种媒体手段如宣传图片、图书、音像制品等使儿童及其监护人获得口腔健康知识和预防措施。因此，不仅要培养儿童的口腔保健意识，而且还要对其监护人进行牙周病知识和口腔保健的教育，教给儿童及其家长自我诊断和疗效维护的方法。

对儿童进行预防性洁治，不仅能够有效地预防牙龈炎，而且可以进一步预防牙周炎，对儿童口腔卫生习惯进行指导和监督，培养儿童良好的口腔卫生习惯和定期口腔检查的治疗意识，促进儿童良好口腔健康意识的形成。在儿童时期如果学会菌斑控制的正确方法，将有利于其一生的口腔健康。

四、预防儿童牙周疾病，早期发现牙周炎易感人群

儿童牙周疾病最有效的预防方法是有效控制菌斑。对已患牙周疾病的患儿，除了治疗中需要彻底去除菌斑、牙石，还必须对患儿个体的全身状况、病情、各种危险因素、口腔卫生

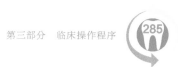

及菌斑控制水平进行评估，教会患儿及其监护人掌握菌斑控制的方法。通过对儿童进行预防性洁治、定期复查及监测，及时采取必要的恰当的措施，可以预防和减少牙周疾病的发生。

牙龈炎的预防方法主要是及时清除牙面菌斑，保持相对清洁的牙面。刷牙是自我清除菌斑的主要手段，每天早晚各一次，提倡选择刷头较小的牙刷，便于在口腔内旋转，能达到各个部位的牙面。牙刷在使用后应放置在干燥通风处，一般3个月左右更换1次牙刷。因乳牙列生理间隙的存在及相邻牙之间的面接触，儿童容易出现食物嵌塞，建议儿童每天睡前刷牙后家长帮助用牙线清除其邻面的菌斑及食物残屑。出现邻面龋坏的乳牙要尽早进行充填治疗，恢复牙体外形，防止因食物嵌塞引起的牙龈炎或龈乳头炎症。在进行预成冠修复治疗时要打磨光滑预成冠边缘，避免因不良修复体边缘引起的牙龈炎。

牙周炎是多因素疾病，其预防需要考虑菌斑、咬合创伤、宿主反应、环境和遗传等综合因素。虽然并非所有的牙龈炎都会发展成为牙周炎，但是消除牙龈的炎症仍然是预防牙周炎最根本且行之有效的手段，对已经患有牙周炎的儿童，更应强调早诊断、早治疗和进行恰当、彻底的综合治疗，以阻止病情的发展和加重。

牙周炎积极治疗后应立即进入维护阶段，定期的维护治疗有助于保持正常的口腔微生态。大量研究表明，进行牙周治疗后的定期专业维护和治疗是牙周整体治疗计划中必不可少的重要环节，对有效控制菌斑和各种牙周病的危险因素、预防牙周病的复发具有极其重要的作用。对于全身系统性疾病引起的儿童牙周炎，除了必须每天彻底清除菌斑和牙石，还必须积极治疗全身系统性疾病，必要时可应用抗菌漱口剂，如用0.12%~0.2%的氯己定含漱溶液每天含漱1分钟可有效抑制菌斑形成，以防止牙龈炎症的产生。

通过对儿童进行预防性洁治，可以对全口的卫生状况进行评估，重点需要检查k面和邻面，必要时拍摄X线片有助于发现早期病变。同时，定期复查有助于早期发现牙周炎易感人群。

（张倩　李厚轩　姜涵　陈欣戬）

参考文献：

［1］ 文玲英，吴礼安 . 实用儿童口腔医学［M］. 北京：人民军医出版社，2016.

［2］ 葛立宏 . 儿童口腔医学［M］. 北京：人民卫生出版社，2012.

［3］ 文玲英，杨富生 . 临床儿童口腔科学［M］. 北京：世界图书出版公司，2001.

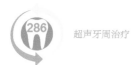

第十一章

超声牙周治疗院感防护

超声牙周治疗为医护人员提供了一种方便快捷、省时省力、高效且微创的治疗手段，但其发生交叉感染的风险也大大增加。口腔是众多微生物聚集的环境，大量微生物菌群附着于牙齿、牙龈和黏膜表面甚至侵入牙周袋深部。超声器械在去除牙石和菌斑的同时，因超声波的空穴作用，产生的大量冷却水喷雾混杂着患者的血液、唾液和牙石碎片形成微粒子气溶胶，使大量的病原微生物扩散到诊室有限的空间。致病微生物传播的途径如下：①与感染性口腔病灶或感染的唾液、血液的直接接触；②间接接触被污染的超声器械、综合治疗台等传染媒介；③吸入含有致病菌的气雾或飞溅物（如血液、唾液等）；④血液、唾液或鼻涕等分泌物直接飞溅到破损或不完整的皮肤或黏膜；⑤气溶胶微生物的空气传播；⑥供水管道的存水回流入口内。这些传播途径如果不阻断，容易造成医源性的感染，危害医务人员和患者的健康。因此，采取有效预防牙周诊室感染的措施，控制交叉感染尤为重要。

第一节　超声牙周治疗前的院感防护和准备

在进行超声牙周治疗前，要做好诊室环境、空气、综合治疗台及周围环境、治疗器械的消毒或灭菌准备，患者和术者的防护、超声牙周治疗的知识储备，以及水路的准备工作，以有效预防医院感染易感因素的发生。

一、牙周诊室的布局和环境要求

诊疗区分区明确。诊疗区和清洗消毒区分开，有专门存放灭菌物品的柜子；牙椅间要以屏障相隔或采用独立单间（图11-1），单位牙椅面积不小于3 m×3 m，按四手操作布局设计，免于接触无关区域。每一个治疗椅位应设洗手池1个，以感应式或脚踏式洗手池为佳，擦手纸采用壁式固定装置（图11-2），以便于使用流动水洗手和抽拿擦手纸，减少反复触摸导致

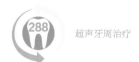

污染。要求诊室整洁、安静、舒适、光源充足、通风良好，诊室地面、墙面、天花板应采用光滑无空隙、易清洁、防湿、防火、防尘材料，设计上不留不可视区。合理的诊室布局可避免清洁和污染区域交叉，保障患者的就诊安全和医护人员的职业防护。

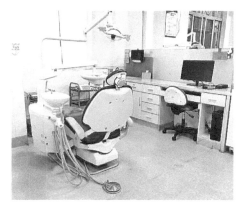
图 11-1　牙椅间以屏障相隔（伍晓红医师提供）

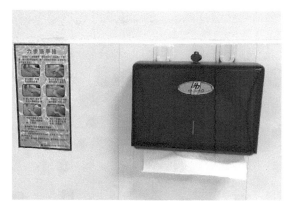
图 11-2　擦手纸采用壁式固定装置（伍晓红医师提供）

二、诊室空气的准备

每天第一个患者就诊前，应根据季节、室外风力和气温适时通风，建议开窗通风半小时以上，保持诊室内空气新鲜。自然通风不佳时，要增加排气扇等辅助通风设备，使空气流通。普通诊室空气中的细菌菌落总数 ≤ 4.0 CFU/（5 min·直径 9 cm 平皿）。现常用的空气消毒装备有空气消毒器（图 11-3）和紫外线灯。

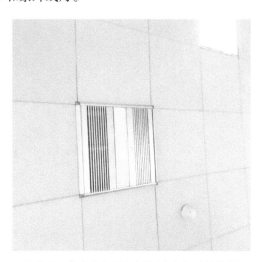
图 11-3　等离子空气消毒器（伍晓红医师提供）

空气消毒器消毒方法：一般1天开启2次，每次1小时。空气消毒器主要有循环风紫外线、等离子和静电吸附式等类型，适用于有人状态下室内空气消毒，按需设定时间，定时开启使用，采用循环消毒，对环境条件无特殊要求，能全方位动态消毒，明显降低空气中细菌数量。注意事项：临床上应根据诊室面积来合理配置消毒器数量；消毒时应关闭门窗；进风口、出风口不应有物品覆盖或遮挡；要定时清洗滤网。

紫外线灯消毒方法：每天中午或下午下班后，在无人状态下，开启紫外线灯，照射时间设置为30~60分钟。紫外线灯管距地面1.5~2.0 m为宜，每10~15 m²可设30 W灯管1个。紫外线消毒受环境清洁度、室内温湿度、灯管照射时间等多种因素的影响，加上紫外线穿透能力较差，因此，使用紫外线消毒室内空气时，房间内应保持干燥清洁，减少尘埃和水雾。当温度小于20 ℃或大于40 ℃时，或相对湿度大于60 ℃时，应适当延长照射时间。避免物体遮挡，同时要保持紫外线灯管表面清洁，每周用75% 乙醇棉球擦拭1次。当发现灯管表面有灰尘、油污时，应及时擦拭。

三、诊室周围环境的准备

每天接诊前，要对可能存在交叉感染的物品表面进行清洁，包括诊室治疗区的公共设施及用品表面。操作者和助手的治疗椅、治疗边柜、洗手池、写字台、治疗小推车等，在诊疗时，这些物品容易被医务人员的手接触到、被患者的血液和唾液喷溅到及被气溶胶降落到，因此需要每天擦拭2次，用中等水平以上消毒剂擦拭，也可选用消毒湿纸巾擦拭。治疗椅旁计算机键盘可用透明塑料薄膜覆盖隔离。科室内地面及科室外部周围区域每天采用500 mg/L含氯消毒剂喷洒打扫2次。

四、牙科综合治疗台的感染控制

（一）牙科综合治疗台表面的清洁和消毒

首先，医务人员在临床诊疗中经常频繁接触综合治疗台表面，如灯光把手、操作面板、三用枪按键等，这些工具因受术者手握持或接触口腔而易受污染，应一用一清洁一消毒。清洁后，使用复合季铵盐类医用消毒湿巾进行擦拭消毒（图11-4）。擦拭的方式为自上而下擦拭，先擦拭灯光把手，再擦拭操作控制面板，再到手机与三用枪连接线等，最后擦拭综合治疗台的表面和椅背（图11-5）。三用枪按键处较难清洁，应着重擦拭和消毒。操作控制面板、灯

光把手、吸唾器的连接管、手机连接处、三用枪按键的位置擦拭完成后使用避污膜（屏障膜）覆盖（图11-6）。对非临床接触面，可用消毒湿巾常规清洁消毒。在患者接受治疗前，诊室应保持痰盂清洁、无血迹。

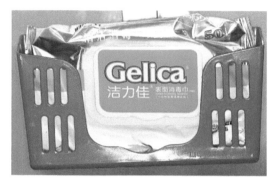

图11-4　医用消毒湿巾（伍晓红医师提供）

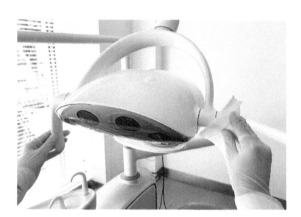

图11-5　综合治疗台从上往下擦拭（伍晓红医师提供）

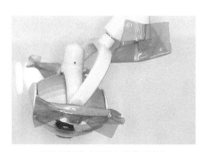

照明灯把手（伍晓红医师提供）

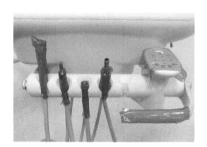

操作面板及手柄

图11-6　屏障膜覆盖

（二）管道和水路的消毒

气动涡轮机停转时的回吸现象会将患者口腔中的血液、唾液、切削的碎屑、微生物回吸到手机内部，并通过马达连接处进入到综合治疗台的水、气路系统。同时供水水源本身可能含有微生物，这些微生物在综合治疗台的水、气路管壁聚集成生物膜，该生物膜对化学消毒剂有较强的抵抗力，因此对管道和水路的消毒至关重要。牙科综合治疗台水路的物理干预措施如下：①冲洗水路；②选用防回吸装置；③安装过滤装置并定期更换滤器；④使用无菌水、蒸馏水或去离子水等水质好的供水系统；⑤使用抗菌、抑制生物膜生成的材料如聚四氟乙烯或聚偏氟乙烯作为管壁材料等。医务人员在常规诊疗中，应养成良好的无菌和防感染的操作习惯。每日工作开始前对牙科综合治疗台水路系统冲洗（空踩）2~3分钟，不同患者之间冲洗20~30秒，抽吸式冲洗吸唾器30秒（图11-7），冲洗痰盂下水管道（图11-8）。如果管路中生物膜一旦形成，就需要对水路进行化学消毒，目前用于水路消毒的化学消毒剂众多，其中含氯消毒剂是一种使用最早、最广泛的有效消毒剂，但有一定的腐蚀性，消毒时要考虑浓度和残余消毒剂的处理。因此，一些毒性和腐蚀性更小的消毒剂也慢慢应用于水路管理，如过氧化氢银离子、微酸性电解水、氯己定、草本植物等。控制水路污染，要联合物理处理和化学处理双重措施来综合管理。

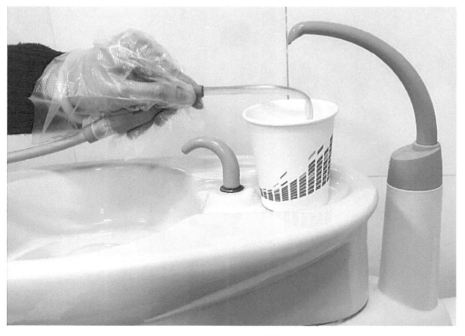

图11-7 吸水冲洗吸唾器管道（伍晓红医师提供）

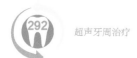

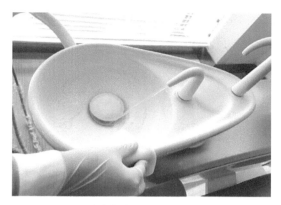

图11-8　冲洗擦拭痰盂（伍晓红医师提供）

（三）不同患者之间的消毒

　　每次治疗不同患者间隙，应空踩脚踏冲洗各连接管道20~30秒；超声波洁牙柄、工作尖和三用枪等应一人一用一灭菌；吸唾器、冲洗针筒、一次性检查盘、一次性胸巾等应一人一用一更换；所有超声牙周治疗接触的表面都应该清洁并消毒；操作控制台、灯光把手、吸唾器的连接管等，使用一次性屏障膜覆盖，并保证一人一更换（图11-9）；痰盂要一用一冲洗。

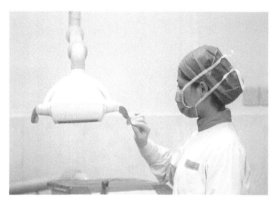

图11-9　屏障膜要一人一更换（伍晓红医师提供）

五、超声牙周治疗仪的准备

　　治疗前，使用70%异丙醇或医用消毒湿巾擦拭超声治疗仪表面和连接线，特别是调节功率和水流量的操作面板、开关和手柄接口部位。操作面板、超声手柄连接管线可以用表面屏障膜遮盖（图11-10）。无论是使用独立罐装水还是使用管道用水，安装超声手柄前，要用三用枪吹干手柄线接口的水分，手柄连接上后再空踩脚踏30秒冲洗水路。

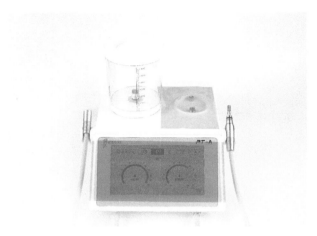

图11-10　超声治疗仪的屏障保护（伍晓红医师提供）

六、患者的准备

（一）病史资料的采集

在临床诊疗过程中，认真详细地询问和收集病史十分重要，除了询问口腔病史和牙周病史，还要询问患者的全身病史，包括出血性疾病、心血管疾病、感染性疾病等。血液传播和体液传播是乙型肝炎病毒（HBV）、丙型肝炎病毒（HCV）和人免疫缺陷病毒（HIV）的主要传播途径。根据患者有无传染性疾病，将患者分为普通状态和高危状态两大类，其目的是根据个体情况采取相应的预防感染措施。

（二）传染病指标的检查

目前，为有效预防医务人员职业感染，控制医源性感染的发生，避免医疗纠纷的发生，已有不少医院在行侵入性操作包括牙科诊疗时，将 HBV、HCV、HIV 和梅毒血清学（TRUST）作为术前检测项目。牙周疾病治疗患者术前需要进行传染病指标检查的必要性原因如下。

（1）牙周超声治疗过程，主要以侵入性操作为多，医务人员经常接触患者的血液和唾液等，且超声工作尖尖端锐利，刺伤患者和医护人员的概率相对较大，细菌和病毒可通过暴露的伤口进入血液而传播。

（2）在进行牙周洁治和刮治治疗时，患者的唾液、血液、牙石及抛光膏碎屑会四处飞溅并产生感染性气雾，许多传染性疾病可通过气雾间接传播，而且产生的气雾中含有大量的气

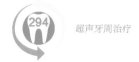

溶胶悬浮于空气中持续数小时甚至数天之久，在口腔医护人员呼吸道黏膜受损时会导致传染病的感染。

（3）受到血液、唾液或气溶胶污染的诊疗器械或综合治疗台，若没有采取严格的隔离和消毒措施，有可能成为二次污染源。

（4）牙周治疗操作时间长、周期长，复诊频率高，复杂的牙周治疗常需要半年到数年的治疗时间甚至终身治疗，在治疗过程中存在着医患间、患者间交叉感染的可能。

有很大一部分患者在就诊时，对自己的身体情况并不知情。有报道，有一部分患者在牙科检查中被首次发现和确诊感染 HIV，所以在 HIV 的早期筛查和诊断中发挥着重要的作用。因此，为防止传染病的传播，在进行超声牙周治疗前，要进行 HBV、HCV、HIV 和 TRUST 的检测，以便了解患者病毒的感染情况，有利于加强医护人员的执业防护，控制医源性感染，更好地保护医患双方，减少医疗纠纷。HIV 检测除了常规的血液检查，目前还有一种快速口腔检查法，即唾液检查，唾液检查能在 20 分钟内检测出患者是否感染 HIV。

（三）口腔卫生宣教

利用口腔卫生宣教及公益宣传，普及口腔卫生知识，使患者掌握正确的刷牙方法及使用牙线、牙缝刷及冲牙器等辅助口腔卫生措施，使患者养成就诊前刷牙和使用漱口液含漱的习惯，减少患者就诊时口腔内的食物残渣、牙垢和菌斑，从而减少口腔内的整体细菌量。

（四）传染病患者在超声牙周治疗中的注意事项

（1）凡患有急性传染病（如新型冠状病毒感染、急性肝炎活动期）的患者，除了应急处理不做其他牙周治疗。

（2）使用手用器械代替超声器械进行洁治和刮治治疗时，应减少空气中气雾的产生，加强对自身和环境的保护。

（3）使用特殊的诊室，如防传染病诊室；或安排患者在一天中最后一个时间段就诊；或集中一天处理 HBV 或其他病毒阳性患者，并做好有效的隔离措施。

（4）治疗中，医护人员应做好个人防护，包括戴口罩、面罩、双层手套及穿好隔离衣，避免感染，且一次性手套不宜长时间戴，手套潮湿应立即更换，更换前要认真洗手。

（5）尽可能使用一次性用品，包括一次性治疗盘，一次性隔离衣，一次性使用的面罩、口罩、帽子，一次性吸唾器，等等；头托、治疗椅、工作台可以铺一次性铺巾以隔绝微生物的污染。

（五）特殊患者的准备

在收集病史记录中，除了能取得与控制感染有关的资料，还可以根据患者的特殊状况采取保护措施。

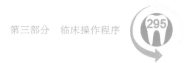

（1）如果牙周炎患者在急性期，如牙周脓肿，应在急性炎症得到控制后再进行牙周治疗。牙周探查和牙周洁治均可能引起一过性菌血症，甚至导致全身性系统疾病。Suzuki 等人1984年报道了1位牙周脓肿患者在接受超声洁治1个月后发生了肺部放线菌病，推断其在进行超声洁治时使放线菌转移到了肺部。Daly 等人2001年研究发现，未经牙周治疗的牙周炎患者和牙龈炎患者在牙周探诊后，分别有40%和10%的患者发生菌血症。Kinane 等人2005年报道，在超声洁治后，13% 的牙周炎患者发生了一过性的菌血症。Beutler 等人2019年研究发现在机械刮治后，未经牙周治疗的患者和接受牙周支持治疗的患者静脉血中均检出16种细菌。因此，在牙周治疗中预防菌血症至关重要。

（2）糖尿病患者血糖控制差（空腹血糖值大于7.0 mmol/L，HbA1c 大于7.5%），建议在其血糖控制良好后再进行牙周治疗。如牙周治疗无法推迟，则要预防性使用抗生素，防止术后感染和菌血症的发生，若患者空腹血糖值大于11.4 mmol/L，仅做应急处理，待血糖得到控制后再进行牙周治疗。

（3）老年牙周病患者一次就诊时间不宜太长，以减轻刺激，防止吞咽反射不适导致口水四处喷溅，治疗前应做好卫生宣教，必要时请老年患者家属辅助进行口腔清洁，洁治前给予漱口液含漱以控制菌斑，改善口腔环境。

（4）牙周病患者体内有移植物，如人工心脏瓣膜、假体关节、移植的肾脏等，在进行牙周探诊或治疗时可继发细菌通过血行播散诱发植体感染，引起心内膜炎、关节炎等。引发移植物感染的菌种极广，其中以葡萄球菌最为常见，因此该类患者在进行牙周探查和牙周治疗前 1 小时，应在医生指导下服用适合的抗生素，术后按医嘱保持良好的口腔卫生习惯，以减少心内膜炎和关节炎的发生。

七、医务人员的准备

（一）加强院感知识的培训和自我保护意识

医务人员要定期接受规范的院感知识培训，及时有效地掌握消毒隔离和个人屏障防护的知识和技术，加强无菌操作意识，避免危险因素的发生，降低院内感染和职业暴露概率。美国疾病预防控制中心已将这方面的教育作为强制执行的项目推荐给所有医院。调查表明，受过上述教育的医务工作者暴露程度明显低于未受过教育者。

（二）提高操作技能和工作经验

熟练的操作技术和规范的操作行为可以减少医源性感染和锐器伤的发生。医生的操作水

平影响患者的就诊舒适度和配合度，因此，有工作经验的医生和资历深的护士发生锐器伤的概率较小。因此，医务人员要熟悉超声牙周治疗每个阶段可能出现的问题，防患于未然，减少锐器伤的发生。

（三）做好物品的检查

（1）一次性物品的检查。医务人员在使用包括一次性吸唾管、注射器、一次性治疗盘等一次性无菌医疗用品前，应仔细检查包装是否有破损、失效，产品是否洁净，标识是否清楚，若质量可疑，要立即停止使用；拆除外包装后，应分类放置在无菌物品存放区。

（2）消毒灭菌器械的检查。医务人员在使用消毒灭菌器械前，要检查器械是否干燥保存，包装是否完整，灭菌时间是否在有效期内（具体见本章第三节内容）。

（3）操作区的准备。为患者常规准备胸巾、治疗盘、纸杯、棉卷、吸唾装置等，为医护人员准备医用手套、口罩、防护面罩，为超声牙周治疗准备工作手柄、工作尖、抛光杯、抛光介质等（图11-11），尽量在操作前将所需要的物品准备齐全，减少用物传递或反复摘脱手套可能导致的交叉感染。

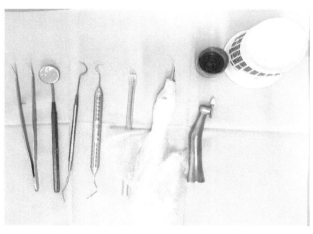

图11-11　超声牙周诊疗器械的准备（伍晓红医师提供）

八、X线准备

牙周患者术前需要拍X线片检查牙槽骨吸收情况，包括根尖片、曲面断层片或CBCT。在拍摄过程中，X线片要放入患者口腔会接触到唾液，因此，对放射科医生来说，同样需重视院感防护。在患者口内X线片的放入、取出及胶片冲洗过程中一定要戴无菌手套，避免交叉感染；X 线片成像设备包括 X 线片成像摄像管和控制面板，可用表面屏障膜覆盖，防止临床操作中对表面的污染。X 线片的外包装因为会接触到患者的唾液，所以要按照传染性废物进行处理。拍摄曲面断层片，咬合板可以用一次性的指套或重复使用表面屏障膜；患者的下颌托、定位导板和手柄等可以用屏障膜保护，或者在胶片曝光后用消毒湿巾擦拭消毒。所有表面一次性屏障膜，需一人一更换。当成像设备表面有唾液、血液污染时，应在穿戴个人防护装备后，对其立即进行清洗和消毒。

第二节　超声牙周治疗中的院感防护

在进行超声刮治时，患者可能会出现因咽喉反射而产生咳嗽或喷嚏，咳嗽或喷嚏的飞溅物混杂着患者的血液、唾液、牙石或菌斑等，可能含有感染性微生物，常常喷溅到医护人员的口、鼻、眼及面部，污染诊室环境。除此之外，还会漂浮在空中形成气溶胶，这是一种可以在室内环境中长时间存活、悬浮的、可吸入性的微粒。因此，在牙周超声治疗中必须常规采用标准预防措施，做好医患双方的屏障防护。同时，医护人员应该提高自我防护意识，在诊疗过程中严格遵守无菌操作技术，避免交叉感染的发生，做好职业暴露的预防和处理。

一、患者的术中院感防护

（一）患者的知情同意

在进行超声牙周治疗前，应该向患者详细介绍治疗的程序和治疗时的注意事项，衡量一下患者的配合程度和可接受的舒适度，让患者知道术中可能出现的情况，如牙龈出血、牙齿酸痛、咽喉不适和憋气等，做好心理准备。教会患者术中正确的呼吸方法，尽量用鼻呼吸，勿用嘴呼吸，避免出现呛咳。告知患者治疗中必要的体位转变，包括治疗上颌时抬头，治疗下颌时低头；指导患者正确使用胸巾和漱口杯，不乱吐唾液，鼓漱时不要太大力，防止喷溅到诊室墙壁和地面或其他周边物品表面；告知患者双手不可触摸任何器械和装置；告知患者若有不适或需要吐口水之类的情况时应先举手示意，以免引起呛咳和唾液喷溅；避免随意摆动头部导致工作尖划破嘴唇和黏膜。佩戴义齿的患者，摘下的义齿应放置在准备好的一次性纸

杯中。

（二）患者的屏障防护

进行洁治时要使用一次性胸巾，要一人一更换，防止污染患者的衣服；调节灯光保证光源充足和视野清晰，同时要避免直射患者双眼；佩戴眼镜者摘脱眼镜，必要时戴防护眼罩和一次性头套，协助患者将头发束起，避免头发散落污染操作区域（图11-12）。

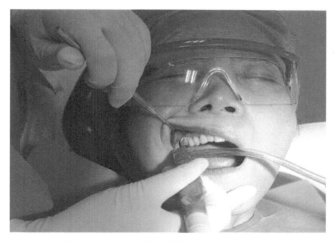

图11-12　患者的屏障防护（伍晓红医师提供）

（三）菌斑染色，指导刷牙

进行超声治疗前，提倡给患者进行菌斑染色，并指导其刷牙（图11-13），让患者尽可能按正确的方法把牙齿刷干净再进行治疗，这样可以去除患者口腔内残余的食物残渣和大量的菌斑微生物。菌斑染色时，正确的刷牙方法能降低牙面菌斑量（图11-14）。

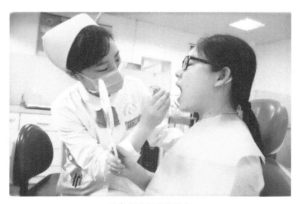 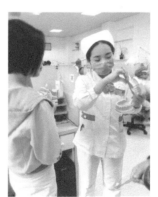

给患者进行菌斑染色　　　　　　　　　指导刷牙

图11-13　口腔卫生宣教（伍晓红医师提供）

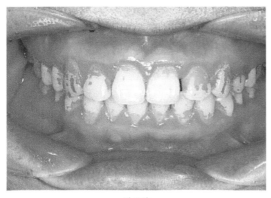
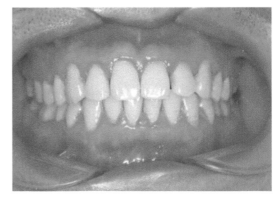

刷牙前 　　　　　　　　　　　　刷牙后

图11-14　菌斑染色（伍晓红医师提供）

（四）预防性使用口腔漱口液

进行超声治疗前，让患者先用漱口液含漱1分钟。使用抗菌漱口液可降低术中产生的气溶胶和飞溅物中的微生物浓度，减少患者菌血症的发生。目前，用于临床的漱口液众多，包括过氧化氢、聚维酮碘、西吡氯铵和氯己定漱口液等，均能减少在进行超声洁治过程中气溶胶的产生，其中氯己定漱口液是目前疗效较确切的抗菌药物，能预防牙周炎、杀灭唾液中和吸附在牙面的细菌，同时影响细菌的聚集和生物膜的形成。因此，在进行超声牙周治疗前，使用0.2%氯己定漱口液含漱或冲洗龈缘，能降低治疗过程中产生的气雾或气溶胶中的微生物。但在使用预防性漱口液时，医生要考虑到患者有无漱口液成分过敏史、有无鼓漱能力。本方法不适用于吞咽反射尚未发育成熟的低龄儿童和因身体原因无自主吐口水能力的患者。

二、医生术中的院感防护

（一）增强自我防护意识

由于从患者的病史及检查中不能可靠地判断患者是否感染了HBV、HIV或其他传染性疾病，因此医务人员在诊疗中必须将所有患者的血液、唾液或被其污染的物品都视为具有潜在危险性的传染源，实施标准化预防和规范化无菌操作技术，加强自我防护意识。

（二）洗手和卫生手消毒

洗手即医务人员用肥皂（洗手液）和流动水去除手部皮肤污垢和暂居菌的过程。卫生手消毒是用速干手消毒剂搓揉双手，以减少手部暂居菌的过程。口腔医护人员的手经常会接触到患者的唾液、血液及其他分泌物，如果不进行彻底的洗手或卫生手消毒，就会通过直接或

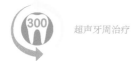

间接方式传染给其他医护人员和患者，造成交叉感染。标准的洗手方法，能使医务人员手的细菌菌落总数符合卫生部门的标准要求（细菌菌落总数应不超过 10 cfu/cm^2）。

1. 洗手和卫生手消毒遵循的原则

（1）当手部有血液或唾液等肉眼可见的污染时，应用肥皂（洗手液）和流动水洗手。

（2）当手部没有肉眼可见的污染时，可使用速干消毒剂消毒双手代替洗手。

2. 洗手和卫生手消毒的指征

（1）直接接触患者前后，接触不同患者之间，从同一患者身体的污染部位移动到清洁部位时。

（2）接触患者黏膜、破损皮肤或伤口前后，接触患者的血液、唾液、呼吸道分泌物等之后。

（3）穿脱隔离衣前后、戴手套之前、摘手套之后。

（4）进行无菌操作，接触清洁、无菌物品之前。

（5）裸手接触可能被血液、唾液或呼吸道分泌物污染的物品表面之后。

3. 洗手或卫生手消毒的正确方法

（1）洗手。

医务人员开始工作前要先摘掉手上的戒指和饰品、修剪指甲至短平，采用"六步洗手法"洗手（图11–15）。用肥皂或洗手液认真搓洗双手及腕部15~30秒，然后用流动水冲净，用一次性干手纸巾或者灭菌的小毛巾将手擦干，常规戴一次性乳胶手套。超声牙周治疗操作前后、接触患者前后均要洗手，洗手时要特别注意指甲盖下污垢的清洁。

洗手的具体方法：

①打湿：用流动水打湿双手。

②涂抹：用足量皂液或洗手液涂抹双手所有皮肤。

③揉搓：揉搓双手总时间不少于15秒，具体的"六步洗手法"步骤如下：

第一步：掌心相对，手指并拢，相互揉搓。

第二步：掌心对手背沿指缝相互揉搓，交换进行。

第三步：掌心相对，双手交叉指缝相互揉搓。

第四步：右手握住左手大拇指旋转揉搓，交换进行。

第五步：弯曲手指使关节在另一手掌心旋转揉搓，交换进行。

第六步：将5个手指尖并拢放在另一手掌心旋转揉搓，交换进行；必要时增加对手腕的清洗。

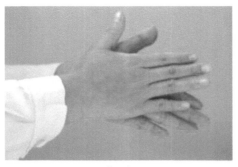
第一步

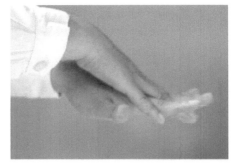
第二步

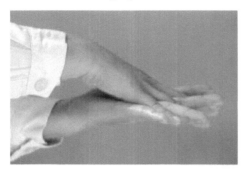
第三步

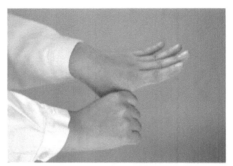
第四步

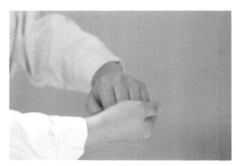
第五步

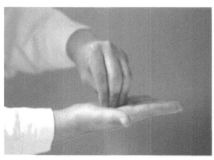
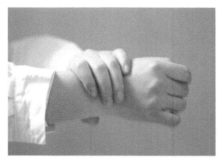
第六步

图11-15 六步洗手法(伍晓红医师提供)

为保证不遗漏，每步搓揉不少于5次。

④冲洗：用流动水彻底冲净双手。

⑤干燥：用一次性干手纸巾或灭菌的小毛巾干燥双手。当用一次性干手纸巾擦干双手时，一次性干手纸巾应与纸架无接触，使用者一次抽取一张；毛巾应该一用一灭菌。如果洗手池没有脚踏控制或自动关水装置，应用一次性干手纸巾关闭水龙头，避免重新污染双手。洗手使用凉水或温水，戴手套前双手保持干燥。

（2）卫生手消毒。

①取适量消毒剂于掌心（图11-16）。

②按照"六步洗手法"，搓揉双手。

③保证消毒剂完全覆盖手部皮肤，直至手部干燥。

手卫生是医院感染控制最基本、最重要、最简单、最经济的方法。研究表明，正确的洗手能减少手部90%的细菌，减少20%~30%的医院感染发生。因此，加强医护人员手卫生的培训和监督，提高手卫生的合格率，对交叉感染的控制至关重要。

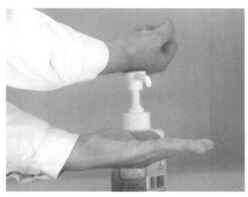
手压式

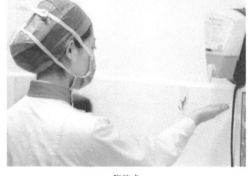
脚踏式

图11-16　卫生手消毒（伍晓红医师提供）

（三）医生的防护屏障

超声牙周治疗过程中，医务人员要按照标准做好防护，包括佩戴手套、口罩、帽子和面罩（图11-17），穿具有保护皮肤和衣服的立领工作服。

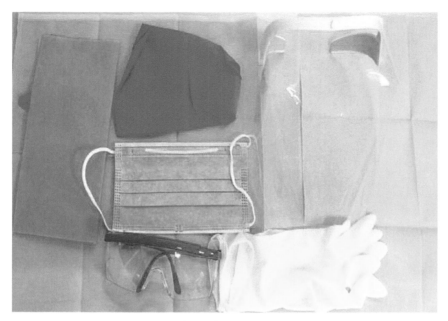

图11-17　医生的屏障防护（伍晓红医师提供）

1. 戴手套

为防止交叉感染及保护牙科医务人员的双手，在接触患者黏膜和非完整皮肤前必须戴手套，要求做到诊疗一位患者一副手套，接触同一患者从污染区到清洁区时应更换手套，两个患者之间一定要更换手套。一次性无菌检查手套用于一些牙周检查或某些临床操作，外科手套用于无菌手术和比较精细的触诊。手套的作用在于预防医务人员手上的病原微生物传播给患者。但是，即使戴上手套，污染也可能存在，如一些致病细菌或病毒小于乳胶手套的微孔，可能通过微孔传播疾病，因此手套能减少细菌和病毒量，但不能完全隔绝致病微生物，所以不能取代洗手。当更换手套时，也不能因为手套完整而不洗手或不进行卫生手消毒。在戴手套前和摘除手套后必须洗净双手。随着手套戴用时间的延长，手套的孔隙也会增加。因此，如果同一患者诊疗时间长，手套最好每小时更换1次；在高危患者的治疗中，戴双层手套可以减少感染的传播。乳胶过敏的牙科医务人员和牙周病患者，应避免使用乳胶手套，可使用非乳胶、无粉和低蛋白手套或内衬一次性聚乙烯塑料手套。

戴手套的正确方法：打开手套纸袋，一手掀起手套袋外层，另一手捏住手套翻折部（手套内面），取出手套，对准五指戴上；同法掀起另一袋口，已戴无菌手套的手指插入另一手套的翻边内面（手套外面），取出手套戴上；双手调整手套的位置，将手套翻转处套在工作服衣袖外（图11-18）。

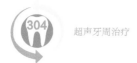

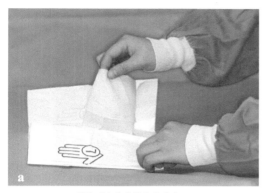
捏住手套翻转处取出手套

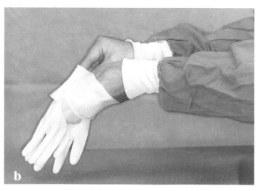
右手提起手套，左手对准五指插入手套

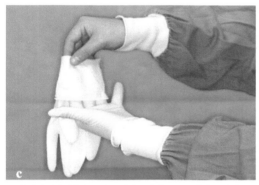
已戴手套的左手指插入右侧手套翻折部之下，戴好右手套

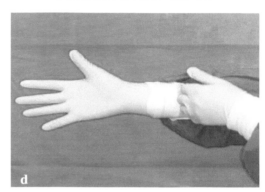
翻转手套套在工作服外侧

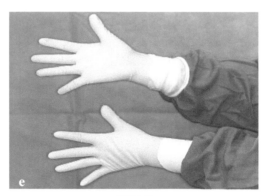
戴好手套

图11-18　戴手套的方法（伍晓红医师提供）

　　脱手套的方法：用戴手套的手捏住另一手套腕部外面翻转脱下，已脱手套的手指插入另一手套内面将其翻转脱下，两只手套合二为一（图11-19）。脱手套后应立即洗手。

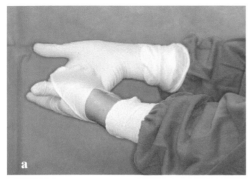

抓住手套外侧近腕部

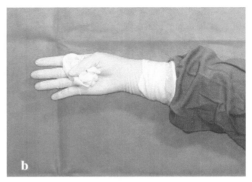

反转脱下手套握于掌心

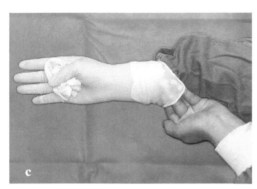

已脱手套的手指插入另一手套内侧

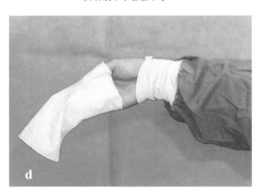

反转手套脱下，合二为一

图11-19　脱手套的方法（伍晓红医师提供）

2. 戴口罩

当使用超声洁牙或刮治进行治疗时，患者血液、唾液和口腔内其他感染性碎屑都会被雾化并从口腔中排出。气溶胶是空气中固体或液体的微粒，是具有诱发疾病能力的病原微生物的来源，口罩对这些气溶胶内的潜在病原微生物有重要的物理屏障作用，并双向保护医务人员和患者。医用口罩包括医用防护口罩、医用外科口罩和普通医用口罩。其中，医用防护口罩防护级别最高，如 N95 型口罩，过滤率超过 95%，用于医务人员对空气传播的呼吸道传染病的预防，如肺结核、SARS 病毒和新型冠状病毒等。目前，口腔医务人员常用的口罩有医用外科口罩和普通医用口罩两种。医用外科口罩通常在手术室、无菌操作和标准防护时使用，起隔离血液、体液和飞溅物作用。普通医用口罩通常在一般清洁操作和接触普通污染物时使用。医用外科口罩对病菌的过滤效率高于普通医用口罩，在进行超声牙周治疗时，推荐使用医用外科口罩；对慢性传染病患者进行操作时，可选择医用防护口罩。标准的医用口罩有三层结构（外层通常是蓝色无纺布，有阻隔体液的作用；中层有吸附微粒的作用；内层通常为白色，有吸潮的作用）+鼻夹（根据各人鼻梁高低调整起固定密封作用）+系带或松紧带（图11-20）。

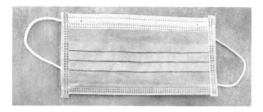

松紧带口罩

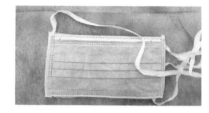

系带口罩

图11-20　口罩（伍晓红医师提供）

医学口罩的佩戴方法：

（1）先进行手卫生。

（2）遮住口、鼻及下巴。

（3）根据鼻梁的形态固定鼻夹（图11-21：a）。

（4）在头部系紧系带。

（5）注意四边的密闭度（图11-21：b）。

（6）调整系带的松紧度。

（7）当口罩脏污或破损或潮湿时应立即更换。

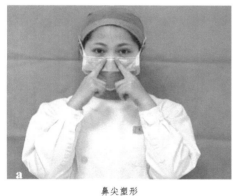

鼻尖塑形

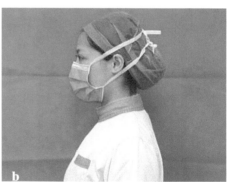

盖住口鼻

图11-21　戴口罩（伍晓红医师提供）

脱卸口罩方法：

（1）进行手卫生在前。

（2）先解开颈部系带，然后解开头部系带，松紧带的口罩用两手分别取下耳部松紧带。

不要触碰口罩外侧。

（3）捏住系带或松紧带从脸部移开，避免正面接触。

（4）丢入医疗废物专用收集袋。

（5）再次进行手卫生。

注意事项：口罩蓝色面朝外；口罩只能一次性使用，使用超过4小时要及时更换；口罩潮湿后应立即更换。口罩受到患者血液或唾液等污染后应立即更换。每次佩戴口罩进入工作区之前要检查密封性，检查方法：将双手完全盖住口罩，快速呼气，若鼻夹附近有漏气应重新调整鼻夹，若是口罩四周漏气，也应将其调整到不漏气为止。

3. 穿工作服和戴工作帽

牙科医务人员工作中应穿立领能盖住脖子的工作服和工作裤，必要时应穿工作鞋，以避免污染自己的衣物，常规戴上工作帽。帽子一定要将所有的头发包裹住，减少口腔微生物对牙科医务人员的污染，预防致病微生物通过头发上的灰尘、头皮屑等传播媒介污染术区和周围环境。工作服和工作帽一旦被血液或唾液污染时应立即更换。

4. 戴防护面罩

在进行超声洁牙或刮治时，会产生大量的牙石碎片和唾液甚至血液飞溅到医务人员的面部。有研究表明，面中部所受的污染程度最高。如果没有戴防护面罩，仅仅戴口罩，细小的有菌微粒会接触到医护人员的眼球和皮肤，甚至通过口罩进入呼吸系统，因此除了戴口罩，还必须戴防护面罩。防护面罩从下巴延伸到头顶，环绕头部至两侧，以提供正面和侧方防护，可以保护医务人员的脸、鼻、口、眼（图11-22）。被污染的、可重复性使用的防护面罩应用流水和清洗液彻底清洗并消毒。当防护面罩有明显污垢时，应在诊疗不同患者间进行消毒后再使用。一次性的透明塑料面罩要及时更换。

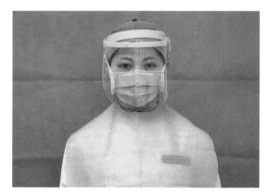

图11-22 戴防护面罩（伍晓红医师提供）

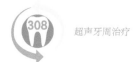

注意事项：佩戴防护面罩前要洗手，要先佩戴好工作帽、口罩；佩戴前要检查防护面罩有无破损，佩戴装置有无松解。一次性使用的塑料面罩用完后按医疗垃圾处理；重复用的防护面罩遇污染后应及时清洗和消毒，每天使用后放入中效以上消毒液（含氯消毒液或过氧化氢液）中浸泡30分钟以上，再用流水冲洗干净后晾干备用。

5.附加防护措施

当已知一位患者患有可以通过血液或空气飞沫传播的传染性疾病，如 HBV、HCV、HIV 感染或疑似病例时，以及医务人员手部皮肤发生破损时，医务人员要采取附加防护措施。

（1）附加防护措施以标准的预防措施为基础。

（2）尽量使用一次性治疗器械和防护物品，如一次性治疗盘、一次性使用的工作服、一次性塑料面罩等，以及使用更高级别的防护用具，如穿戴医用防护口罩和外科手套或戴用双层手套等。

（3）有可能发生血液、唾液大面积飞溅污染医务人员的身体时，应当穿戴具有防渗透性能的隔离衣或围裙（图11-23），必要时要穿上防渗透鞋套。

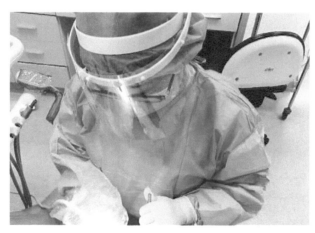

图11-23　穿一次性隔离衣（伍晓红医师提供）

6.穿摘防护装备一般流程

（1）穿戴防护装备流程：进行手卫生→戴帽子→戴医用外科口罩→穿工作服→进行手卫生→穿隔离衣→戴防护面罩→进行手卫生→戴手套

（2）脱摘防护装备流程：摘手套→进行手卫生→脱隔离衣→进行手卫生→摘防护面罩→摘医用外科口罩→摘帽子→进行手卫生→脱工作服→进行手卫生。注意事项：脱下防护用具时应避免接触污染面，口罩、帽子、隔离衣等里朝外放置。

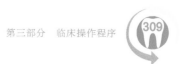

三、术中综合治疗椅的清洁和消毒

在进行超声牙周治疗时，在不同患者之间，空踩脚踏冲洗水路30秒，牙科手机、三用枪头、吸唾管应该一用一灭菌、一用一更换，对临床接触的表面应用消毒湿巾或消毒剂进行清洁和消毒。连接超声手柄、牙科手机和三用枪的管线距患者口腔近，易受到患者血液和唾液污染，这些位置要着重擦拭消毒。综合治疗椅在使用中若不慎被血液和唾液污染，要及时擦拭及消毒；吸唾管在使用中若出现脱落污染，要立即更换；痰盂要一用一冲洗，出现堵塞要及时疏通。

四、术中屏障膜的使用

屏障防护技术是采用一次性单面粘贴的塑料纸或透明的塑料套管对治疗中经常接触到的，但难以清洁和消毒的部位尽量大面积地进行覆盖，治疗完一个患者更换一次，目的是减少工作区域表面的污染。治疗椅操作面板、助手操作面板、照明灯把手、超声工作手柄、三用枪柄及连接手机、吸唾管管线等表面使用屏障膜，并保证一人一用一更换。每位患者治疗结束后，助手或护士戴一次性手套摘除屏障膜，并对覆盖区和治疗区其他裸露的部位使用消毒湿巾进行清洁、消毒后覆盖新的屏障膜。直到当天最后一位患者完成治疗后，再进行一次诊疗室的终末清洁、消毒。

五、超声牙周治疗仪的清洁和消毒

在进行超声牙周治疗时，使用的冷却水应该是无菌的，以独立储水罐供水为宜。超声手柄接口处及连接管线要用屏障膜覆盖，也可以用一次性塑料薄膜包裹手柄和手柄线来隔离患者血液、唾液对手柄的污染。每位患者治疗结束后、卸下手柄前，空踩脚踏30秒以冲洗水路。在超声治疗前、安装手柄后，再空踩脚踏30秒，待工作尖前段形成均匀的气雾后再放入患者口内进行超声治疗。

六、负压吸唾

在进行超声牙周治疗时，尽量使用牙科综合治疗椅的负压吸唾及时吸除治疗时患者产生

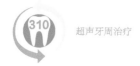

的血液、唾液和牙石碎片等，这样可以有效降低空气中微生物的含量。负压吸唾有强负压吸唾和弱负压吸唾。有研究发现，在超声治疗中使用强负压吸唾时空气中的细菌数量明显少于弱吸，强负压吸唾可以减少水雾的传播，更有效地减少病菌传播，降低医护人员的感染风险。但是在我国超声牙周治疗过程中，医务人员常规使用弱负压吸唾，强负压吸唾使用较少，原因在于：强负压吸唾需要四手操作，一旦护士或助理配备不足，将无法满足四手操作要求；强负压吸唾重，挂在患者口角会产生不适，且产生的噪音较大，因此医务人员或患者不习惯使用。使用弱负压吸唾注意事项：先放吸唾器再使用超声器械，将吸唾管放置在磨牙后垫区及时吸去口内多余的水；吸唾器吸管头不宜紧贴牙龈和黏膜，否则无法有效吸水；根据操作区域改变吸唾器左右位置。使用强负压吸唾注意事项：助手将强吸唾器管口放置在超声器械喷水的方向，避免放置在牙龈上损伤牙龈；避免放置在对冷刺激敏感或疼痛的牙齿上；避免放置于患者软腭、咽部等敏感区；吸唾部位随治疗区域的改变而改变，以不影响医生操作、保持术区视野清晰为宜。

七、四手操作

对咽反射反应严重、年老体质虚弱或身体不适合反复起卧的患者，应该配备四手操作，使用牙科综合治疗台的强力吸引器，助手在治疗椅旁协助及时吸除治疗时产生的血液、唾液和碎屑，协助术者拉开患者口腔的软组织，必要时使用开口器（图11-24）。注意保护患者的软组织，缓解患者的紧张情绪，保持医生视野清晰，有效降低空气中微生物的含量，降低污染物对医务人员和环境的影响。

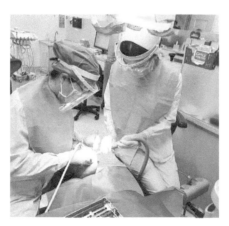

图11-24　四手操作（伍晓红医师提供）

八、治疗过程中防止交叉感染的注意事项

（1）诊疗操作过程中，对每位患者操作前后必须进行手卫生；必须戴口罩、工作帽和防护面罩，必要时穿防护服或胸巾；戴手套操作时，每治疗一位患者应更换一副手套并进行手卫生；治疗中，戴手套的手不能触摸口罩、防护面罩和非治疗区域。治疗椅位的调节尽量使用脚踏开关；若治疗中脱掉手套，即使继续治疗同一患者，也要更换新手套；治疗中防护面罩出现被血液、唾液喷溅和表面有明显污染的情况，要及时更换和清洗。

（2）在超声牙周治疗中，一定要注意及时关上诊室内的壁橱和抽屉，防止气溶胶的污染。

（3）在使用一次性无菌医疗用品如无菌棉球等，严格无菌操作，临时开启，立即使用，避免放置时间过长；在操作中，一次性用品如吸唾器怀疑被污染或已经被污染，应立即更换，禁止重复使用。

（4）诊疗过程中注意洁污分区，保护清洁区。治疗台上不放置公用物品，只放此次患者诊疗所需用品，诊疗盘内用物摆放整齐有序，应有预见性地尽可能备齐器械和物品才开始诊治操作，确需其他物品时，可使用一次性薄膜手套做避污隔离用，既遵循了隔离原则，又可免去反复脱戴手套的费时与浪费；如条件允许，也可由巡回护士帮忙拿器械。根据操作流程和顺序取物，以方便操作。

（5）使用杯状技术，即操作时，为尽量减少气溶胶和水雾的喷溅，治疗区域应该利用杯状方式进行牵拉，将患者的唇或颊用手拉开，然后牵拉唇向上或向下、颊部向前形成一个杯状，尽量将喷水和气雾保持在口腔内，使气溶胶反射回口腔内防止其播散（图11-25）。

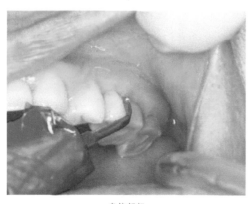
牵拉颊部

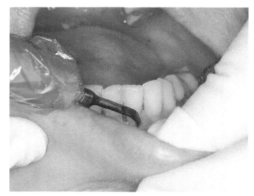
牵拉唇部

图11-25　杯状技术（伍晓红医师提供）

（6）在进行超声牙周治疗时，牙科医生保持中性体位，头部屈角0°～15°，眼部与治疗

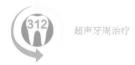

区域的连线尽量垂直，上半身与垂直线成0°~20°夹角，不超过25°；头部与患者口腔保持一定的距离，若距离太近，则气溶胶和患者口腔内的喷溅物很容易造成术者头、面部的污染。

（7）抛光膏的用量要适中，过多沾取会造成抛光膏飞溅污染环境；若患者牙龈炎症严重，出血较多，应止血后再进行抛光，或在下次治疗时再进行抛光，防止血液四溅。

（8）对有传染病的患者，不建议使用超声牙周治疗，建议改用手工机械处理。如必须进行超声牙周治疗，治疗可以安排在一天中最后一个时间段或安排在单独的诊室进行。

（9）在进行超声刮治时，可能需要进行局部麻醉，局部麻醉前一定要询问患者药物过敏史，并用消毒剂进行口腔黏膜、牙龈的消毒，消毒剂有75%酒精或安尔碘，减少术后肿胀感染的发生。麻醉药物应注明启用日期与具体时间，启封后使用时间不得超过24小时，现用现抽，尽量使用小包装。抽出的局部麻醉药物不得超过2小时。进行局部麻醉药物注射半小时前应禁止人员进行清扫地面等工作。注射前要检查针头与针筒接口是否安装到位，防止注射中出现液体喷溅。

九、防止锐器伤

（1）医护人员在进行侵入性诊疗和护理操作过程中，要保证充足的光线，尽量减少牙龈出血的发生，防止被针头等锐器划伤。

（2）禁止用手直接接触使用后的针头和超声工作尖等锐利器械。任何尖锐器械都不应以"手对手式传递"，而应当将其放置于治疗盘中，由使用者自己取用，一定要传递时，则应以非尖锐端传给对方；不要徒手拿取器械，要用镊子等工具夹取，以免发生刺伤。

（3）禁止用手将已使用的注射器重新套帽，也不能医生与护士合作盖帽，如要回针帽，应用单人单手技术（图11-26）。冲洗针头应使用钝头（图11-27）。

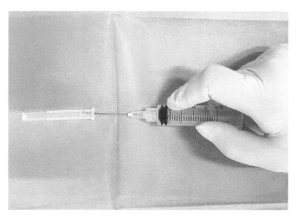

图11-26　单手套针帽（伍晓红医师提供）

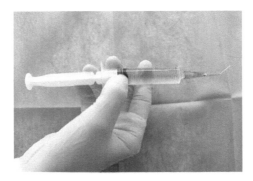

图11-27　钝头冲洗针筒（伍晓红医师提供）

（4）使用后的注射针头或冲洗针头禁用手弯折或拔除，必要时用钳子夹住针头将其拔出。

（5）在开启利多卡因、阿替卡因或生理盐水等安瓿瓶时，要戴手套，采用专制折断器折断安瓿瓶，不要直接用手折，避免玻璃划伤双手。

（6）超声牙周治疗完毕后迅速卸下工作尖和车针，以免划伤手，仍需继续使用的应保持工作尖或车针的向下或向内的状态，用卸针器或防护套先罩住工作尖，避免刺伤医护人员（图11-28）。

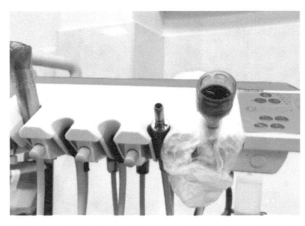

图11-28　用卸针器套住工作尖防止针刺伤（伍晓红医师提供）

（7）分拣器械时，锐利一头放在一起，尤其是小器械要用镊子分拣，不要徒手拿取。

（8）治疗结束后，注射针头、冲洗针头和探针等锐利器械应竖放，勿横放，锐利端一致朝上，以免收拾器械时扎伤护士。

（9）诊疗传染病患者时，尽可能使用具有安全保护装置的产品，如带有安全滑套的针筒。医生操作熟练简捷，由护士巡回配合，递送所需物品，阻止和减少锐器伤害。

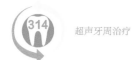

（10）定期自我检查。及时检查是否有破损的手套、破损的皮肤或黏膜，若有，立即脱手套洗手，更换手套，或进行皮肤、黏膜伤口冲洗和消毒。

（11）使用后的损伤性废用针头等锐器直接放入耐刺、防渗漏的利器盒中，或者利用针头处理设备进行安全处置，利器盒盛装不要超过容积的3/4，并将其放在安全不易被触碰的地方。

十、职业暴露的评估与预防

（一）职业暴露的相关因素

在超声牙周治疗过程中，医护人员与患者需近距离接触，加上超声波的空穴作用，容易受到患者口腔中的唾液、血液喷溅，所用器械较为尖锐且使用频繁，职业暴露时有发生，其中锐器伤是最主要的暴露种类，多为超声工作尖尖端和注射针头刺伤所致，暴露部位多为手部。在医生进行洁治时、卸下工作尖时及在医护人员收拾器械或处理污物时，若不慎都可能会被工作尖刺破或划伤手套及皮肤。进行局部麻醉时针刺伤也时有发生。锐器伤是医务人员在临床工作中感染血源性疾病最重要的传播途径。同时，在牙周治疗过程中，常需要对龈缘进行冲洗，若冲洗针头未安装到位，冲洗时会出现液体喷溅，导致术者面部或眼部的污染。还有一部分患者会在治疗中出现强烈呛咳，夹杂着患者的血液、唾液或鼻涕的分泌物会喷溅到术者面部或眼部。由于牙周治疗的特殊性和高风险性，因此牙科医务人员更应该提高安全行医意识，尽可能减少职业暴露。

（二）锐器伤局部处理

医护人员一旦发生锐器伤后应立刻停止操作，脱下手套，进行"一挤、二冲、三消毒"。具体步骤如下：从伤口近心端向远心端挤压，切忌只挤压伤口局部，尽可能挤出损伤处的血液，立即用肥皂液和流动水冲洗伤口10分钟；冲洗后，使用75%酒精或者0.5%碘伏进行消毒5分钟以上，并用防水敷料包扎伤口。

（三）皮肤和黏膜暴露

完整皮肤一旦发生暴露，立即用肥皂液和流动水冲洗污染处至少5分钟，直至冲洗干净。若血液、唾液等体液溅入眼睛和口腔，应用无菌生理盐水反复冲洗，直至冲洗干净。

（四）登记报告

医务人员一旦发生职业暴露后，暴露者应在30分钟内报告科主任和医院感染管理科，并填写职业暴露登记表，到医院检验科进行传染病检查，以便确定暴露级别及是否需要预防用

 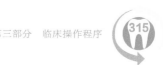

药。报告与记录内容应包括暴露人的个人资料，暴露的时间、地点、经过，暴露部位、伤口类型（深浅、大小、有无出血），污染物名称（血液、唾液等），损伤器具类型，患者病种（乙肝、丙肝、HIV、结核、梅毒等）和含有病毒的情况、是否正接受治疗及使用何种药物治疗，现场处理措施，处理记录，用药记录，等等。

（五）职业暴露后预防性治疗

有学者报道了被 HBV、HCV 和 HIV 感染的针刺伤者在采取积极的职业暴露预防措施（包括使用免疫增强剂、免疫球蛋白和疫苗注射等）后，在暴露后3个月和6个月回访中，未发现暴露者血清呈阳性。可见，若诊疗前已知患者血清呈阳性者，采取积极的预防措施和职业暴露后的相关处理对感染的阻断至关重要。

1. 乙型肝炎职业暴露后预防用药建议

医务人员，HBV 职业暴露后的推荐用药总结见表11-1，职业暴露后治疗尽可能尽快开始，最好在24小时以内，最迟不超过7天。

表11-1　HBV 职业暴露后的推荐用药

暴露者的疫苗接种情况和抗体应答情况	治疗		
	暴露源乙肝表面抗原呈阳性	暴露源乙肝表面抗原呈阴性	暴露源未知或无法检测
未接种	注射乙型肝炎免疫蛋白（HBIG）1 次并开始 HBV 疫苗接种	开始 HBV 疫苗接种	开始 HBV 疫苗接种
曾接种过，已知应答反应（抗 HBs+）	无须治疗	无须治疗	无须治疗
曾接种过，已知无应答反应（抗 HBs−）	注射乙型肝炎免疫蛋白（HBIG）1 次并开始 HBV 疫苗接种或注射 HBIG 2次（第2次在1个月后）	再次 HBV 疫苗接种	如果所接触患者系高危感染者，按（感染源）HBsAg 呈阳性处理
抗体应答反应未知	检测暴露者的抗乙肝表面抗原的抗体： （1）如果抗体水平高（HBsAb > 10 mU/mL），不需要治疗； （2）如果抗体水平低下（HBsAb ≤ 10 mU/mL），应用 HBIG×1 和免疫加强	无须治疗	检测职业暴露者的乙肝表面抗体 （1）如果抗体滴度高，无须治疗； （2）如果抗体水平低下，应用免疫加强并在1~2个月后复查抗体滴度

2.丙型肝炎职业暴露后预防用药

目前暂无适用于 HCV 暴露后的预防治疗。受伤者 HCV 抗原呈阴性，3个月、6个月后抽血查 HCV 抗体和肝功能。

3.艾滋病病毒职业暴露后预防用药方案

一旦决定预防用药，应当在暴露后4小时内实施，最迟不得超过24小时，即使超过24小时，也应当实施预防性用药。

（1）艾滋病病毒职业预防用药建议。

艾滋病病毒职业暴露后预防用药建议见表11-2。

表11-2　HIV 暴露后预防用药推荐方案

暴露类型	暴露源感染水平		
	HIV 阳性 Ⅰ级（低滴度）	HIV 阳性 Ⅱ级（高滴度）	污染物来源不能检测
黏膜和皮肤暴露量少，时间短	推荐基本用药	推荐强化用药	一般无须预防用药，但在暴露源可能存在 HIV 感染的情况下，考虑基本用药
黏膜和损伤的皮肤暴露量多，时间长	推荐强化用药	推荐强化用药	一般无须预防用药，但在暴露源可能存在 HIV 感染的情况下，考虑基本用药
皮肤刺割伤，伤口深，见血液	推荐强化用药	推荐强化用药	一般无须预防用药，但在暴露源可能存在 HIV 感染的情况下，考虑基本用药

（2）用药方案。

基本用药程序：双汰芝 300 mg/ 次，2次 / 天，连用28天；拉米氟啶 150 mg/ 次，2次 / 天，连用28日。

强化用药程序：在基本用药程序的基础上，同时增加一种蛋白酶抑制剂，如茚地那韦 800 mg 或奈非那韦 750 mg，3次 / 天，连续用28天。

4.梅毒职业暴露后预防用药建议

梅毒暴露者给予苄星青霉素 240 万单位 / 次，分两侧臀部肌内注射，每周1次，连续3周。青霉素过敏者给予多西环素 100 mg/ 次，每天2次，连用14天，定期随访。

第三节　超声牙周治疗术后的物品处置

所有用于患者牙周诊治的医疗器械一律要求"一人一杯一盘一巾一用一消毒"，凡重复使用的器械应达到"一人一用一消毒灭菌"。治疗完成后进行初步去污—清洗—消毒灭菌处理，对每例诊疗患者要严格做到一副手套一工作手柄一工作尖一套器械，杜绝不同患者共用一次性诊疗物品现象的发生，防止出现交叉感染。治疗结束后，对空气进行彻底消毒，一次性器械及覆盖物用完后应妥善单独回收，统一销毁，可复用器械及时回收、清洗、消毒和灭菌。

一、椅旁处理

（一）器械和用品的椅旁分类
超声牙周治疗结束后，操作医生在脱手套前，应用镊子将使用过的器械进行初步分类放置，一次性要丢弃的用品、可复用消毒的器械、锐利器械分开放置在器械盘或一次性铺巾不同位置，方便医护人员收拾，并防止锐器伤的发生。

（二）椅旁初步去污
每次治疗结束后，在超声洁牙手柄、手机未卸下前，先踩脚踏冲洗管道30秒，三用枪喷水30秒。用75%酒精棉球及时擦去可复用器械上肉眼可见的血渍、组织碎屑、棉絮、污渍或未干的抛光膏等，防止污染更多器械，便于器械清洗。预处理的目的是减少回吸污染，冲去松散的碎屑、血液和唾液，及时去除未干的材料和污染物。

二、一次性物品处置

所有用过的一次性物品应"一人一用一弃"，包括患者胸巾、纸杯、一次性吸唾管、手套、治疗巾及防污屏障膜等都要及时清理、丢弃，避免污染其他物品；一次性口镜、镊子、探针、冲洗针筒、注射针头等使用后置于锐器盒里。任何一次性物品都不得重复使用，禁止

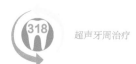

与生活垃圾混放以避免回流市场。进行综合治疗台消毒后，准备下一个患者的物品。

三、可复用诊疗器械和物品处理的基本原则

（1）遵循"标准预防"的原则进行清洗、消毒或灭菌，将所有污染器械视为具有传染性的污染器械。

（2）通常情况下遵循"先清洗后消毒"的处理原则，其优点在于防止器械表面或内部血液和唾液等蛋白质凝固，提高清洗效果和保障消毒灭菌质量。

（3）耐湿、耐热的器械和物品，应首选压力蒸汽灭菌方法。

四、可复用器械的回收、清洁

可复用的器械要"一人一用一灭菌"，处理流程包括回收→分类→清洗→干燥→检查与包装→灭菌→储存→发放，采取物品由污到净的单向操作流程。

（一）器械回收

椅旁预处理后，应将可复用的口腔器械及时回收至器械处理区处理，根据器械材质、功能、处理方法的不同分类放置。超声洁治手柄、手机卸下后，应初步去污，存放于干燥的回收容器内，回收容器应于每次使用后清洗、消毒和干燥备用。结构较复杂的、污染重的、血渍干涸的来不及清洗的器械如超声工作尖、矽离子柄、口镜、镊子等宜保湿放置，置于带盖容器加医用多酶浸泡15~30分钟，密闭保存，及时清洗。被乙肝、艾滋病等传染病病原体污染的诊疗器械，使用后应立即处理，使用1000 mg/L含氯消毒液浸泡30分钟，浸泡时器械应完全没入液面以下，单独回收处理，盛装容器、清洗器具等均需消毒。

（二）器械清洗

所有待消毒的物品在消毒灭菌前应充分清洗干净。器械清洗是指去除医疗器械和物品表面附着的污物（包括血液、组织和蛋白质等）及微生物的过程，有效的清洗操作过程包括冲洗→洗涤→漂洗→终末漂洗，方法包括手工清洗和机械清洗（含超声清洗和全自动机械清洗）。全自动机械清洗适用于大部分常规器械的清洗；手工清洗适用于全自动机械清洗之前，先用手工清洗方法进行预处理，有针对性地去除器械上湿、干性的血渍和污渍，对精密、复杂器械和有机物污染较重的器械的预处理，以及一些不能用全自动机械清洗的精密器械（如电源类等器械）和一些非关键器械的清洗。能拆卸的器械要拆开刷洗，如超声手柄和工作尖应

拆开后分别清洗，先手工初步清洗，再进行全自动机械清洗，器械的凹槽处或转折处及管腔类器械用专业软毛刷进行刷洗，刷洗后再用专业水枪对内腔冲洗。对超声工作尖等小器械首选超声清洗；手机、玻璃和塑料不可用超声清洗机清洗；被血液污染的器械，因血液容易凝固，器械使用后应在2小时以内清洗，预洗温度必须在45℃以下。

1.超声洁牙手柄的清洗

超声洁牙手柄每次使用完毕后，在机器有水的条件下先空踩脚踏30秒以冲洗手柄和工作尖，椅旁预处理后再进行清洗。

（1）手工清洗。

①冲洗：分离洁牙手柄和工作尖，用流动水冲洗去除手柄表面明显污物，分拆手柄为塑料头套、密封圈和手柄主体（图11-29）。

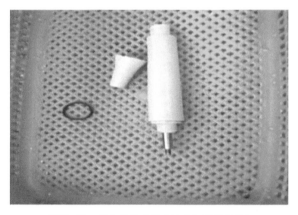

图11-29 拆分洁牙手柄（伍晓红医师提供）

②洗涤：手柄头端朝下置于酶液下用软毛刷刷洗，塑料头套用管腔专用刷刷洗，不可拆卸的工作头用棉签擦洗。

③漂洗：在流动水下冲洗，去除超声洁牙手柄表面的污物和酶液；用水枪将手柄尾部接口的内腔冲洗干净。

④终末漂洗：应用软水、纯化水或蒸馏水进行漂洗。

⑤干燥：用压缩空气彻底吹干手柄管腔内部的水分，特别是手柄尾部接口处，吹净残留在手柄上的液体。

（2）超声清洗。

①冲洗：分离超声手柄和工作尖，手柄在流动水下冲洗，分拆手柄为三部分，塑料头套

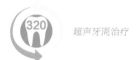

清洗用手工清洗。

②超声清洗：将超声手柄头端向下装载于专用的架子或篮框内，放入装有酶液的超声清洗机，手柄尾部接口处不要接触水面。加盖超声荡洗3~5分钟，污染严重的延长至10分钟。

③漂洗、终末漂洗及干燥：同手工清洗。

2.超声工作尖的清洗

超声工作尖宜选择超声清洗，步骤如下。

（1）冲洗：将工作尖与手柄分离后连同卸针器一起放入专用金属篮筐中冲洗。

（2）浸泡：放入酶液中浸泡2~5分钟，要注意工作尖内孔要为酶液所充满。

（3）超声清洗：选择程序，超声清洗3~5分钟，污染严重的延长至10分钟。

（4）刷洗：用软毛刷刷洗工作尖外壁，水枪冲洗工作尖内孔。

（5）漂洗：用流动水冲洗去除酶液残留和被酶液分散脱离的污染物，使用水枪冲洗管腔内壁。

（6）终末漂洗：应用软水、蒸馏水或纯化水进行终末漂洗。

3.牙科手机的清洗

（1）手工清洗。

①椅旁预处理：治疗完毕后在带车针情况下及时空踩脚踏30秒，冲洗牙科手机内部水路和气路（图11-30）；将牙科手机从快接口或连线上卸下，取下车针，用75%酒精擦拭牙科手机表面去除黏性大的污染物及牙科材料，并置于回收盒里加盖保湿暂存。

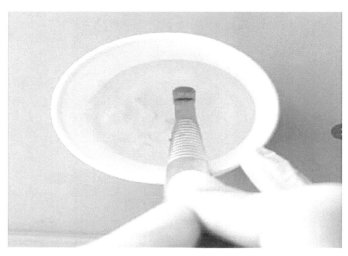

图11-30 空踩脚踏冲洗牙科手机（伍晓红医师提供）

②流水冲洗：工作人员采取标准预防措施，佩戴防护面罩，用流动水冲洗牙科手机表面污染物。

③刷洗：配置1∶200多酶浸泡溶液，水温40~60 ℃，使用多酶清洗剂进行牙科手机表面刷洗，用小刷子对缝隙、出水口和螺纹处进行清洗。刷洗要在液面下进行，防止产生气溶胶和水花飞溅。

④漂洗：在流动水下冲洗或刷洗，管腔内腔用压力水枪冲洗。

⑤终末漂洗：应用纯化水或软水进行终末漂洗。

（2）全自动机械清洗。

①椅旁预处理：同手工清洗。

②流水冲洗：用流动水冲洗去除牙科手机表面污染物。

③装载：将牙科手机插放于合适的清洗插座，转载过程小心轻放，防碰撞、跌落。不宜与其他口腔器械同时清洗（图11-31）。

④清洗：选择相应的程序进行清洗、消毒，选用清洗剂，使用去离子水、软水或蒸馏水。

⑤干燥：不带干燥功能的机器需用高压水枪或注射器吹干管道、风轮轴承表面水分后，注入75%酒精干燥。

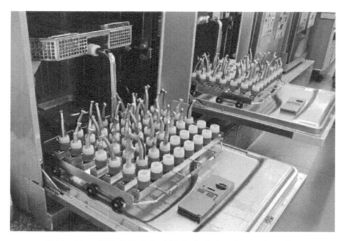

图11-31　牙科手机全自动机械清洗（伍晓红医师提供）

4. 牙周检查器械的清洗

牙周检查器械包括牙科检查镊、口镜、弯探针、牙周探针。全自动机械清洗适用于可复用的牙周检查器械的清洗，对于结构复杂的器械在进行全自动机械清洗前需要进行初步手工清洗处理。

（1）手工清洗。

①冲洗：在器械椅旁先用酒精棉球初步擦拭干净后，置于流动水（水温15~30 ℃）下冲洗，去除污染物。

②洗涤：器械用流动水冲洗后，在酶清洗剂中刷洗，刷洗操作应在液面以下。干结的污渍用酶清洗剂浸泡后用尼龙刷刷洗干净，不应使用钢丝球和去污粉等用品，避免器械磨损。注意牙周探针刻度线之间凹槽处、口镜镜面与镜框相接处的清洗，清洗口镜时要注意保护镜面，防止刮花。

③漂洗：使用酶清洗剂洗涤后，再使用流动水冲洗。

④终末漂洗：应用蒸馏水或纯化水进行终末漂洗。

（2）全自动机械清洗。

将口镜、镊子、探针预处理后，分别稳妥安置于专用的清洗架，利用"高温纯化水冲洗→酶洗→三次漂洗→消毒→上油→干燥"这一模式自动完成清洗、漂洗、消毒的全过程（图11-32）。

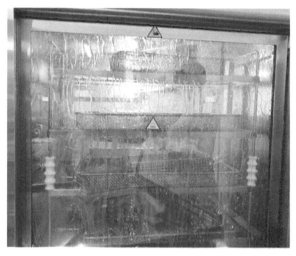

图11-32　牙周检查器械全自动机械清洗（伍晓红医师提供）

5.牙科小器械的清洗

牙科小器械因为种类多，易丢失，常见的如矽离子柄、抛光杯等，在椅旁初步去污后再进行超声清洗。

（1）清洗。

椅旁初步去污后，将小器械放入小篮筐（图11-33），将篮筐放入多酶溶液浸泡5~10分钟，

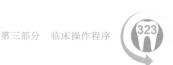

根据污染程度调整浸泡时间。浸泡后将其置于超声清洗机多酶液面下方，加盖超声荡洗3~5分钟，污染严重的延长至10分钟，水温不超过45 ℃。超声清洗后要检查清洁效果，必要时要用软毛刷再次刷洗器械转折处或连接处。

（2）漂洗。

清水漂洗，应用蒸馏水或纯化水进行终末漂洗。

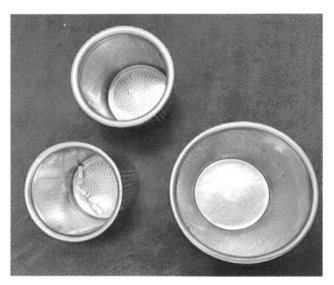

图11-33　超声清洗专用篮筐（伍晓红医师提供）

五、可复用器械的干燥、检查与保养

（一）干燥

宜选用干燥设备对器械、器具进行干燥处理，根据器械的材质选择适宜的干燥温度：金属类的手柄和工作尖干燥温度为70~90 ℃，塑料手柄及工作尖干燥温度为65~75 ℃；无干燥设备和不耐热的器械、器具，可使用压力气枪、95 %酒精或消毒的低纤维絮擦布进行干燥处理。不应使用自然干燥方法进行干燥。

（二）检查

应使用目测或使用带光源放大镜对干燥后的牙周诊疗器械进行检查。所有器械表面、工作端、凹槽结构处、器械内腔应光洁，无污渍、无水渍及其他任何残留物质或锈斑，达到此标准后方可进入消毒灭菌程序。对清洗不合格的器械应重新按程序进行清洗；损坏或变形的

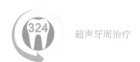

器械应及时更换，超声工作尖若过度磨耗，不要磨尖工作尖或改变其形状，要及时更换。原则上清洗完毕的器械不应有锈斑，如有锈斑要做除锈处理，如果锈斑难以清除，器械要淘汰更换。

（三）保养

超声洁治手柄后部有密封圈，由于需要清洗消毒和反复插拔，为延长其使用寿命，可用牙科润滑剂润滑，一旦发生破损，应及时更换。牙科手机的保养是用压力罐装润滑油连接相匹配的注油适配器或接头往牙科手机内腔注入润滑油，达到轴承润滑的目的（图11-34）。

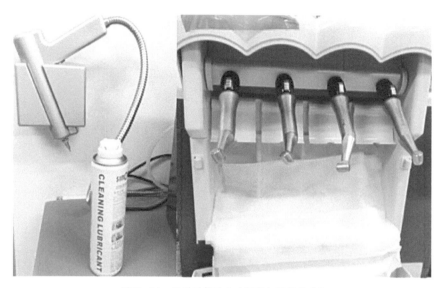

图11-34　牙科手机注油（伍晓红医师提供）

六、可复用器械包装

（一）包装材料

超声牙周治疗器械应根据器械本身特点和使用频率来选择包装材料，使用频率低、贵重的或小的器械如种植体周围维护的工作尖用纸塑袋单独包装（图11-35），使用频率高的器械可使用大的消毒器械盒盛装（图11-36）。超声工作尖等小器械宜选择牙科器械盒装或单独纸塑封装。工作尖等尖锐器械或易刮花的器械若用纸塑袋包装时需要加防护套，以免刺破包装和产生划痕（图11-37）；工作手柄用量大时可用盒装，用量小时可用纸塑袋装；配套使用的工作尖、手柄、卸针器可包装在一起，也可分开包装，但工作尖要和手柄分拆后再进行包装。

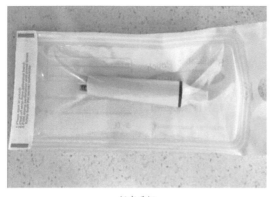

超声手柄

卸针器

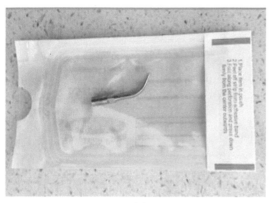

工作尖

检查器械

图11-35　超声牙周治疗器械纸塑包装（伍晓红医师提供）

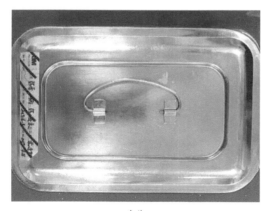

盒外

盒内

图11-36　超声牙周治疗器械大盒盛装（伍晓红医师提供）

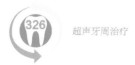

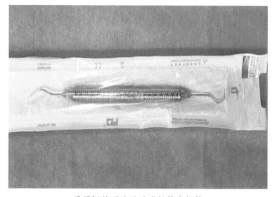

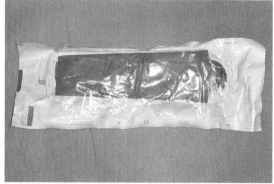

牙周探针两端用透明保护套保护　　　　　　　　反光镜使用无纺布包裹

图11-37　外加保护套（伍晓红医师提供）

（二）封包要求

器械封包外应有灭菌化学指示带，并标有物品名称、灭菌编号、灭菌批次、灭菌日期、失效日期和包装者。纸塑袋包装时应密封完整，密封宽度不能小于6 mm，包内器械距包装袋封口处不能小于2.5 cm。管腔类物品应盘绕放置，保持管腔通畅，不要对折；精细器械、锐器及易磨损器械等应采取保护措施。医用热封机在每日使用前应检查参数的准确性。

七、可复用器械的消毒与灭菌处理

灭菌是感染控制程序中最重要的组成部分，是破坏所有微生物的过程，其中包括大量的最难杀死的耐药性细菌孢子。消毒是通过物理或化学方法杀灭微生物，比灭菌的效能小，其结果是消毒不能保证完全的杀菌作用，因此能灭菌时就不要使用消毒方法，为患者提供最坚实的感染防护。美国疾病控制与预防中心推荐所有能承受压力与高温的器械全部实行压力蒸汽灭菌，不能承受高温的侵入性器械采用低温化学灭菌法或使用一次性器械。可复用器械基本不采用化学浸泡消毒与灭菌。

（一）基本原则

（1）口腔器械应一人一用一消毒和（或）灭菌。

（2）穿透软组织、进入或接触血液及其他无菌组织的口腔器械属高度危险器械，应达到灭菌水平，包括牙周探针、超声工作尖、超声工作柄等。这些物品传染疾病的风险最大，应进行清洗和高温灭菌。

（3）接触黏膜或破损皮肤，不穿透软组织、不接触骨、不进入或接触血液及其他无菌组织的口腔器械属于中度危险器械，如牙科检查镊、口镜、反光板等。这类器械不穿透黏膜，传播风险较低，因为用于牙周治疗的大多数物品具有耐热性，所以首选加热灭菌。如果一种中度危险器械是不耐热的，如牙周内窥镜纤维探头，应使用环氧乙烷灭菌、过氧化氢等离子低温灭菌、低温消毒处理。

（4）不接触患者口腔或间接接触患者口腔的器械，在参与牙周诊疗服务时，虽有微生物污染，但在一般情况下无害，只有受到一定量的病原微生物污染时才造成危害的口腔器械属于低度危险器械，应达灭菌水平或低水平消毒，如血压袖带等。这类器械造成的感染传播很小，大多数情况下，只要常规使用酒精清洁就可以了。但如果该器械有明显可见的污染，将其清洗后要使用医用消毒剂消毒。

（二）根据物品的性质选择灭菌方式

（1）牙周治疗所用的器械大部分是金属材质，耐湿、耐热，应首选高压蒸汽灭菌，不应采用化学消毒剂浸泡灭菌，应使用安全、可靠、环保的消毒灭菌方法。湿热灭菌条件：温度121 ℃、气压100 kPa下消毒30~40分钟；温度134 ℃、气压200 kPa下消毒20分钟。

（2）耐热、不耐湿，蒸汽或气体不能穿透的物品应采用干热灭菌的方法，如钛钢材质的器械和玻璃。干热灭菌温度为160~190 ℃，加热时间为15~30分钟，灭菌周期通常是在160 ℃下1~2小时。

（3）不耐高温、不耐湿热的器械宜选择环氧乙烷、过氧化氢等离子低温灭菌，如马达连接线、内窥镜纤维头。灭菌时间需要10~48小时。

（4）不耐高温、不耐湿热的器械，能够充分暴露在消毒液中的器械，在没有低温灭菌条件时，可使用化学灭菌剂浸泡。常用的灭菌剂为2%戊二醛，灭菌时间需要12小时。牙科手机和超声洁治手柄不宜用化学灭菌剂浸泡灭菌。但是因为戊二醛有毒，现在临床基本不用。

（5）对于物体表面的消毒，宜考虑其表面性质，光滑表面的物体宜选择合适的消毒剂擦拭或紫外线消毒器近距离照射；多孔材料表面采用浸泡或喷雾消毒法。

（三）常用的压力蒸汽高温高压灭菌效果的监测

必须对灭菌效果定期进行监测，灭菌合格率必须达100%。

1. 物理监测

每次灭菌应连续监测并记录灭菌时的温度、压力、时间、灭菌器编号、灭菌锅次、灭菌操作者等灭菌参数。灭菌温度波动范围在±3 ℃内，时间满足最低灭菌时间的要求，同时应记录所有临界点的时间、温度与压力值，结果应符合灭菌的要求。

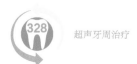

2. 化学监测

在压力蒸汽高温灭菌效果监测中，化学监测是最直接、最广泛的方法，操作简单便捷。每次灭菌进行盒内外的化学指示剂监测，具体要求为灭菌盒外和盒内均有化学指示卡，置于最难灭菌的部位。通过观察化学指示卡颜色的变化，判定是否达到灭菌合格要求（图11-38）。

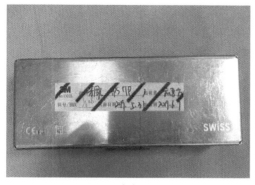
盒外

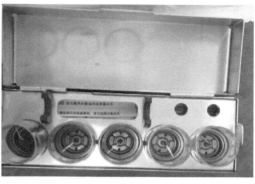
盒内

图11-38　灭菌盒内外均放置化学指示卡（伍晓红医师提供）

3. 生物监测

生物监测是用活的微生物芽孢制成生物指示剂，根据芽孢的死亡判断灭菌是否成功，是灭菌效果最准确和最可靠的方法，应至少每周监测1次。

（四）消毒和灭菌过程中的职业防护

1. 热力消毒、灭菌

操作人员接触高温物品设备要戴防烫手套、着长袖工作装，防止皮肤的灼伤。

2. 紫外线消毒

紫外线消毒设备应在无人时开启，避免紫外线对人体直接照射，如工作人员有必要在场，必须戴防护镜和穿防护服进行自我保护。

3. 气体化学消毒、灭菌

在环氧乙烷、甲醛气体灭菌和臭氧消毒的工作场所，应预防有毒有害气体对人体的危害，环境应通风良好；安装排气系统，保持空气新鲜，并定期检测空气中的化学用品浓度，确保达到国家规定的要求；对环氧乙烷灭菌应严防发生燃烧和爆炸。

4. 液体化学消毒、灭菌

操作时需要戴口罩和眼罩、穿防护服，防止液体喷溅对皮肤黏膜造成灼伤，同时注意工作人员对液体有无过敏反应。

八、消毒与灭菌物品放行与储存

(一)消毒与灭菌物品放行

灭菌结束后，物品应在灭菌器内冷却超过30分钟，待温度降至室温时方可卸载，物品应充分干燥，减少湿包。灭菌物品在每一个灭菌周期结束后应检查所有物理参数，包括物品名称、包装者、灭菌器编号、灭菌批次、灭菌日期和失效日期；检查器械包的完整性和干燥程度。如有湿包、无菌包掉落地上或误放到不洁处均应视为被污染，应重新处理。只有包内、包外化学指示物的显示和规定灭菌参数一致时，灭菌物品方可放行（图11-39）。无菌物品发放注意事项：应遵循先灭菌物品先发放；发放时确认无菌屏障是否完好；无菌物品运送的车、容器使用后应清洁处理，干燥保存。

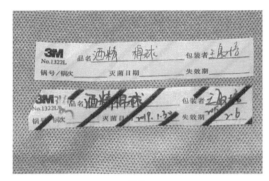

包外

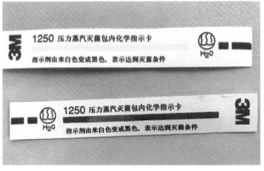

包内

图11-39　灭菌物品合格判断（伍晓红医师提供）

(二)消毒灭菌器械储存

1.储存区要求

储存区应配备灭菌物品存放柜或存放车，储存区应该干净、干燥、不易吸潮、表面光洁便于清洁（图11-40）。存放无菌物品的柜子或架子应距地面20~25 cm、距墙壁5~10 cm、距天花板不得少于50 cm。每周至少2次采用湿式清洁，包括存放无菌消毒物品的柜子、桌面和地面等，定时清洁天花板等。空气净化可用紫外线或空气消毒器消毒。灭菌物品和消毒物品应按时间先后顺序分类放置，并应固定位置，设有明显标识。摆放无菌物品时按先进先出的原则，并经常检查无菌包有无过期。

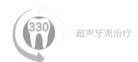

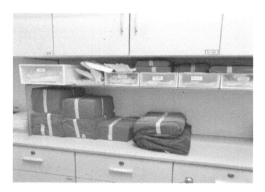

图11-40　灭菌器械的存储（伍晓红医师提供）

2. 采用灭菌包装的无菌物品存放有效期

采用灭菌包装的无菌物品存放处的环境温度不超过24 ℃、湿度不超过70% 时，使用纺织品材料和牙科器械盒包装的无菌物品有效期为14天（未达到环境标准时，为7天），使用医用一次性纸袋包装的物品有效期为30天，使用一次性医用皱纹纸盒和医用无纺布、一次性纸塑袋包装的物品有效期为180天（图11-41）。

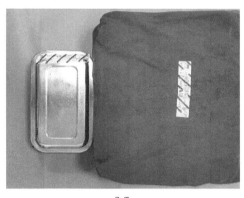

7 天

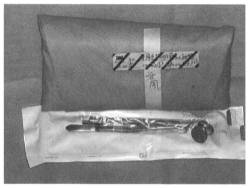

180 天

图11-41　存储有效期（伍晓红医师提供）

高度危险器械：接触患者伤口、血液、破损黏膜或进入人体无菌组织的各类口腔诊疗器械，使用前必须无菌保存，开启后使用期限为4小时。

中度危险器械：接触患者完整皮肤、黏膜的口腔诊疗器械，使用前必须达到灭菌或高水平消毒，使用前应清洁干燥保存，开启后使用期限为24小时。

低度危险器械：没有接触患者完整黏膜、皮肤的口腔器械，使用前必须达到中水平消毒，使用前或使用中清洁干燥保存，开启后使用期限为7天（表11-3）。

表 11-3　器械的消毒灭菌与储存要求

危险程度	口腔器械	消毒、灭菌水平	储存要求
高度危险	牙周探针、弯探针、超声工作尖、洁牙柄、高慢速手机、车针、抛光杯、矽离子、抛光轮、卡局式注射器等	灭菌	无菌保存
中度危险	口镜、镊子、器械盘、金属反光板、唇颊舌拉钩、吸唾器、复用三用枪等	灭菌或高水平消毒	清洁干燥保存
低度危险	调拌刀、玻璃板等	中水平消毒	清洁干燥保存

九、口腔检查和诊疗设备的消毒

(一)超声牙周治疗仪的消毒

超声牙周治疗仪是超声牙周诊疗不可缺少的仪器。超声牙周治疗结束后，要对超声牙周治疗仪进行清洁。

1. 机身

卸下手柄后，去除管线连接处、控制面板、调节功率处表面的屏障膜，使用医用消毒湿巾或异丙醇擦拭消毒超声牙周治疗仪的主机表面、手柄连接管线，特别注意管线与手柄的接口处、控制面板和调节开关处的清洁，清洁后需要覆盖新的屏障膜。

2. 储水罐

牙周治疗用水必须为无菌水，以储水罐独立供水为宜。储水罐每日至少消毒1次，治疗结束后将储水罐置于流动水下冲洗，初步去除表面污染物后用 500 mg/L 含氯消毒剂浸泡消毒30分钟，使用流动水冲洗、漂洗后用蒸馏水冲洗，最后将储水罐倒立放置于清洁台面上干燥备用（图 11-42）。

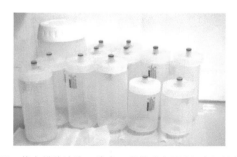

图 11-42　储水罐的清洁、消毒、干燥后备用（伍晓红医师提供）

3. 水路处理

对有自动清洁作用的洁牙机如啄木鸟PT-A超声喷砂牙周治疗仪，开启"清洁（cleaning）"模式，用3%过氧化氢冲洗管路。消毒液停留作用5分钟，再将储水罐内液体更换为蒸馏水，开启"清洁（cleaning）"模式，冲洗管路。每日治疗结束后放空超声管道内的存留水（图11-43），保留10秒；对独立供水的洁牙机，每日拔下储水罐后，轻踩脚踏排空主机内残余的水直到工作手柄前端工作尖不出水为止。

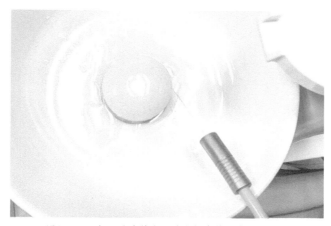

图11-43　每日治疗结束后放空超声管道内的存留水

4. 水过滤器和主机蠕动泵

水过滤器位于机身进水处，应定期清洗。取下滤芯，对滤芯进行超声清洗或在流水下刷洗或更换，一般每6个月更换1次。用同样的方法清洗密封垫。每月取下主机蠕动泵清洗、吹干，若有破损及时更换。

（二）牙周内窥镜的消毒和使用

每次治疗前使用高效消毒纸巾擦拭光纤，使用70%的异丙醇擦拭光纤头部。每次治疗结束后及时拆卸可消毒的组件（包括光纤双套管、探查手柄），拆除光纤双套管时注意勿弯折光纤。用消毒湿巾清洁光纤表面及光纤头，光纤双套管一人一用一报废。若同一患者不能一次完成治疗，每次使用后用低温环氧乙烷消毒备用（图11-44）。探查手柄实行一人一用一灭菌。光纤束为玻璃光纤导体，拆卸后应妥善保存，切勿弯折，使用后进行低温环氧乙烷消毒。当日治疗结束后，拔气管，取储水罐消毒干燥备用。内窥镜应放置于干燥、阴凉、无尘、无腐蚀、无潜在碰撞的地方，并罩上专用防尘罩。

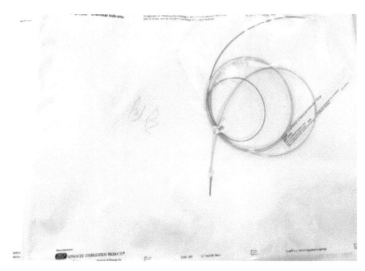

图11-44　环氧乙烷消毒后的牙周内窥镜光纤双套管（伍晓红医师提供）

十、牙科综合治疗台表面的清洁和消毒

每位患者治疗结束后，医务人员要及时更换覆盖在灯光把手、吸唾管连接处、三用枪柄上的表面屏障膜，及时拆卸三用枪、吸唾管和牙科手机等。对医务人员操作中触及和有气溶胶存在的牙科综合治疗台表面进行擦拭消毒，做到一患者一用一消毒。遵循清洁和消毒的原则：湿式清洁，由上而下、由清洁到污染，要注重擦拭消毒治疗区域所有接触面、屏障膜未遮盖部位、屏障膜破损部位、明显污染部位特别是三用枪与枪柄连接口及吸唾管与管道接口处。选择腐蚀性小的中效以上的消毒湿巾擦拭，擦拭时将消毒湿巾对折，一个部位擦拭后换面，一面擦拭一个部位。清洁消毒后，贴上新的屏障膜。每治疗一个患者后，均应冲洗吸唾管道30秒和清理痰盂。每日最后一个患者治疗结束后，对牙科综合治疗台进行彻底清洁消毒，不再贴新的屏障膜。下班前用含氯消毒剂清洗消毒吸唾管道和痰盂，痰盂的过滤器应该及时进行清洁或更换。

十一、牙科综合治疗椅的水路消毒

牙科综合治疗台水路、气路系统的管道侧壁会形成一层微生物膜，应及时对水路进行消毒。

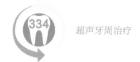

334　超声牙周治疗

牙科手机每次使用后应进行排水处理，以减少牙科手机回吸，即要空踩脚踏冲洗水路30秒，以冲净牙科手机中残存的细菌及液体，建议使用防回吸牙科手机或配备防回吸装置。

每治疗一个患者后，进行吸唾管道吸水冲洗和痰盂的冲洗处理，及时清理痰盂下水过滤网和吸唾器的过滤网。

每天诊疗结束后，冲洗牙科综合治疗椅水路2分钟，排空回吸物和管路中的潴留水（图11-45）；独立储水瓶内诊疗用水使用时间不应超过24小时，每日更换储水瓶和灭菌水；每日应对独立储水瓶进行清洁消毒，其方法是往储水瓶中加入500 mg/L有效氯消毒液浸泡10~30分钟，用清水彻底冲洗后晾干。

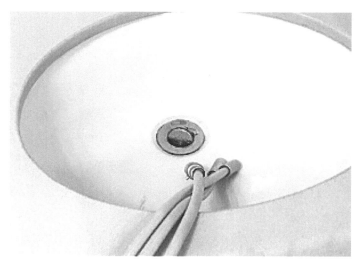

图11-45 每日治疗后空踩脚踏冲洗水路（伍晓红医师提供）

每周对水路系统消毒1次或2次，减少管道内生物膜的形成。诊疗结束后，常规冲洗水路2分钟，将独立储水瓶加满500 mg/L有效氯消毒液，空踩脚踏冲洗管路至少30秒；关闭电源，使消毒液充满水路系统并保持30分钟；排净消毒液，摘下储水瓶，装满蒸馏水，安装到综合治疗台，空踩脚踏冲洗水路系统直至排空水分，关闭电源，干燥过夜。同时，对吸唾管道和痰盂下水道进行清洁消毒（图11-46），升高椅位，抽吸清水冲洗吸唾管道和痰盂下水道，再抽吸有效氯消毒液冲洗管道，关闭椅位电源，使管道内充满消毒液并保持30分钟；再开启椅位电源，抽吸清水冲洗管道，防止消毒液残留；最后吸唾器空吸30秒，干燥管道，椅位复位，关闭电源。一般认为，牙科治疗用水至少应满足饮用水的标准，我国饮用水标准为细菌数量不超过100 CFU/mL。

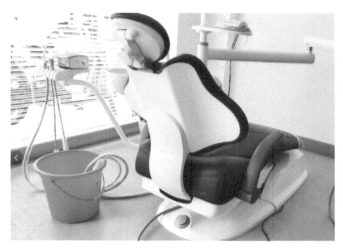

图11-46　诊疗结束后抽吸消毒液冲洗管路（伍晓红医师提供）

十二、操作诊疗区周围环境的清洁消毒

诊疗桌面、诊疗边柜、洗手池台面、水龙头开关表面易受治疗时的气溶胶污染，这些表面使用湿式清洁，每天至少1次，用500 mg/L有效氯消毒液或消毒湿纸巾擦拭。地面每天湿式清扫2次，采用含500 mg/L有效氯消毒剂彻底消毒2次。有血液、呕吐物溢出污染时，需立即清洁并消毒。溢出量不超过10 mL时，可先清洁再消毒，溢出量超过10 mL时先用吸湿材料去除可见的污染，再进行清洁和消毒。每周对诊室内环境进行一次彻底的清洁消毒处理，用有效氯消毒剂擦拭桌面、椅子、门窗、墙壁和天花板。椅旁计算机键盘可用透明塑料膜覆盖保护，每天更换。

十三、诊室空气的消毒

每日中午和晚上诊疗结束后，进行空气消毒1~2小时，开窗通风30分钟。空气是传播疾病的重要媒介，特别是牙科诊室，医生用超声洁牙机进行洁治和刮治时可产生大量带细菌和病毒的水雾与气溶胶进入空气造成空气污染，为杜绝经空气传播的交叉感染，必须做好诊室空气的消毒。

超声牙周治疗过程中，医务人员常规接触到患者的唾液和血液，操作者的手直接受到污染；使用超声洁牙机、牙科手机等特殊设备会产生大量带菌、带血液和唾液的喷雾，造成诊

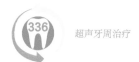

疗环境的污染；频繁使用的工作尖十分锐利，极易导致医务人员的锐器伤，洁牙手柄、牙科手机的回吸功能等易导致管道水路的污染。这些特点都决定了超声牙周治疗过程中病原菌的易传播性和传播途径的多样性。因此，一定要充分做好治疗前的院感防护准备，治疗中的无菌操作，治疗后的器械与设备的消毒灭菌，以及诊室空气和环境的清洁和消毒，保障医患双方的医疗安全，将感染风险降至最低。

（伍晓红　李艳芬　姜涵　闫福华）

参考文献：

［1］ 孟焕新.牙周病学［M］.4 版.北京：人民卫生出版社，2012.

［2］ Molinari J A，Harte J A.实用口腔科感染控制［M］.3 版.高永波，章小缓，主译.北京：化学工业出版社，2017.

［3］ 俞雪芬，谷志远.口腔门诊感染控制操作图谱［M］.1 版.北京：人民卫生出版社，2013.

［4］ 李刚.口腔诊所感染控制［M］.2 版.北京：人民卫生出版社，2013.

［5］ 李六亿，巩玉秀，张流波.经空气传播疾病医院感染预防与控制规范 WS/T 511—2016［J］.中国感染控制杂志，2017，16（5）：490-492.

［6］ 朱岷.不同空气消毒方法对采血室消毒的效果［J］.中国感染控制杂志，2014，13（10）：629-631.

［7］ 周凤平，吴熙凤，陈淑萍，等.应用两种空气消毒方法对口腔种植手术室空气消毒效果比较［J］.中国口腔种植学杂志，2009，14（1）：16-18.

［8］ 王晓垚.多功能空气消毒机和紫外线灯消毒对医院急诊病房的感染控制价值分析［J］.中国民康医学，2016，28（14）：19-21.

［9］ 卢瞧.评价紫外线、三氧消毒机、循环风空气消毒机对门诊采血室的空气消毒效果［J］.中国感染控制杂志，2017，16（3）：240-242.

［10］ 陶利.浅谈潮湿环境紫外线空气消毒的有效时间［J］.中国卫生标准管理，2016，7（4）：182-183.

［11］ 胡月飞，贺春萍.紫外线消毒的特点及应用［J］.中国卫生标准管理，2016，7（10）：

179–180.

［12］孔繁贞，冯建萍，魏绍振，等．紫外线对微生物消毒效果的影响因素及质控措施［J］．青海畜牧兽医杂志，2017，47（2）：64-66.

［13］周利文，包年香，骆伟燕，等．不同消毒剂对口腔门诊物体表面消毒效果的比较［J］．口腔疾病防治，2017，25（4）：258-260.

［14］Williams J F, Molinari J A, Andrews N. Microbial contamination of dental unit waterlines: Origins and characteristics［J］. Compend Contin Educ Dent, 1996, 17（6）538–540.

［15］Ojäj rvi J. Prevention of microbial contamination of the dental unit caused by suction into the turbine drive air lines［J］. Oral Surg Oral Med Oral Pathol Oral Radiol Endod, 1996, 81（1）：50–52.

［16］韩梦，李秀娥，路潜．口腔综合治疗台水路污染控制研究进展［J］．中国感染控制杂志，2018，17（3）：273-276.

［17］Ji X Y, Fei C N, Zhang Y, et al. Evaluation of bacterial contamination of dental unit waterlines and use of a newly designed measurement device to assess retraction of a dental chair unit［J］. Int Dent J, 2016, 66（4）：208–214.

［18］Tucclebee C M, O'donnell M J, KeaneC T, et al. Effective control of dental chair unit waterline biofilm and marked reduction of bacterial contamination of output water using two peroxide–based disinfectants［J］. J Hosp In. fect, 2002, 52（3）：192–205.

［19］关素敏，贺建军．牙科综合治疗台水路污染及其对策［J］．牙体牙髓牙周病学杂志，2013，23（10）：669-672.

［20］Cleveland J L, Bonito A J, Corley T J, et al. Advancing infection control in dental care settings: Factors associated with dentists' implementation of guidelines from the Centers for Disease Control and Prevention［J］. J Am Dent Assoc, 2012, 143（10）：1127-1138.

［21］牛玉婷，路潜，李秀娥，等．牙科综合治疗台水路污染现状及原因［J］．中国感染控制杂志，2018，17（9）：843-847.

［22］黄春明，赵碧琳，张献，等．口腔屏障膜的应用标准［J］．世界最新医学信息文献，2016，16（55）：257.

［23］刘丽英，王莎莎，高默杰．患者输血或介入性检查前4种病原体检测［J］．中国感

染控制杂志，2014，13（6）：376-377.

［24］宋秀丽，王伟. 464例口腔疾病患者实验室检测指标分析［J］. 上海口腔医学，2012，21（1）：113-115.

［25］程茜，范晓婷，林梅，等. 口腔洁治患者治疗前血源性病原体检测及意义［J］. 中国感染控制杂志，2014，13（2）：102-104.

［26］Szymańska J. Dental bioaerosol as an occupational hazard in a dentist's workplace［J］. Ann Agric Environ Med，2007，14（2）：203-207.

［27］Srinisha M，Geetha R V. Awareness of aerosol contamination in dental chair［J］. Drug Invention Today，2019，11（10）：2534-2536.

［28］Veena H R，Mahantesha S，Joseph P A，et al. Dissemination of aerosol and splatter during ultrasonic scaling: A pilot study［J］. J Infect Public Health，2015，8（3）：260-265.

［29］赵枫，于淑娟，吴翠，等. 超声洁治术前后牙科综合治疗椅细菌污染情况比较［J］. 实用医药杂志，2012，29（9）：839.

［30］Steinsvoll S，Aass A M. A patient with periodontitis，oral candidiasis and undiagnosed HIV infection［J］. Tidsskr Nor Laegeforen，2002，122（7）：702-703.

［31］Wang L，Santella A J，Huang R，et al. Knowledge of HIV and willingness to conduct oral ra-pid HIV testing among dentists in Xi'an China［J］. PLOS One，2015，10（3）：1-10.

［32］Santella A J，Matthews A，Casa-Levine C，et al. Oral Rapid HIV Testing: Implementation experiences of dental hygiene faculty and students［J］. J Dent Hyg，2019，93（1）：23-32.

［33］Suzuki J B，Delisle A L. Pulmonary actinomycosis of periodontal origin［J］. J Periodontol，1984，55（10）：581-584.

［34］Daly C G，Mitchell D H，Highfield J E，et al. Bacteremia due to periodontal probing: A clinical and microbiological investigation［J］. J Periodontol，2001，72（2）：210-214.

［35］Kinane D F，Riggio M P，Walker K F，et al. Bacteraemia following periodontal procedures［J］. J Clin Periodontol，2005，32（7）：708-713.

［36］温海楠，谢守军，陈东科，等. 牙周梭杆菌血流感染一例报告并文献复习［J］.

 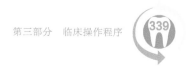

中国感染控制杂志，2018，17（9）：827-829.

［37］ Livingston L V, Perez-Colon E. Streptococcus intermedius Bacteremia and Liver Abscess following a Routine Dental Cleaning［J］. Case Rep Infect Dis, 2014（7）：954046.

［38］ Beutler J, Jentsch H F R, Rodloff A C, et al. Bacteremia after professional mechanical plaque removal in patients with chronic periodontitis［J］. Oral Dis, 2019, 25（4）：1185-1194.

［39］ Bhatawadekar S, Bhardwaj R. Actinomycotic bacteraemia after dental procedures［J］. Indian J Med Microbiol, 2002, 20（2）：72-75.

［40］ 中华口腔医学会牙周病学专业委员会. 重度牙周炎诊断标准及特殊人群牙周病治疗原则的中国专家共识［J］. 中华口腔医学杂志，2017，52（2）：67-71.

［41］ 肖文，蒋伟文. 牙科操作预防性使用抗生素的循证医学研究进展［J］. 临床口腔医学杂志，2011，27（10）：633-635.

［42］ Kohn W G, Harte J A, Malvitz D M, et al. Guidelines for infection control in dental health-care settings—2003［J］. J Am Dent Assoc, 2004, 135（1）：33-47.

［43］ Sebastiani F R, Dym H, Kirpalani T. Infection Control in the Dental Office［J］. Dent Clin North Am, 2017, 61（2）：435-457.

［44］ Shaghaghian S, Pardis S, Mansoori Z. Knowledge, attitude and practice of dentists towards prophylaxis after exposure to blood and body fluids［J］. Int J Occup Environ Med, 2014, 5（3）：146-154.

［45］ Sawhney A, Venugopal S, Babu G R J, et al. Aerosols how dangerous they are in clinical practice［J］. J Clin Diagn Res, 2015, 9（4）：ZC52-EC57.

［46］ 刘靖，顾宁，陈武. 超声洁治前含漱对减少诊室内空气细菌污染作用的研究［J］. 口腔医学，2011，31（4）：196-198.

［47］ 宫琦玮，李亚男，邵丽. 口腔治疗前消毒漱口液含漱对口腔诊室空气中细菌菌落数的影响［J］. 中华老年口腔医学杂志，2011，9（4）：217-218.

［48］ Narayana T V, Mohanty L, Sreenath G, et al. Role of preprocedural rinse and high volume evacuator in reducing bacterial contamination in bioaerosols［J］. J Oral Maxillofac Pathol, 2016, 20（1）：59-65.

［49］ Reddy S, Prasad G M S, Kaul S, et al. Efficacy of 0.2% tempered chlorhexidine as a pre-procedural mouth rinse：A clinical study［J］. J Indian Soc Periodontol, 2012,

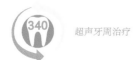

16（2）：213–217.

［50］Shetty S K，Sharath K，Shenoy S，et al. Compare the effcacy of two commercially available mouthrinses in reducing viable bacterial count in dental aerosol produced during ultrasonic scaling when used as a preprocedural rinse［J］. Contemp Dent Pract，2013，14（5）：848–851.

［51］Gupta G，Mitra D，Ashok K P，et al. Efficacy of preprocedural mouth rinsing in reducing aerosol contamination produced by ultrasonic scaler：A pilot study ［J］. J Periodontol，2014，85（4）：562–568.

［52］中华人民共和国国家卫生健康委员会.医务人员手卫生规范　WS/T 313—2019［S］. 2019.

［53］Kapil R，Bhavsar H K，Madan M. Hand hygiene in reducing transient flora on the hands of healthcare workers：An educational intervention［J］. Indian J Med Microbiol，2015，33（1）：125–128.

［54］李大兰，汪青风，赵欣，等.手卫生培训对口腔医护人员手卫生效果影响的调查分析［J］.广东牙病防治，2014，22（12）：635–637.

［55］Haverstick S，Goodrich C，Freeman R，et al. Patients'hand washing and reducing hospital–acquired infection［J］. Crit Care Nurse，2017，37（3）：e1–e8.

［56］Mast S T，Woolwine J D，Gerberding J L. Efficacy of gloves in reducing blood volumes transferred during simulated needlestick injury［J］. J Infect Dis，1993，168（6）：1589–1592.

［57］Osti L L，Cottone J A. Prevalence of perforations in disposable latex gloves during routine dental treatment［J］. J Am Dent Assoc，1989，118（3）：321–324

［58］孙顺平，杨双旺，赵伯成，等.双层手套对乙型肝炎病毒经手术感染的防护效果［J］.中国感染控制杂志，2006，5（1）：14–16.

［59］文才，孙旭，冯浩，等.口腔医生面部各区污染风险研究［J］.重庆医学，2017，46（5）：678–680.

［60］刘学玲，王健民，欧阳翔英，等.不同吸唾方式对超声洁牙时空气中细菌含量的影响［J］.护士进修杂志，2015，30（23）：2196–2197.

［61］俞雪芬，吴刚，俞小莲，等.强力吸引对降低口腔科治疗室微生物污染的效果［J］.中华护理杂志，2006，41（1）：80–81.

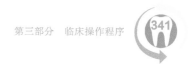

［62］徐平英，李少兰，吴崇玲，等．口腔门诊强负压吸唾使用情况调查［J］．齐鲁护理杂志，2011，17（15）：46-47.

［63］梁建英，刘河娣．吸唾装置使用的临床体会［J］．广东牙病防治，2016，14（2）：148.

［64］关颖，申玉芹，吴悠，等．一次性薄膜手套对超声洁牙时职业防护效果的评价［J］．中国卫生标准管理，2018，9（12）：12-14.

［65］Marie D. George，Timothy G. Donley，Philip M. Preshawl. 超声牙周刮治原理与技术［M］．闫福华，李厚轩，陈斌，主译．沈阳：辽宁科学技术出版社，2015.

［66］张亚英，姜亦虹，钱静，等．医务人员职业暴露现状调查及对策［J］．中国感染控制杂志，2017，16（7）：658-661.

［67］Beekmann S E，Henderson D K. Occupational exposures among healthcare workers：New methods for prevention and recommended postexposure prophylaxis for HIV and hepatitis B and C［J］. Current Treatment Options in Infectious Diseases，2015，7（1）：28-38.

［68］Narin I，Gedik H，Voss A. Blood and body fluid exposures in health-care settings：Risk reduction practices and postexposure prophylaxis for health-care workers［J］. Curr Infect Dis Rep，2012，14（6）：607-611.

［69］医疗机构口腔诊疗器械消毒技术操作规范（卫医发〔2005〕73号）.

［70］中华人民共和国国家卫生和计划生育委员会．口腔器械消毒灭菌技术操作规范 WS 506—2016［S］．中国感染控制杂志，2017，16（8）：784-792.

［71］Wu G，Yu X F. Influence of usage history，instrument complexity，and different cleaning procedures on the cleanliness of blood-contaminated dental surgical instruments ［J］. Infect Control Hosp Epidemiol，2009，30（7）：702-704.

［72］中华人民共和国国家卫生和计划生育委员会．医院消毒供应中心 第1部分：管理规范 WS 310.1—2016［S］．中国感染控制杂志，2017，16（9）：887-892.

［73］张琼芳，王玲，王扬．口腔科小型仪器表面不同的消毒防污方法比较与分析［J］．中国医学工程，2013，21（3）：184.

［74］潘亚萍．牙周龈下刮治和根面平整操作技术图解［M］．北京：人民卫生出版社，2018.

［75］王璨粲，袁红梅，陈文．Perioscopy 牙周内窥镜的应用及护理配合［J］．2016，

43（2）：134-136.

［76］杜玲，郝春光，赵海礁，等.四手操作技术在牙周内窥镜下刮治中的应用［J］.中国医科大学学报，2015，44（1）：72-74.

［77］郭婉晴，王卫.不同浓度含氯消毒液对口腔综合治疗台水路消毒效果研究［J］.全科口腔医学电子杂志，2016，3（9）：100-101.

［78］杨静，王芳云.吸唾管道两种清洁消毒方法对口腔诊室空气质量的影响［J］.中华全科医学，2018，16（7）：1201-1203.

第十二章

重度牙周炎序列化治疗临床病例解析

牙周炎特别是重度牙周炎的治疗，应遵循以菌斑控制为导向的牙周炎序列化治疗方案。在此过程中，需通过多学科联合治疗的途径去除牙周致病因素，并控制复发因素，达到保留患牙、改善功能、提高美学效果的目的。

牙周炎的序列化治疗包括牙周基础治疗（蓝色）、牙周手术治疗（红色）、正畸/修复联合治疗（深绿色）和维护治疗（黄色）四个阶段，以及可能贯穿整个治疗阶段的其他治疗（浅绿色）（图12-1）。了解患者每次诊治的内容有助于方案的实施。在牙周基础治疗阶段，牙周炎越严重，牙周袋越深，根面平整术的效果越差。因此，推荐对不同的患者或患牙位点，应进行个性化分析其是否需要重复刮治（2次或3次），特别对牙槽骨重度广泛性吸收、牙齿松动明显的牙列，在牙周基础治疗阶段根面清创越彻底，越有利于牙周炎的控制。对重度牙周炎的患者进行治疗时实时采集相关资料，有助于分析疾病进展过程和治疗效果。

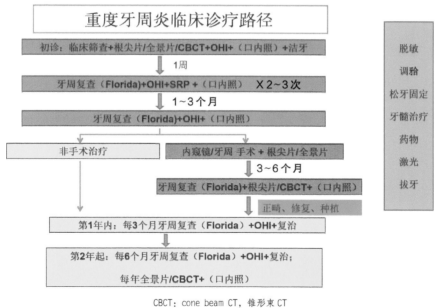

图12-1 重度牙周炎临床诊疗路径

第一节　病例一：重度广泛型侵袭性牙周炎序列化治疗

一、病例总结

患者 ×××，男，31岁，因"下前牙松动半年"就诊。患者多年来持续存在牙龈出血，刷牙及咬物时明显，未曾治疗，因近半年出现下前牙松动求诊。患者既往体健，否认有心血管、呼吸、消化、泌尿、内分泌等系统病史，否认有肝炎、结核等传染病史，否认有外伤、手术、输血史，否认有食物药物过敏史；家族成员牙周健康状况不佳，未曾诊治。全身体格检查未见明显阳性体征。口腔专科检查：口腔颌面部基本对称，双侧颞下颌关节区无弹响、压痛，张口度、张口型正常。口内检查：牙列式17~27、37~48，牙间隙增宽，上、下前牙呈扇形移位，因疼痛无法咬合；口腔卫生状况差，可见大量软垢及龈上牙石；全口牙龈充血红肿，质地松软，龈缘破溃，右下后牙颊舌侧可见牙周脓肿，未扪及明显波动感，全口多数位点探及大于5 mm深袋，袋内探及大量龈下结石，BOP（+），探诊溢脓；全口牙牙体未见明显龋坏缺损；口内黏膜无溃疡及糜烂，各涎腺导管口无红肿，分泌液清亮；双侧颌下及颈部未触及肿大淋巴结。曲面体层片：全口牙槽骨水平型吸收达根长的2/3左右，下前牙牙槽骨吸收达根尖，26、36见疑似角形骨吸收。

根据患者的年龄与病变特点，初步诊断：①多发性牙周脓肿；②侵袭性牙周炎（重度广泛型）；③错𬌗畸形（安氏Ⅱ类，牙列间隙）。综合评估全口患牙预后较差。与患者沟通病情，告知患者治疗方案，患者选择行保守牙周治疗，暂缓拔牙。遂行牙周炎序列治疗，包括口腔卫生宣教、龈上洁治、龈下刮治及根面平整、药物治疗、咬合干预治疗及后续的维护期治疗，治疗过程中进行必要的牙周专科检查及影像检查，以评估治疗效果制订进一步的治疗方案。因该患者在常规牙周刮治后仍然存在广泛的深牙周袋，遂行牙周内窥镜辅助的龈下清创术。急性牙周炎得到控制后，对患者进行了咬合调整及下前牙的牙周夹板固定。患者经过为期7个多月的治疗，牙龈炎症情况极大改善，疼痛及咬合不适情况得到缓解，但因牙齿移位及使用牙周夹板固定，菌斑控制仍需加强，牙周情况也需要更长时间观察与维护，部分位点存在深牙周袋，不排除进行手术治疗的可能。

二、临床资料判断

（一）口腔检查

全口牙龈充血红肿，质地松软，部分龈缘破溃，全口多发性牙周脓肿。全口牙体未见明显龋坏缺损。牙间隙增宽，上、下前牙呈扇形移位，因疼痛无法咬合。全口多数位点探及大于5 mm深袋，袋内探及大量龈下结石，BOP（＋），探诊溢脓。31松动Ⅲ度，12、32、41松动Ⅱ度，余牙松动0~Ⅰ度（图12-2）。

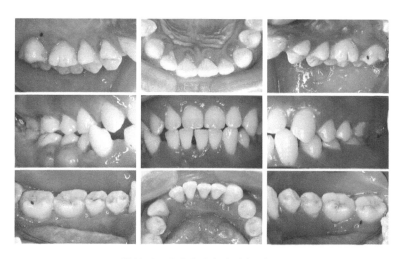

图12-2　龈上洁治术后1周口内照

（二）影像学检查

全口牙槽骨水平型吸收达根长的2/3左右，下前牙牙槽骨吸收达根尖（图12-3）。

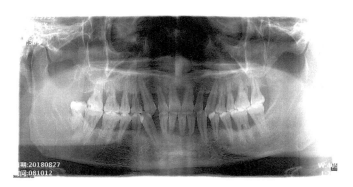

图12-3　初诊曲面体层片

三、治疗方案及治疗过程

（一）治疗方案

方案一：建议患者拔除松动Ⅲ度、牙槽骨吸收至根尖且影像学上无再生有利条件的患牙，对全口余牙行牙周基础治疗后，评估余留牙的情况，行必要的手术治疗，存在继续拔除治疗效果不佳、预后无望的患牙的可能。而后行牙周 – 修复联合治疗或种植治疗。

方案二：暂缓拔牙，尝试保留目前评估预后不佳的患牙，行全口牙周基础治疗后再评估，行必要的内窥镜辅助下的龈下清创治疗或手术治疗，存在拔除治疗效果不佳、预后无望的患牙的可能。而后行牙周 – 修复联合治疗或牙周 – 正畸联合治疗。

患者强烈要求保留患牙，经与患者沟通，选择方案二。

（二）治疗过程

（1）口腔卫生指导，对出现波动感的牙周脓肿切开排脓。全口牙行龈上洁治，用氯己定含漱液控制菌斑微生物，减轻牙龈炎症。

（2）使用牙周超声治疗仪，进行全口龈下刮治及根面平整，用过氧化氢液冲洗，抛光；1周后进行复刮并联合药物治疗，口服阿莫西林（500 mg tid）+ 甲硝唑（400 mg tid），共7天。

（3）行2次SRP并联合药物治疗后，牙龈炎症状况好转，牙周脓肿消退。但牙龈呈暗红色，仍可探及龈下牙石。对该患者行Florida牙周电子探针探诊检查（简称Florida探查）。探查结果显示探诊出血阳性率为96%，95%的位点PD大于3.4 mm，81%的位点PD大于5.4 mm。考虑到该患者牙龈炎症明显，全口牙周袋深，常规牙周刮治无法有效去除深牙周袋内的牙石菌斑，建议患者行内窥镜辅助下的龈下清创治疗（图12-4、12-5）。

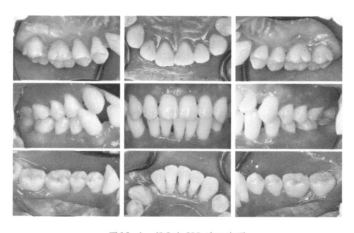

图12-4　行2次SRP后口内照

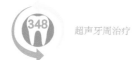

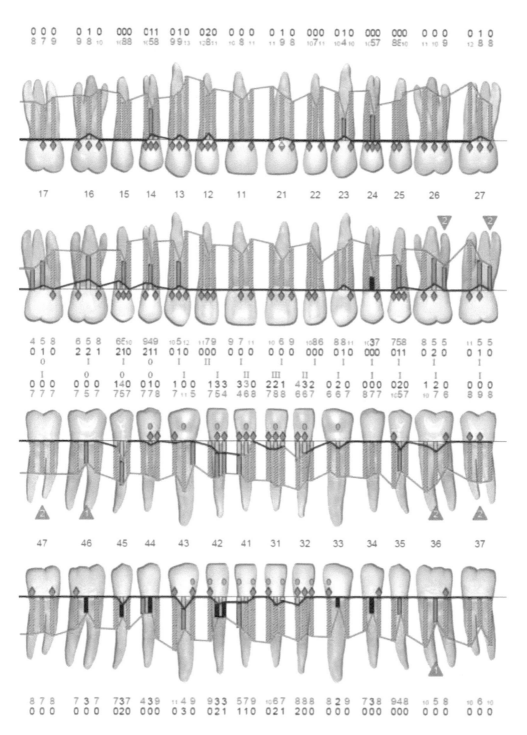

图12-5 行2次 SRP 后的 Florida 探查结果

（4）对该患者全口牙在局部麻醉下，行内窥镜辅助下的牙周龈下清创，由于内窥镜辅助牙周治疗花费时间长，因此分次分区完成全口治疗。

（5）在完成内窥镜辅助下的牙周治疗后1个月复查。患者整体口腔卫生情况已有明显改善，但在下前牙舌侧龈缘可见软垢堆积，钙化牙石形成，全口牙龈恢复为粉红色，牙龈缘退缩至釉牙骨质界以下，充血水肿的龈乳头消退，暴露出更大的邻间隙。全口牙仍有不同程度松动，部分牙位出现牙齿敏感，对患者行牙周维护治疗、根面喷砂、脱敏治疗；同时，制作个性化金属牙周夹板行松牙固定，并进行咬合调整（图12-6）。

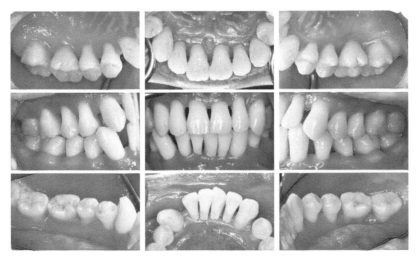

图12-6　完成内窥镜辅助下的牙周治疗后1个月口内照

（6）1个月后完成牙周夹板制作与粘接，同时完成咬合调整。患者自觉咬合不适情况好转，咀嚼效率提高（图12-7）。

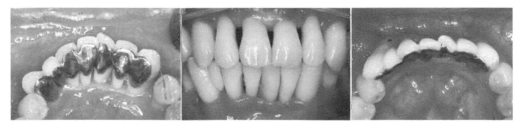

图12-7　完成舌侧3D打印金属牙周夹板的粘接与咬合调整

（7）3个月后复查，行口内照检查、影像学检查与Florida探诊复查（图12-8至图12-12）。

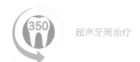

牙龈未出现明显的炎症反应；影像学资料显示，与内窥镜辅助下的牙周治疗之前对比发现，部分位点有明显的硬骨板形成，在上、下前牙区域有骨密度与骨高度的升高；牙周探查结果显示，全口牙周情况极大地改善，表现为探诊深度的降低与附着水平的获得，探诊出血率降低，但仍然有部分牙位存在大于 5.4 mm 的深牙周袋，同时 54% 的位点牙周袋大于 3.4 mm，牙周袋袋深出血比例并不高。与前一次复诊相比，下前牙区域仍然出现了钙化牙石。

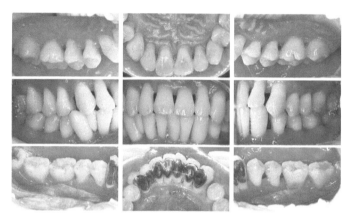

图 12-8　3 个月后复查口内照

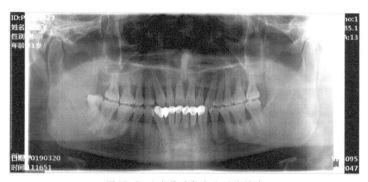

图 12-9　3 个月后复查曲面体层片

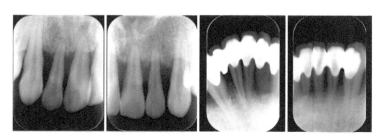

图 12-10　3 个月后复查上、下前牙根尖片

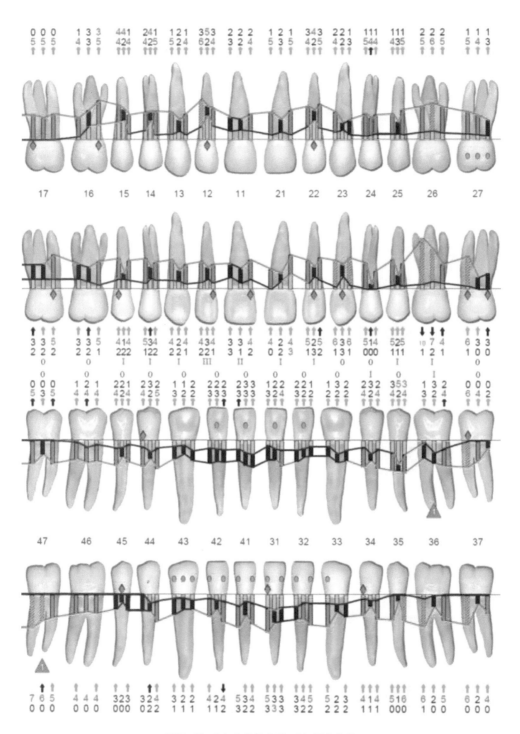

图 12-11　3个月后复查 Florida 探查结果

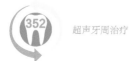

超声牙周治疗

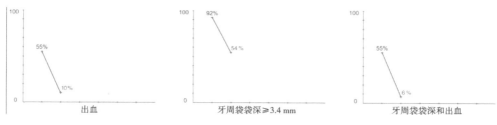

图12-12 与第一次的Florida探查对比

四、病例分析

该病例在治疗方案上选择了保守的牙周非手术治疗，并在牙周基础治疗阶段采用了内窥镜辅助下的龈下清创术。对于在牙周刮治后仍然存在深牙周袋的情况，通常考虑在牙周袋底仍然存在菌斑聚集因素，通常是牙石，也可以是牙根的异常结构，如畸形根面沟等情况。因此，在牙周刮治后仍然存在深牙周袋的牙常采用翻瓣术，在直视下彻底去除牙周袋底残留的牙石或其他造成菌斑聚集的局部刺激因素。对于本病例，虽然经过2次SRP，但是由于在这两次治疗过程中均存在明显的牙周炎症，根面牙石的清除效果并不理想，彻底的龈下清创需要更多次的根面刮治，甚至包括可能的手术治疗。因此，选择使用内窥镜辅助下的龈下清创术，是一种更为微创保守的治疗方式，避免了对全口牙进行大面积翻瓣手术。内窥镜辅助下的牙周刮治可以取得比常规牙周刮治更低的牙石残留率，提高了牙周基础治疗的治疗效果。然而，内窥镜辅助下的牙周治疗会花费比常规SRP更长的治疗时间，需要患者与医生权衡选择。在对患者进行SRP的过程中，仅使用了超声治疗的方式，这在软组织炎症较明显的阶段是比较有利的选择。在内窥镜辅助治疗阶段，在高强度的照明和24~48倍的放大，以及可以直视的条件下，超声治疗能有针对性地对根面进行清创。

该患者在牙周炎症控制后，进行了包括咬合调整与牙周夹板松牙固定在内的干预治疗，这对患牙获得稳定良好的愈合环境是非常重要的。该患者由于长期患重度牙周炎，牙齿发生了松动、移位，其咬合受力方式发生了改变，正常咬合力量作用在非正常的牙与牙周支持组织上，将造成继发性𬌗创伤。而且通过影像检查可以发现，该患者下切牙的牙根长度与其他牙齿相比偏短，在发生相同的牙槽骨丧失的情况下，下切牙更容易出现松动与移位。因此，我们对这个病例选择使用牙周夹板进行固定并调整咬合，将下前牙连成一个整体，减小了牙齿的松动度，并共同分担咬合力量，行使咬合功能。本病例采用金属舌侧背板进行松牙固定，可以获得比SuperBond、流动树脂等更高的强度，以及更为持久稳定的固定效果。这有助于牙周基础治疗后新附着的形成与牙槽骨的修复重建。然而，在牙周夹板固定后，患者移位的下前牙更加难以进行菌斑控制，复查时出现了明显的牙石堆积，因此需要对患者进行针对性的口腔卫生指导。

本病例在最后一次复查时，仍然有54%的位点存在大于3.4 mm的牙周袋，局部位点达到6 mm，但深袋探诊出血的比例并不高，这意味着深牙周袋并未同时伴随着炎症，并不是我们采取手术治疗的适应证。后期需要对患者的咬合情况进行进一步的检查，去除早接触与𬌗干扰，排除咬合的原因，同时密切随访复查，监测牙周指标，以便及时进行干预。此外，该患者上前牙存在不同程度的松动，其中12松动Ⅲ度，后续可能需要对该患者上前牙进行进一步的调𬌗或松牙固定，并进一步建议患者拔除无咬合功能的48。

（江晟　李厚轩）

第二节　病例二：重度广泛型侵袭性牙周炎序列化治疗（牙周－牙髓－修复联合治疗）

一、病例总结

患者×××，男，27岁，因"上前牙脱落半日"于2017年4月25日来就诊。患者中午进食时上前牙脱落。有两年前于外院牙周治疗史，否认有高血压、心脏病、糖尿病等系统性疾病，否认有药物过敏史，否认有出血性及传染性疾病。自述母亲有牙周炎病史。全身体格检查未见明显阳性体征。口腔专科检查：口腔颌面部基本对称，双侧颞下颌关节区无弹响、压痛，张口度、张口型正常。口内检查：牙列式18~12　21~28　38~48，上前牙重度深覆合，右侧第一恒磨牙远中错颌，左侧第一恒磨牙中性关系；全口口腔卫生状况不佳，牙面大量菌斑及软垢堆积，牙龈呈薄扇型，退缩至釉牙骨质界根方；11缺牙区牙龈松软红肿；12、21、32~42松动Ⅲ度，余牙松动Ⅰ～Ⅱ度；探及中至深度牙周袋及大量龈下牙石，BOP（＋）。曲面体层片：全口牙牙槽骨呈混合型吸收；12、21、26MB、36、31、41、42、47M 牙槽骨吸收至根尖区；15、14、25、37M、32、45、46D 牙槽骨吸收至根尖的1/3；余牙牙槽骨吸收至根

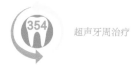

长1/3~1/2；38、48近中水平阻生。初步诊断：①侵袭性牙周炎（重度广泛型）；②上颌牙列缺损（11缺失）；③38、48阻生牙，18、28无功能牙；④错𬌗畸形（安氏Ⅱ类，第1分类，亚类）。

由于患者全口牙槽骨破坏严重，已达全口拔牙指征，建议患者至口腔种植科会诊，试行全口种植义齿修复或至口腔修复科会诊，试行全口活动义齿修复，但患者强烈拒绝拔牙，要求尽可能保留自体牙。因此，制订牙周、修复、牙体牙髓等多学科综合治疗方案，患者接受并积极配合治疗。主要治疗内容如下：①对患者进行个性化的口腔卫生指导，包括正确刷牙、牙线及牙缝刷的使用、口腔局部抗菌药物的使用等。②全口牙周行3次SRP+全身药物治疗（第一次SRP后口服阿莫西林+甲硝唑，共7天）。③32~42根管治疗+松动牙固定术+截冠（为上前牙预留修复空间）后试保留；全口牙调𬌗，后牙区临时连冠固定。④12、21拔除后前牙区过渡性活动义齿修复。⑤全口牙进行基础治疗后再评估，视情况制订手术治疗方案。⑥牙周维护期治疗。经过多学科综合治疗后随访两年，患者的口腔卫生状况在不断改善，牙周状况也逐渐好转。后期，还需要对患者的牙周条件进行进一步的综合评估，对治疗后炎症反复或加剧的患牙最终考虑行手术治疗或拔除。

二、临床资料

（一）口腔检查

术前口内照显示：上、下前牙呈重度深覆𬌗。全口牙龈呈薄扇型，牙龈暗红、松软，多数位点牙龈退缩至釉牙骨质界根方。牙面可探及大量软垢，探及中至深度牙周袋及大量龈下牙石，多数位点BOP（+）。11缺失，缺牙区创口呈凹坑状。12、21伸长，12、21、42松动Ⅲ度，余牙松动Ⅰ~Ⅱ度（图12-13）。

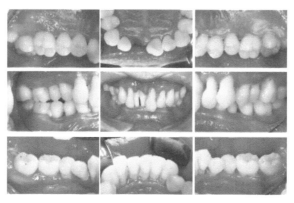

图12-13 初诊口内照

11脱落数小时，缺牙区创口呈凹坑状，有少量渗血。前牙区重度深覆合，牙面菌斑指数（PLI）为3，牙石指数（CI）为3，牙龈指数（GI）为3。12、21伸长，12、21、32~42松动Ⅲ度，余牙不同程度松动Ⅰ~Ⅱ度（图12-14）。

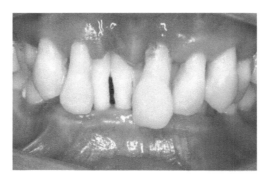

图12-14　初诊正面咬合照

（二）影像学检查

初诊曲面体层片显示：全口牙牙槽骨呈重度混合型吸收，12、21、26MB、36、31、41、42、47M牙槽骨吸收至根尖区；15、14、25、37M、32、45、46D牙槽骨吸收至根尖的1/3；38、48近中水平阻生（图12-15）。

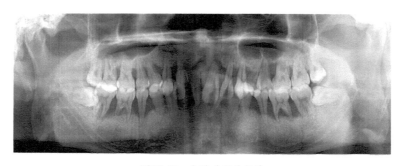

图12-15　初诊曲面体层片

三、治疗方案及治疗过程

（一）诊断

结合患者病史、口腔检查和影像学检查，初步诊断：

（1）侵袭性牙周炎（重度、广泛性）。

（2）上颌牙列缺损（11缺失）。

（3）38、48阻生牙，18、28无功能牙。

（4）错𬌗畸形（安氏Ⅱ类，第1分类，亚类）。

（二）治疗方案

（1）种植科会诊，拔除全口天然牙，种植义齿修复。

（2）口腔修复科会诊，拔除全口天然牙，全口活动义齿修复。

（3）暂不拔牙，牙周、修复、牙体牙髓等多学科联合治疗。

患者拒绝拔牙，要求尽可能保留自体牙，并要求尽快行上前牙义齿修复解决美观问题。经过沟通，患者接受治疗后效果不佳拔除患牙的可能结果，因此暂定选择第三种治疗方案。

（三）治疗过程

治疗过程见表12-1。

表12-1　治疗过程

时间	治疗内容
2017-04-25	OHI；龈上洁治术+32~42松牙固定术
2017-05-20至2017-05-25	32~42根管治疗
2017-06-01	全口根面平整（第一次）；12、21拔除术
2017-06-14	Florida探查；全口根面平整（第二次）（复刮）
2017-07-10	全口根面平整（第三次）（复刮）+下前牙区截冠+上前牙区过渡性义齿修复
2017-11-28	13~16、22~23、24~26、34~36、44~46临时树脂连冠（半冠）修复，调合，降低后牙颊舌径及牙尖高度
2018-02-02	Florida探查；SPT[1]
2018-03-28	SPT[2]
2018-12-25至2019-05-28	Florida探查；SPT

1.口腔卫生指导

在患者治疗的不同阶段，告知患者病情并分析原因、可能的治疗方案及预后，提高患者对疾病的认识；教会患者不同时期的口腔维护方法，教会患者熟练掌握刷牙方法，牙线、间缝刷、单束刷、种植体维护牙刷（该牙刷也可用于天然牙，特别是舌倾、拥挤的下前牙）的使用方法（图12-6）。

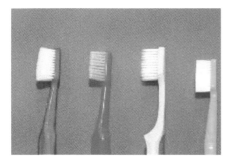
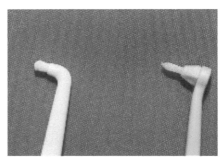
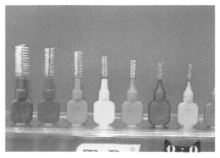
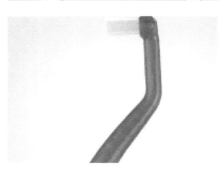

图12-16 各种口腔卫生维护工具（牙刷、单束刷、间隙刷、种植体维护牙刷）

2. 32~42松牙固定 + 根管治疗 + 截冠，12、21拔除

龈上洁治后，32~42行 SuperBond 松牙固定，早期松牙固定的目的是为牙周治疗及根管治疗提供便利。

根管治疗过程：常规消毒下 32~42用0.7% 阿替卡因1.7 mL 局部浸润麻醉，开髓，揭顶，以0.9% 生理盐水冲洗，探及32~42均为双根管，拔髓不成形，测定根管工作长度，MTwo 镍钛锉根管预备至25#，冲洗，隔湿，干燥，热牙胶根管充填，流动树脂垫底，Z350纳米树脂充填，截冠。

根尖片显示：牙槽骨吸收达根尖区，根尖区根周膜增宽，根管内高密度影像（图12-17）。

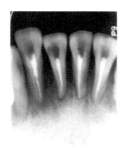
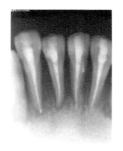

图12-17 下前牙区根尖片

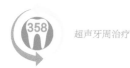

3. 全口牙牙周基础治疗

全口牙行微创超声龈上洁治 +SRP 术，术后口服阿莫西林（500 mg tid）+ 甲硝唑（400 mg tid），共7天。

第一次 SRP 1周后口内照显示：12、21 已拔除，牙槽嵴菲薄，可见12、11、21牙槽窝呈凹坑状缺陷；下前牙区 SuperBond 固定完好，无松脱；全口牙龈红肿较前改善，牙面探及较多软垢，局部位点 BOP（+），探及散在龈下牙石（图12-18）。

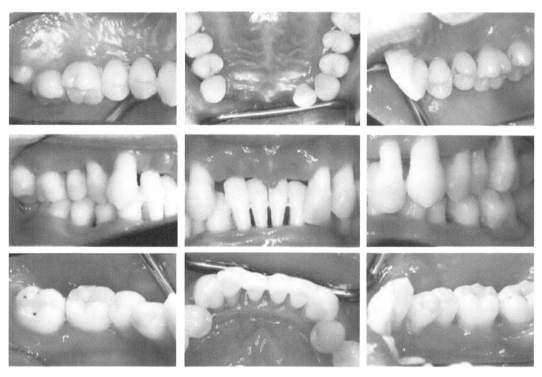

图12-18　第一次 SRP 1周后口内照

第一次 SRP 1周后探查显示：患者27颗牙齿，一共探查162个位点，其中99个（61.1%）位点牙周袋袋深大于3.4 mm，21个（12.9%）位点出血，1个（0.6%）位点化脓；27颗牙有牙龈退缩，其中12颗牙牙龈退缩不小于3.0 mm；后牙Ⅰ～Ⅱ度根分叉病变；15颗牙有松动。44个（27.1%）位点菌斑滞留。（图12-19）

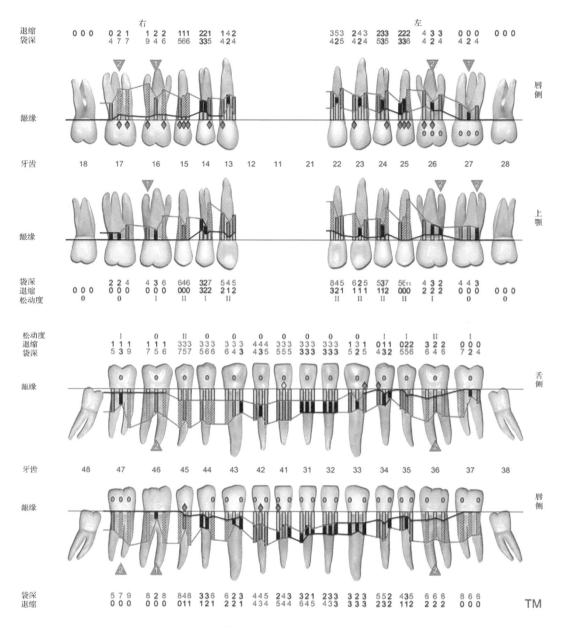

图12-19 第一次 SRP 2周后 Florida 探查结果

第二次SRP半个月后，全口口腔卫生状况明显改善，牙龈红肿消退，牙龈菲薄，呈薄龈生物型。上前牙已行活动性过渡义齿修复；下前牙松动牙固定良好。36根分叉暴露。（图12-20）

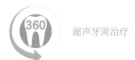

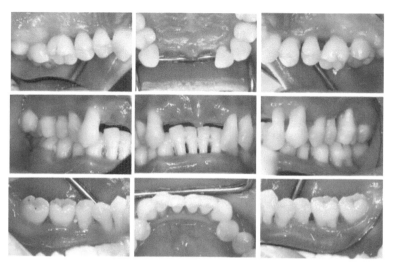

图12-20　第二次 SRP 半个月后口内照

4. 缺牙区过渡义齿修复 + 全口牙临时树脂连冠修复 + 咬合调整

牙周基础治疗5个月后口内照显示：全口口腔卫生明显改善，牙面探及散在软垢。上前牙过渡义齿修复。13~16、22~23、24~26、34~36、44~46临时树脂连冠固位良好，边缘临时黏结剂残留。（图12-21）

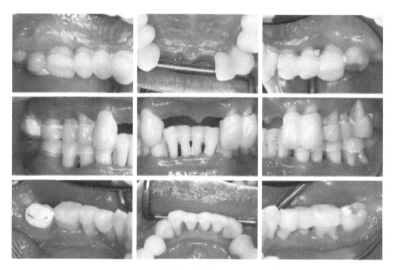

图12-21　牙周基础治疗5个月后口内照

牙周基础治疗5个月后CBCT显示：32~42、26、36根周牙槽骨吸收至根尖区；上颌牙颊侧牙槽骨呈反波浪状破坏；下牙区牙槽骨高度水平降低（图12-22）。

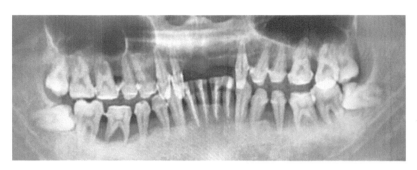

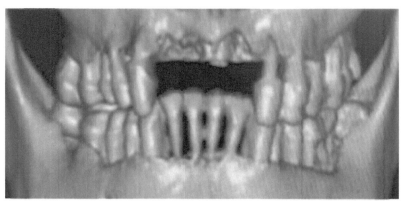

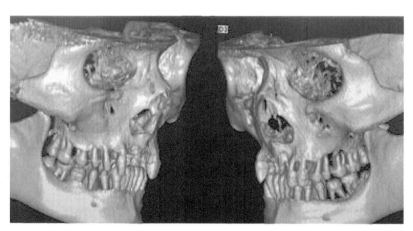

图12-22　牙周基础治疗5个月后CBCT

　　Florida探查显示：患者有27颗牙齿，共探查162个位点，其中有90个（55.6%）的位点牙周袋袋深大于3.4 mm，15个（9.3%）位点出血，2个（1.2%）位点化脓；7个（4.3%）根分叉病变；0颗牙松动。23个（14.2%）位点菌斑滞留。（图12-23）

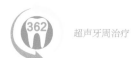

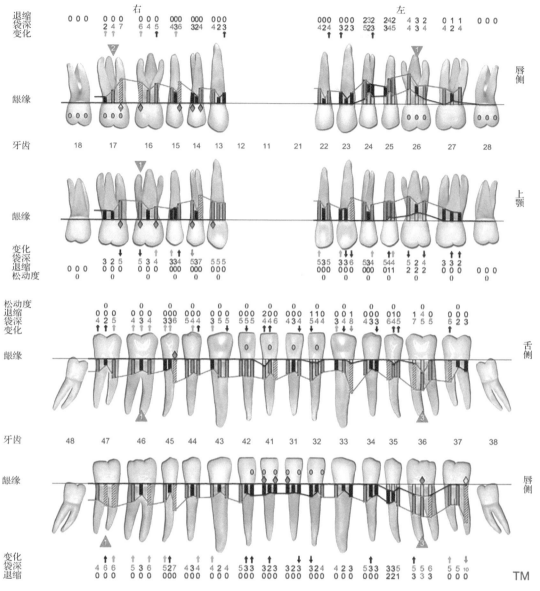

图12-23 牙周基础治疗5个月后Florida探查结果

5. 牙周维护期治疗

牙周基础治疗8个月后，全口口腔卫生较好，上前牙可摘局部义齿修复，固位良好；前牙区深覆合已得到改善；全口牙龈呈薄龈生物型，牙龈退缩至釉牙骨质界根方，下前牙松动牙固定完好，余留牙临时连冠修复体密合，固位良好。38、48已拔除，拔牙创口愈合良好。(图12-24)

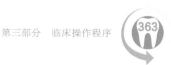

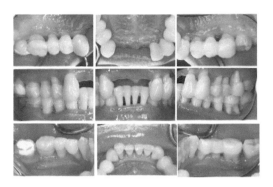

图12-24　牙周基础治疗8个月后口内照

　　牙周基础治疗9个月，口腔卫生一般，龈缘处可见少量菌斑及软垢堆积，下前牙区可见钙化龈上牙石，牙冠部可见少量色素沉着。牙龈色红质韧，龈缘处略肿胀，BOP（＋），多数位点可见牙龈退缩至根尖约1/3处。后牙区可探及牙周袋，袋内可探及散在龈下牙石。咬合检查未见明显合干扰及早接触。（图12-25）

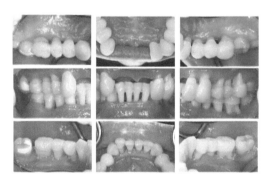

图12-25　牙周基础治疗9个月后口内照

　　牙周基础治疗9个月曲面体层片显示：牙槽骨广泛吸收至根尖约1/3处，根尖区牙槽骨密度较前增高，牙槽嵴顶可见骨白线形成。38、48已拔除，拔牙创口、牙槽骨恢复良好。（图12-26）

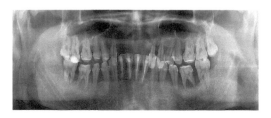

图12-26　牙周基础治疗9个月后曲面体层片

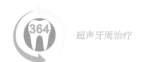

Florida 探查显示：患者有27颗牙齿，共探查了162个位点，其中有83个（51.2%）位点牙周袋袋深大于3.4 mm，16个（9.9%）位点出血，0个位点化脓；8个（4.9%）位点根分叉病变；0颗牙松动。24个（14.8%）位点菌斑滞留。（图12-27）

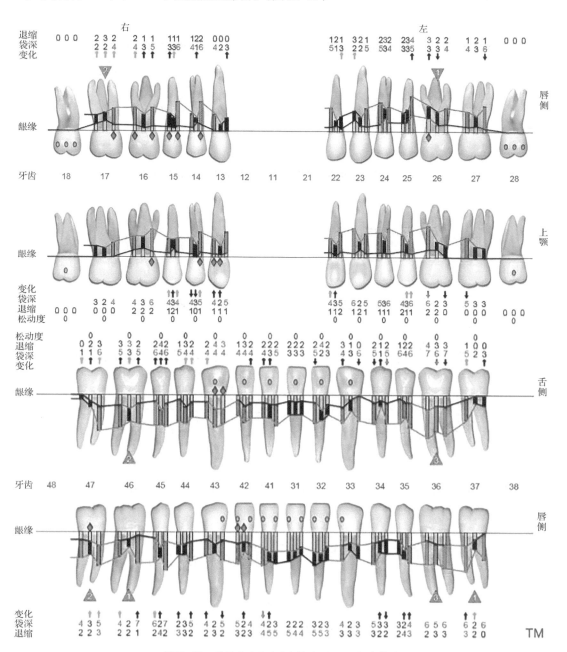

图12-27　牙周基础治疗9个月后 Florida 探查结果

牙周基础治疗1年半，患者已行全口牙临时连冠固定，口腔卫生状况不佳，下前牙区、左上后牙、下后牙舌侧牙面探及大量菌斑和软垢，局部可探及钙化牙石；后牙区局部位点BOP（+）；上前牙唇侧牙槽骨较低平（图12-28）。进一步进行口腔卫生宣教，加用种植体维护牙刷进行下颌舌侧菌斑控制，并要求患者坚持定期复查、复治。

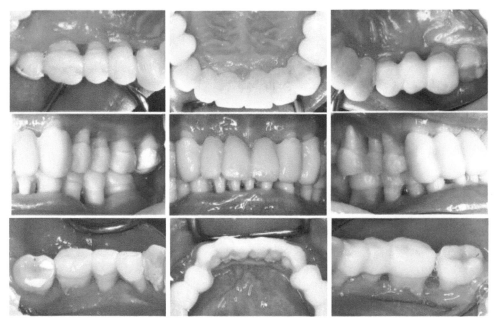

图12-28　牙周基础治疗1年半后口内照

Florida探查显示：患者有27颗牙齿，共探查了162个位点，其中有63个（38.9%）位点的牙周袋袋深大于3.4 mm，11个（6.8%）位点出血，0个位点化脓，7个（4.3%）位点根分叉病变；0颗牙松动。67个（41.4%）位点菌斑滞留。（图12-29）

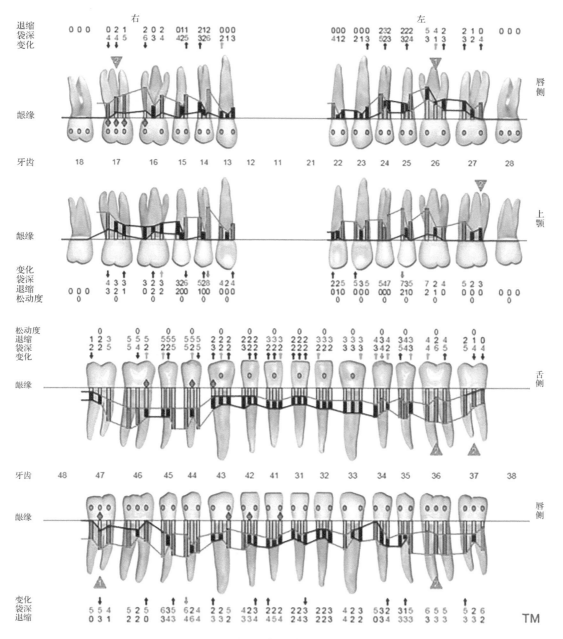

图12-29 牙周基础治疗1年半后Florida探查结果

牙周基础治疗2年曲面体层片显示：牙槽骨密度较前一阶段增高，牙槽嵴顶可见更明显的骨白线形成。（图12-30）

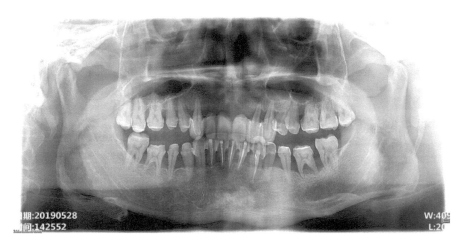

图12-30 牙周基础治疗2年、松牙固定后20个月曲面体层片

（四）治疗前后牙周探诊（Florida探查）比较

比较患者4次Florida探查结果（2017-06-01、2017-11-21、2018-03-21、2019-01-14）不难发现，患者探诊出血的位点在不断下降，由12.9%逐渐下降至6.8%，探诊袋深不小于3.4 mm的位点也由原来的61.1%逐渐下降至38.9%，根分叉病变由19%下降至11%。（图12-31）

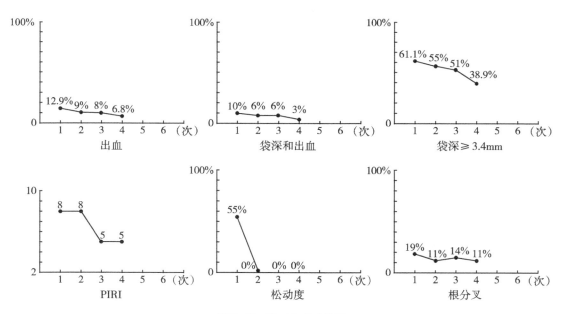

图12-31 Florida探查结果

（五）治疗前后影像学资料比较

比较患者治疗前及治疗后9个月和2年的曲面体层片（图12-32），可以发现患者治疗2年后骨密度的逐渐增高，同时获得骨高度的增加。

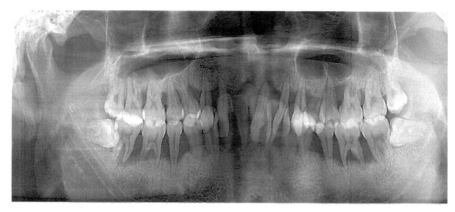

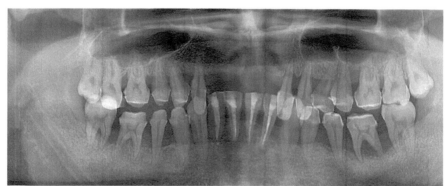

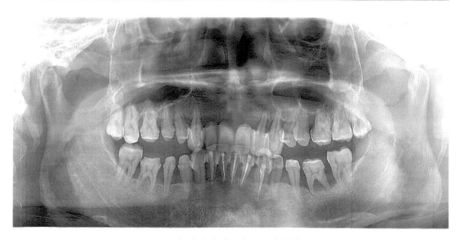

图12-32　初诊与治疗2年后影像学资料对比

四、病情分析与讨论

（一）诊断鉴别

本病例患者年龄较小（27岁），且病程进展快；有严重的附着丧失和牙槽骨吸收，80%牙槽骨吸收近根尖；病变严重程度与局部刺激物的量不相符；除第一磨牙和切牙外，全口多数牙受累；磨牙区牙槽骨破坏以垂直型骨吸收为主；无明确引起牙周炎的全身性疾病；有家族聚集史。因此，与局限型侵袭性牙周炎、重度慢性牙周炎、反应全身疾病的牙周炎相鉴别，诊断为重度广泛型侵袭性牙周炎。

（二）治疗方案的选择与治疗过程

由于侵袭性牙周炎患者发病年龄较轻，且病情进展迅速，但对局部刺激因素的易感性较高，而且本患者的牙槽骨破坏情况比较严重，全口多数牙松动高达Ⅱ度甚至以上，80%的根周牙槽骨破坏近根尖区，已达到拔牙指征。故建议患者：①拔除全口牙，行全口种植义齿修复；②拔除全口牙，行全口活动义齿修复；③暂缓拔牙，行牙周、修复、牙体牙髓等多学科联合治疗。患者表达了强烈的保留自体牙的要求，拒绝拔牙，因此选择了牙周、修复、牙体牙髓等多学科的综合治疗。

在患者牙周基础治疗阶段，采用了以下措施：①个性化的口腔卫生指导；②多次微创SRP+全身用药（阿莫西林+甲硝唑）；③拔除无保留价值的上前牙12、21；④下前牙区行松动牙固定术+根管治疗术+截冠，余牙调合，以期解除患者的咬合创伤；⑤余牙进行牙周基础治疗后再评估。进行下前牙截冠的目的是改善患者前牙区的咬合状况，为上前牙的修复治疗预留空间。对松动牙固定的目的：①分散拾力，限制牙齿动度，增强牙的稳固性；②减轻牙周组织的创伤，使基牙充分发挥牙周组织的代偿能力，并使松牙得到生理性休息，促进组织愈合。意义：①预防牙齿的倾斜、移位，并保持邻面的接触关系；②防止牙间食物嵌塞，有利于牙周组织恢复健康；③提高患牙的咀嚼效能；④提高患牙的咀嚼效率。

在牙周基础治疗过程中，对患者采用了全身的抗生素治疗。侵袭性牙周炎非手术治疗合并全身用药时，应注意抗生素的选择和使用时机。有证据表明，侵袭性牙周炎患者，非手术治疗联合全身使用抗生素与单纯进行非手术治疗相比，前者产生更好的临床疗效，且有明显的趋势表明，阿莫西林+甲硝唑是最有效的抗生素组合。关于侵袭性牙周炎根面平整时是否联合全身应用抗生素的 Meta 分析显示，根面平整联合使用抗生素与单纯根面平整相比，探诊深度、临床附着水平和探诊出血均有显著差异，而且当联合使用阿莫西林+甲硝唑时，无论中等深度牙周袋（4~6 mm）还是深度牙周袋（不小于6 mm），在一年内的这种差异依然持续。

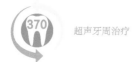

非手术牙周治疗联合全身应用抗生素对侵袭性牙周炎的治疗产生了显著的附加效果。

由于患者的牙周炎症还未进入静止期，牙周状况的评估还未完成，因此将修复治疗阶段分为暂时修复阶段和永久修复阶段。暂时修复阶段包括对上前牙区的临时活动义齿修复和后牙区的临时连冠修复。同时，考虑到患牙较松动，能调动的牙周储备力不多，且存在不良的咬合接触，在制作临时连冠进行牙周夹板固定时，对临时连冠采取了调磨，降低颊舌径和牙尖高度的措施。暂时性牙周夹板戴入后，当组织对治疗反应良好，牙周组织显示有初步的修复或再生现象时，可考虑换用永久性夹板。永久性修复体戴用时机：牙周再生性手术（如引导再生术、植骨术）需3~6个月的观察时间，待牙周组织修复改建稳定后方可修复。但也有学者认为，应先固定，再进行手术。切除性手术（如牙龈切除术、牙冠延长术、分根术、半切术、截根术等）若只涉及牙周软组织则术后需4~6周的观察时间，牙龈位置稳定后开始修复；若涉及牙周骨组织则需8~12周的观察时间。因此，最好能够在手术后1~2周先戴临时修复体，永久性修复体最好在4~6周后再进行戴用。对于本患者，非手术治疗的实施已达到了控制炎症的目的，随访2年的结果显示组织对治疗反应良好，牙周组织已显示有修复和再生现象，可以考虑戴用永久性修复体。

（三）预后分析

比较术前、牙周基础治疗结束、牙周基础治疗5个月、牙周基础治疗8个月、牙周基础治疗18个月后的口内情况，以及初诊、牙周基础治疗11个月和牙周基础治疗2年的影像学资料对比，不难发现，患者的牙周卫生状况在不断改善，牙龈的炎症也在逐渐消退。在一定程度上证实了患者的依从性、牙周基础治疗联合全身用药、多学科联合治疗对侵袭性牙周炎的控制起到了重要的促进作用，患者的牙周状况没有向进一步恶化的趋势发展，也没有明显的牙髓症状，在目前的临时牙冠修复阶段，患者的功能有了进一步的改善，因此患者对治疗的依从性极高。后续的治疗应关注永久性修复方案，并需要关注患者的牙髓状态、咬合和颞下颌关节的变化。

（夏娇娇　李厚轩）

参考文献：

［1］　孟焕新.临床牙周病学［M］.北京：北京大学医学出版社，2014.

［2］ 孟焕新.2018年牙周病和植体周病国际新分类简介［J］.中华口腔医学杂志，2019，54（2）：73-78.

［3］ Rabbani G M，Ash M M，Caffesse R G. The effectiveness of subgingival scaling and root planing in calculus removal［J］. Journal of Periodontology，1981，52（3）：119-123.

［4］ Kuang Y C，Hu B，Chen J，et al. Effects of periodontal endoscopy on the treatment of periodontitis：A systematic review and meta-analysis［J］. Journal of the American Dental Association，2017，148（10）：750-759.

［5］ Stephen K. Harred，Thomas G. Wilson Jr. 微创牙周治疗临床技巧与可视化技术［M］.闫福华，李厚轩，陈斌，译.辽宁：辽宁科学技术出版社，2016.

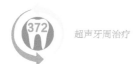